高等中医药院校"十四五"规划新形态教材

中医诊断学

Zhongyi Zhenduanxue

第3版

（供中医药类专业用）

U0363405

主　　编　王忆勤
主　　审　郑小伟　方朝义
副 主 编　陈家旭　邹小娟　胡志希　周岳君　罗振亮　燕海霞
编　　者（按姓氏拼音排序）

车志英（河南中医药大学）	陈家旭（北京中医药大学）
陈　锐（长春中医药大学）	宫爱民（海南医学院）
郝一鸣（上海中医药大学）	何建成（上海中医药大学）
胡志希（湖南中医药大学）	梁建庆（甘肃中医药大学）
林雪娟（福建中医药大学）	刘晓谷（浙江中医药大学）
罗振亮（贵州中医药大学）	任　健（山东中医药大学）
石　强（江西中医药大学）	王少贤（河北中医学院）
王相东（陕西中医药大学）	王忆勤（上海中医药大学）
魏宁颐（云南中医药大学）	修宗昌（广州中医药大学）
徐　征（南京中医药大学）	许朝霞（上海中医药大学）
薛晓琳（北京中医药大学）	燕海霞（上海中医药大学）
周雪梅（安徽中医药大学）	周岳君（浙江中医药大学）
祝美珍（广西中医药大学）	邹小娟（湖北中医药大学）

编写秘书　郝一鸣

中国教育出版传媒集团

高等教育出版社·北京

内容提要

《中医诊断学》第 3 版由上海中医药大学王忆勤教授担任主编,由全国
20 余所高等中医药院校长期从事教学、临床的专家教授共同编写完成。教
材内容包括诊法部分和辨证部分,在注重全面、系统地介绍中医诊断学基
础理论、基本知识和基本技能的基础上,增加了临床案例实训,突出中医诊
法技能强化训练及临床辨证思维训练。

本版教材以纸质内容配合数字课程(基础版)的新形态教材形式出版。
数字课程内容包括学习辅导、自测题、教学 PPT、拓展资源、典型病例等,便
于师生上网学习。数字课程与书中内容有机结合、相互呼应,是对纸质教
材内容的重要补充和扩展,以帮助学生理解、掌握所学知识,达到中医诊断
学直观、形象的教学效果。

本教材可供全国高等中医药院校中医学专业学生使用,还可供从事中
医药或中西医结合的临床医师、教学和科研人员阅读参考,也是国家执业
中医师资格考试的重要参考书。

图书在版编目（CIP）数据

中医诊断学 / 王忆勤主编 . --3 版 . -- 北京：高
等教育出版社，2023.2
供中医药类专业用
ISBN 978-7-04-059839-1

Ⅰ. ①中⋯ Ⅱ. ①王⋯ Ⅲ. ①中医诊断学 - 中医学院
- 教材 Ⅳ. ① R241

中国国家版本馆 CIP 数据核字（2023）第 009715 号

策划编辑 杨 兵 尹 璐　　责任编辑 尹 璐　　封面设计 李卫青　　责任印制 刘思涵

出版发行	高等教育出版社	网　　址	http://www.hep.edu.cn
社　　址	北京市西城区德外大街4号		http://www.hep.com.cn
邮政编码	100120	网上订购	http://www.hepmall.com.cn
印　　刷	唐山市润丰印务有限公司		http://www.hepmall.com
开　　本	787mm×1092mm 1/16		http://www.hepmall.cn
印　　张	11.75	版　　次	2012 年 6 月第 1 版
字　　数	293 千字		2023 年 2 月第 3 版
购书热线	010-58581118	印　　次	2023 年 2 月第 1 次印刷
咨询电话	400-810-0598	定　　价	29.80元

本书如有缺页、倒页、脱页等质量问题,请到所购图书销售部门联系调换
版权所有　侵权必究
物 料 号　59839-00

数字课程（基础版）

中医诊断学

（第3版）

主　编　王忆勤

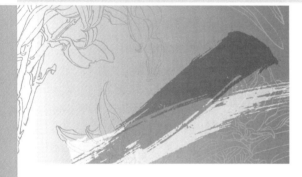

中医诊断学（第3版）

中医诊断学（第3版）数字课程与纸质内容一体化设计，紧密配合。数字课程资源包括学习辅导、自测题、教学PPT、拓展资源、典型病例等，丰富了知识的呈现形式，在提升学习效果的同时，为读者提供思维与探索的空间。

用户名：　　　　密码：　　　　验证码：　　　　5360　忘记密码？　登录　注册

http://abook.hep.com.cn/59839

扫描二维码，下载Abook应用

《中医诊断学》（第3版）数字课程编委会

前言

由上海中医药大学王忆勤教授主编的《中医诊断学》第1版自2012年出版发行以来,历经2个版次,受到广大中医药院校师生的关注和好评,并被评为"十二五"普通高等教育本科国家级规划教材。"十四五"期间,为切实满足高等中医药院校教育教学改革发展的要求,适应中医学专业人才培养目标需求,高等教育出版社组织全国中医诊断学领域教学、临床一线的专家教授对《中医诊断学》第2版教材进行修订、再版。《中医诊断学》第3版教材是在第2版基础上进行传承创新,使纸质内容更加精准,数字资源更加丰富、完善,努力增强教材的表现力和吸引力,为学生学习和教师创新教学方法提供了很好的支撑。同时,本版教材注重体现立德树人的根本要求,结合本学科的独特优势和教学资源,充分挖掘教材内容的育人元素,引导学生在获得知识的同时,树立正确的世界观、人生观、价值观。

中医诊断学是研究中医诊察疾病、辨别病证的基础理论、基本知识、基本方法的一门学科,是中医基础学科与临床各科之间的桥梁,是中医学专业课程体系中的主干课程。中医诊断学内容主要包括诊法学和辨证学两部分。诊法学着重于获取临床信息,并对其进行病机分析,而辨证学则注重证候的辨别,两者相互渗透,相互联系。本版教材诊法部分重点介绍望、闻、问、切四诊知识,辨证部分包括八纲辨证、病因辨证、气血津液辨证、脏腑辨证和其他辨证方法(经络、六经、卫气营血、三焦辨证)。全书注重中医诊断学基础理论、基本知识和基本技能的讲授,训练学生学会如何利用"魔方"式的排列组合方法,进行临床精确的辨证思维活动,增强学生综合运用知识的能力,拓宽学生的思路和视野。

本教材以纸质教材配合数字课程(基础版)的新形态教材形式出版。数字课程内容包括学习辅导、自测题、教学PPT、拓展资源、典型病例、视频、动画、彩图、音频等,书中图标 ⚘ 代表彩图,◈ 代表动画,▦ 代表视频。数字课程与书中内容有机结合,相互呼应,便于师生上网学习,是对纸质内容的重要补充和扩展,以帮助学生理解、掌握所学知识,达到直观、形象的教学效果。本书力求对知识技能进行全面、系统的介绍,并及时反映中医诊断学学科的前沿进展,增加临床案例实训,以提高学习者的临床诊断能力和科学研究技能。本教材以培养中医学及相关专业高素质人才为目标,教材内容与教学基本要求、学生培养目标相符合,是一部适教适学、图文并茂、具有一定学术价值的教科书。

本教材编写期间得到了高等教育出版社和编者所在学校的大力支持及帮助,我在此一并致以衷心的感谢!

　　本教材的编写汇聚了全国中医诊断学学科的优秀专家、学者 20 余人。教材的绪论由王忆勤编写,全身望诊由任健、罗振亮编写,局部望诊由魏宁颐、宫爱民编写,望排出物由郝一鸣编写,舌诊由许朝霞编写,闻诊由周雪梅编写,问诊由祝美珍、王少贤编写,脉诊由陈家旭编写,按诊由陈锐编写,八纲辨证由徐征、邹小娟编写,病因辨证由薛晓琳编写,气血津液辨证由林雪娟编写,心与小肠病辨证由何建成编写,肺与大肠病辨证由燕海霞编写,脾与胃病辨证由胡志希编写,肝与胆病辨证由车志英编写,肾与膀胱病辨证由修宗昌编写,脏腑兼证辨证由石强编写,经络辨证、六经辨证由刘晓谷编写,卫气营血辨证、三焦辨证由王相东编写,诊断与病案由周岳君、梁建庆编写。教材内容由主审郑小伟教授、方朝义教授共同审定。

　　本教材的出版希望能为中医诊断学学科发展和教学质量的提升起到积极的推动作用。由于编者水平有限,书中难免存在疏漏和不妥之处,恳请各位专家、同道和广大师生批评指正,以利于教材不断修订、完善及持续建设。

王忆勤

2022 年 9 月 1 日

目录

绪　　论

　　中医诊断学是研究中医诊察疾病、辨别病证的基础理论、基本知识、基本技能的一门学科。它的主要任务是研究如何运用各种诊察方法和手段获取临床信息,并对所获得的信息进行分析,概括疾病的病因、病性、病位、病势及推断内在的病理变化,以获得对疾病本质的认识。

　　中医诊断学主要包括诊法、辨证、辨病和病案四部分,其中诊法学着重于对疾病征象的识别,而辨证学则注重疾病证候的辨别,两者相互渗透,相互联系。辨病的内容主要由临床各科介绍,病案书写主要介绍书写规则和基本内容。中医诊断学是中医基础学科与临床各科之间的桥梁,是中医学专业课程体系中的主干课程。

一、中医诊断学的主要内容

(一) 诊法

　　诊法,指诊察病证的方法,包括望诊、闻诊、问诊、切诊,简称为"四诊",这是中医诊病的主要手段。

　　望诊是医生运用视觉观察患者的全身和局部的神色形态、舌象及排出物等,以了解病情的一种诊察方法。

　　闻诊是通过听患者的语言、呼吸等声音及嗅病体、排泄分泌物的异常气味,以获得病情资料的方法。

　　问诊是询问患者有关疾病的发生、发展情况,当前主要症状等,以掌握病情资料的一种方法。

　　切诊是切按脉搏及病体的有关部位,以获取体征的一种方法。

　　总之,望、闻、问、切四诊是医者从不同角度、不同侧面,对患者的各种症状进行诊察的方法。症状是患者自身感觉到的异常变化,体征是医者通过四诊获得的异常征象,"症"包括症状与体征,是疾病和证候的外在表象。

(二) 辨证

　　证,是中医学中特有的概念,是机体在疾病发展过程中某一阶段的病理概括,它包括病因、病位、病性及邪正关系等,反映出病变发展过程中某一阶段病理变化的本质。

　　辨证是在中医学理论的指导下,对通过四诊所收集的症状、体征进行综合分析,从而得出诊断性结论,是对疾病发展到某一阶段的病因、病位、病性及病势等所做的高度概括。

　　辨证学是研究中医辨证的理论和方法。本书重点介绍八纲辨证、病因辨证、气血津液辨证、脏腑辨证中各常见证候的性质、临床表现及其特点;介绍证与证之间的关系;简要介绍卫气营血、六经及三焦辨证方法。这些辨证方法从不同角度总结了各种疾病证候演变的规律。

（三）辨病

疾病是人体在病因作用下，机体邪正相争、阴阳失调，产生特殊的病理变化，构成不同的病机及有规律的演变过程，具体表现出若干固定的症状和相应的证候，一般包括致病因素、病理性质、临床症状和体征、演变规律及预后等。

辨病，亦称"诊病"，即对疾病的病种做出判断，得出病名诊断。辨病是临床各科讨论的主要内容。

总之，证是疾病所处某一阶段的病理概括；症构成证和病，症是诊断疾病和辨别证候的最基本的要素；病的全过程可形成不同的证，而同一证又可见于不同的病之中，病与证具有纵横交错的相互关系，因此，临床有同病异证、异病同证、异病异证、同病同证等情况。

（四）病案

病案又称病历，古称"诊籍"，是临床有关患者诊治情况的书面记录。病案是医疗、科研、教学的重要资料。病案书写有统一的规格，因此，每一位临床工作者必须掌握病案书写的基本技能。

二、中医诊断学的发展简史

（一）秦汉之前

中医诊断疾病的理论与方法肇始奠基很早，三千年前的《周礼·天官》便有"以五气、五声、五色脉其死生"的记载。公元前5世纪著名医家扁鹊，即可"切脉、望色、听声、写形，言病之所在"。

《黄帝内经》（以下简称《内经》）在理论和方法上为中医诊断学奠定了基础，以阴阳五行等学说为指导，详细阐述了望神、察色、闻声、问病、切脉等四诊理论，强调了中医整体观贯穿于诊病与辨证相结合的诊断思路。《难经》尤为重视脉诊，提出寸口脉法，对后世影响颇大。

（二）两汉时期

西汉名医淳于意（仓公）创立"诊籍"，提倡对病情如实记录，作为复诊参考。东汉张仲景总结了汉以前的诊疗经验，将病、脉、治结合，建立了辨证论治的理论，通过以六经为纲辨伤寒，以脏腑为纲辨杂病，将理、法、方、药有机地结合在一起。《伤寒杂病论》在疾病的分类上基本做到了概念清楚、层次分明，具有很高的水平，至今仍被沿用。

（三）晋唐时期

西晋·王叔和所著《脉经》是我国现存最早的脉学专著，该书确定了寸、关、尺三部的诊脉部位，明确了二十四脉的名称，提出了相类脉并加以鉴别等，使脉学理论系统化和专门化。隋代巢元方等编撰的《诸病源候论》，可谓我国第一部论述病源与病候诊断的专著，全书以内科疾病为主，分门别类列出各种疾病证候1739论，对后世医学影响颇深。

（四）宋、金、元时期

宋、金、元时期，诊断学的发展加快。如宋代陈无择的《三因极一病证方论》重点从内因、外因、不内外因三因出发，是病因、辨证、理法比较完备的著作。元代有敖氏者，著《伤寒点点金书》及《敖氏伤寒金镜录》，论伤寒舌诊，分12图，乃论舌的第一部专著，后经杜清碧增补为36图，即今所见的《敖氏伤寒金镜录》。又如滑寿的《诊家枢要》专载诊法，刘昉著《幼幼新书》论述望指纹在儿科诊断中的重要意义，危亦林的《世医得效方》论述了危重疾病的"十怪脉"。

金元四大家在诊疗上各有特点：刘完素著《宣明论方》，发展了火热证候的辨析与治疗，其诊病重视辨识病机；李东垣著《内外伤辨惑论》，详论内伤与外感的辨证规律，并倡导"脾胃论"，诊疗疾病时尤其重视四诊合参;朱震亨诊病,主张"欲知其内者,当以观乎外,诊于外者,斯以知其内。盖有诸内者形诸外,苟不以相参,而断其病邪之顺逆,不可得也";张从正诊病,重视症状的鉴别诊断,如对斑疹伤寒和其他发疹性疾病的鉴别颇为明确。

(五)明清时期

张三锡的《医学六要》将阴阳、表里、寒热、虚实看作治病的八种大法。张介宾著《景岳全书》,内容十分丰富,论述甚为精辟,尤其是"脉神章""十问歌""二纲六变"等,对后世影响甚大。清代程钟龄著的《医学心悟》,书中有《寒热虚实表里阴阳辨》专篇,认为"病有总要,寒、热、虚、实、阴、阳、表、里八字而已,病情既不外此,则辨证之法,亦不出此",奠定了八纲辨证的基础。

李时珍所撰《濒湖脉学》,取诸家脉学之精华,详述二十七脉的脉体、主病和同类脉的鉴别,为后世所推崇。此外,明末李中梓的《诊家正眼》、清代李延昰的《脉诀汇辨》、周学霆的《三指禅》、周学海的《重订诊家直诀》等,都是专论脉诊的著作,使脉学不断得到充实和完善。

清代舌诊著作中多附有舌图,如张登所辑《伤寒舌鉴》,载有120图;梁玉瑜辑成《舌鉴辨正》,载图149幅。

对于四诊的综合性研究影响较大者,如清代吴谦等撰的《医宗金鉴·四诊心法要诀》,以四言歌诀简要介绍四诊的理论与方法,便于习诵。汪宏的《望诊遵经》收集历代有关望诊的资料,从全身各部位的形态色泽和汗、血、便、溺等各种变化中,进行辨证并预测其顺逆安危,是一本全面论述望诊的专著。

明清时期对温疫、温热类疾病的认识有突破性的发展。明代吴有性的《温疫论》,对温病学说的发展起到了极大的推动作用。清代叶桂的《温热论》、薛雪的《温热条辨》、余霖的《疫疹一得》、吴鞠通的《温病条辨》、王士雄的《温热经纬》等,记载了丰富的温热病诊疗经验,完善了温病学的理论体系,突出了望舌验齿等在温病诊断中的作用,并创立了卫气营血辨证、三焦辨证。另外,在这一时期开始萌发用西医学知识来解释舌象的苗头,如在曹炳章的彩图《辨舌指南》中多有论述。

明清时期还有一个特点,出现了不少对于传染病诊疗的专著,如明代卢之颐的《芷园素社疟疾论疏》专论疟疾常症与变症的证治;清代张绍修《时疫白喉捷要》、清代谢玉琼《麻科活人全书》、王士雄的《霍乱论》、郑肖岩的《鼠疫约编》,对于白喉、麻疹、霍乱、鼠疫的诊断与辨证,均有较详论述。

中华人民共和国成立以来,中医诊断学进入了快速发展的阶段。20世纪50年代,中医诊断学教学皆以四诊八纲为其主要内容。20世纪60年代,高等中医药院校集中力量编写全国统编教材,邓铁涛主编《中医诊断学》,除四诊八纲外,将外感与杂病的具体辨证方法纳入其中,强调辨证方法在中医诊断学中的重要地位。邓铁涛《实用中医诊断学》、赵金铎《中医症状鉴别诊断学》《中医证候鉴别诊断学》等系列著作,为中医诊断学的发展做出了重要贡献。

三、中医诊断的原则

在中医基础理论指导下,正确运用科学的诊断思维方法,才能在错综复杂的临床表现中找出疾病的根结所在,才能确诊无误。以下介绍中医诊断的三大原则。

(一)整体审察

中医学认为,人体的脏腑器官组织是由于经络的联系、气血的运行,才能保持生理上整体性的协调一致，人是一个以五脏为中心、形神合一的有机整体。人体每一病证的产生，无不体现整体的失调。这就要求医生首先通过四诊分析患者的每一具体病象，而后运用综合归纳的、辩证的思维方法，抓住患者对疾病的整体反应，从而对疾病做出准确诊断。

同时，人的整体性还体现在人与自然、社会的相互统一，这就是"天人合一"观。中医历来重视自然、社会因素在疾病发生、发展、治疗中的重要作用，认为气候、地区、环境、情志等因素与病证的发生有密切的关系。中医学所遵循的是"自然－社会－形神"医学模式，这一模式的基本精神指导着历代医家的理性认识和实践活动。

（二）四诊合参

四诊合参是指望、闻、问、切四种诊法的综合运用与全面分析。望、闻、问、切四种诊法是从不同的角度去诊察病证，其所搜集到的病情资料各有侧重，相互补充。因此，要想全面地掌握病情，必须四诊合参。

首先要精于四诊。《难经》谓"望而知之谓之神，闻而知之谓之圣，问而知之谓之工，切而知之谓之巧"。所谓神、圣、工、巧，就是要求医生通晓诊法理论，掌握诊法的技巧。

其次要四诊参合行之。要求医者主要利用感官以诊察病者的症状和体征，医者既要掌握四诊的方法、技巧，又须从病证的现象中探求其本质，并做到四诊的综合运用。

此外，疾病是复杂多变的，临床表现也会有假象，如颧赤非热、脉迟非寒，故在运用四诊时要辨析真伪，不可囫囵吞枣。

（三）病证结合

辨证论治是中医理论的精髓，是中医临床诊疗疾病时应遵循的基本方法。它体现了中医理论中整体观念、动态变化、因人因时因地制宜的理性优势，在中医临床上占据主导地位。

辨病论治的长处是能够把握疾病全过程的特点与变化规律。同种疾病应当具有共同的、基本相同的发展、演变规律，应有相对一致的治疗规律和治疗方药，因而辨病论治具有疾病的共性突出、治疗针对性强等特点。所以中医学不仅要同病异治、异病同治，还应遵循同病同治、异病异治或异证同治等原则，如此则更有利于对病变的全面、深刻认识和治疗应对。

辨病与辨证，是中医学从不同角度对疾病本质进行认识的方法。即通过辨病，确定该病全过程的病理重点与规律；通过辨证，确定疾病在某一阶段的病理性质与特点，两者相互联系、相互补充。正如朱肱《南阳活人书》所说："因名识病，因病识证，如暗得明，胸中晓然，无复疑虑，而处病不差矣。"所以辨病与辨证相结合，有利于临床诊疗水平的提高。

【思考题】
1. "整体审察"的含义有哪两方面？各包括哪些具体内容？
2. 试结合临床说明四诊合参的意义。

（王忆勤）

数字课程学习……

👤 学习辅导　　✍ 自测题　　⬇ 教学PPT　　📺 拓展资源　　⚥ 典型病例

第一章

望　诊

　　望诊,是医生通过视觉对患者全身及局部的神、色、形、态及舌象、排出物等进行有目的的观察,以收集病情资料、诊察疾病的方法。

　　中医学认为,人的精神状态、面部色泽、形体胖瘦、动静姿态、舌质舌苔等外在征象与人体五脏六腑、气血津液息息相关,是人体健康与疾病辨别的重要信息,因此,通过观察人体外部的各种表现及变化,可测知脏腑功能的强弱及气血阴阳的盛衰。

　　临床望诊应注意以下几个方面:一是光线充足柔和,最好在充足的自然光线下进行,尽量避开有色光源。二是诊室温度适宜,有利于患者皮肤、肌肉自然放松,气血运行畅通,疾病的征象才可能真实地显露出来。如果诊室温度太低,皮肤肌肉收缩,气血运行不畅,不仅影响望诊数据的真实性,还有可能使患者因受凉而罹患他疾。三是充分暴露受检部位,以便医生完整、准确地进行观察。

　　望诊的基本内容包括全身望诊、局部望诊、望舌、望排出物和望小儿指纹五个部分。

第一节　　全身望诊

　　全身望诊,是指医生通过对患者的神气、面色、形体、姿态等整体表现的观察,以对疾病的寒热虚实和轻重缓急获得一个总体印象的诊病方法,包括望神、望色、望形、望态四个方面。

一、望神

　　望神,是通过观察人体生命活动的整体表现来判断病情的方法。中医所言的神有广义和狭义之分。广义的神是生命活动的总称,可以从精神、意识、思维、目光、呼吸、声音、语言、形体、动作、姿态,以及舌象和脉象等多方面反映出来,是对生命现象的高度概括;狭义的神专指人的精神意识思维活动,即心所藏的神,它隶属于广义的神之中。望神是指望广义之神。

(一)望神的原理和意义

　　神与精气关系密切。神产生于先天之精,又必须靠后天水谷精微的不断滋养,只有当先后天之精及其所化生的气血津液充足,脏腑的功能正常,人体才能表现为有神。精气不足,气血虚弱,脏腑功能衰败时,人体则表现为无神。所以,观察患者神的有无,可以了解脏腑精气的盛衰、气血的盈亏状况,进而判断疾病的有无、轻重及预后的吉凶。故《素问·移精变气论》云:"得神者昌,失神者亡。"

(二)望神的主要内容及重点

望神的主要内容包括眼睛、神情、气色和体态四个方面,其中眼睛为望神的重点。

(三)神的表现形式

神的表现形式分为得神、少神、失神、假神和神乱五种。

1. 得神(■ 1-1-1):又称"有神",是精充、气足、神旺的反映。

【临床表现】目光明亮,目珠灵动;神志清楚,表情自然;面色荣润,含蓄不露;肌肉不削,动作自如。

【临床意义】提示精气充足,脏腑机能正常。见于健康人或轻病患者。

2. 少神(■ 1-1-2):又称"神气不足",是精气轻度损伤的反映。

【临床表现】目光乏神,目珠少动;精神不振,思维迟钝;面色少华,暗淡不荣;肌肉松软,动作迟缓。

【临床意义】提示正气不足,脏腑机能减弱。见于素体虚弱之人,轻病患者或重病恢复期患者。

3. 失神:又称"无神",临床有精亏神衰和邪盛神乱之分。

(1)精亏神衰而失神(■ 1-1-3)

【临床表现】目光晦暗,目珠呆滞;精神萎靡或神志昏迷,表情淡漠,反应迟钝;面色无华,晦暗暴露;形体羸瘦,动作艰难。

【临床意义】提示正气大伤,脏腑机能衰竭。见于慢性重病患者,预后不良。

(2)邪盛神乱而失神

【临床表现】神昏谵语,或卒倒神昏,牙关紧闭,两手握固,大小便闭。

【临床意义】提示邪气亢盛,扰乱心神或肝风挟痰,蒙蔽清窍。属于脏腑功能严重障碍,见于急性重病患者,预后不良。

4. 假神(👁 1-1-1):是重危患者出现的精神暂时"好转"的假象,为临终前的预兆。

【临床表现】目光晦暗突然变为目似有光,浮光外露;神志昏迷或精神萎靡突然变为神志清楚,精神躁动;不欲语言或语声低微断续突然变为言语不休,语声清亮;面色晦暗突然变为颧赤如妆;毫无食欲或食量减少突然变为食欲增强,甚至暴饮暴食。

【临床意义】提示脏腑精气衰竭已极,正气将脱,阴不敛阳,虚阳外越,阴阳即将离绝。故古人将其比作"回光返照""残灯复明"。

临床应注意假神与重病恢复好转的区分:假神的"好转"是局部、短暂、突然的"好转",与患者整体的恶化程度不相符合;重病恢复的好转是全面、持续、逐渐的好转,与患者整体状况的好转是一致的。

5. 神乱:又称"神志异常",主要包括五种情况。

(1)烦躁昏谵

【临床表现】烦躁不安、神昏谵妄。

【临床意义】属热扰心神的实证,常见于温病热入心包或伤寒阳明热盛。

（2）恐惧焦虑

【临床表现】时时恐惧,焦虑不安,心悸气促,不敢独处一室。

【临床意义】属心胆气虚,见于脏躁患者。

（3）狂躁妄动

【临床表现】狂躁妄动,胡言乱语,打人骂詈,不避亲疏,少寐多梦。

【临床意义】属痰火扰心,见于狂病患者。

（4）精神抑郁

【临床表现】精神抑郁,表情淡漠,神识痴呆,喃喃自语,哭笑无常,悲观失望。

【临床意义】属气郁痰凝,蒙闭心神,或因先天禀赋所致,常见于郁病、癫病及先天痴呆患者等。

（5）神昏抽搐

【临床表现】突然昏倒,四肢抽搐,口吐涎沫,两目上视,醒后如常人。

【临床意义】多因肝风挟痰,闭阻清窍所致,常见于痫病患者。

二、望色

望色,又称"色诊",是通过观察患者全身皮肤色泽变化来诊察病情的一种方法。色即皮肤的颜色,包括青、赤、黄、白、黑五种色调变化;泽即皮肤的光泽,指荣润还是枯槁的变化。临床望色主要观察面部色泽的变化,故本节重点叙述望面色。

望色诊病历史悠久。早在《内经》中就有相关记载。如《素问·阴阳应象大论》云:"善诊者,察色按脉,先别阴阳。"《素问·五脏生成》中则描述了五脏常色、病色、死色的具体表现。汉代《史记·扁鹊仓公列传》中记载了扁鹊为齐桓侯望色诊病的故事。以后,历代医家的著作、文献中关于色诊的记载更为丰富,说明其在临床实践中具有非常重要的意义。

（一）望色的原理和意义

1. 面部色诊的原理:望面部色泽之所以能够判断疾病,是因为面部血络分布丰富,正如《灵枢·邪气脏腑病形》篇所云:"十二经脉,三百六十五络,其血气皆上于面而走空窍。"面部皮肤薄嫩,体内气血盛衰变化最易通过面部色泽变化显露出来。此外,患者面部多暴露于外,方便医生观察。

2. 面部色诊的意义

（1）判断气血盛衰　望面色包括颜色和光泽两部分。颜色属阴、属血,是血色之外露,主要反映血液的盈亏和运行状况。血旺则色红,血虚则色淡,血瘀则色青紫;光泽属阳、属气,是脏气的光华,主要反映精气的盛衰。脏腑精气由脏腑功能活动产生,但人体的肤色随着精气的充养而光彩于外。气盛则荣润有泽,气虚则晦暗无华,正如《四诊抉微》所云:"夫气由脏发,色随气华。"临床上,察泽与望色必须结合起来,才能做出正确的判断,但对预测病情轻重和转归来说,泽比色更有意义。正如《望诊遵经》所说:"光明润泽者,气也;青赤黄白黑者,色也。有气不患无色,有色不可无气也。"

（2）识别病邪性质　机体感受不同病邪,会引起体内不同的病理变化,反映在面部就会出现不同的色泽改变。如面部色赤多为热邪,色白多为寒邪,色青紫多为气滞血瘀,面目色黄鲜明为湿热熏蒸等。

（3）确定病变部位　一是面部色泽之浮沉可以区分病变部位之表里,色浮主病位在表,色沉主病位在里;二是面部五色的变化,可以区分脏腑病位之所在,如面青而晦暗为肝病,面赤为心病,面白无华为肺病,面黄而晦暗为脾病,面黑而无华为肾病;三是面部具有"全息"现象,蕴藏着大量的脏腑生理、病理信息,观察面部不同部位的色泽变化,可以诊察相应脏腑的病变。具体审察方法有两种。

《灵枢·五色》篇划分法:先将面部划分为不同的部位并分别命名,前额——庭(颜),眉间——阙,鼻——明堂,颊侧——藩,耳门——蔽,见图1-1-1。然后规定脏腑在面部的分属,庭候首面,阙上候咽喉,阙中(印堂)候肺,阙下(下极、山根)候心,下极之下(年寿)候肝,肝部左右候胆,肝下(面王、准头)候脾,方上(鼻翼)候胃,中央(颧下)候大肠,挟大肠候肾,面王以上(即鼻端两旁上方)候小肠,面王以下(人中)候膀胱、胞宫,见图1-1-2。

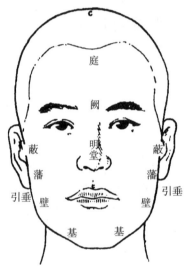

图1-1-1 明堂藩蔽

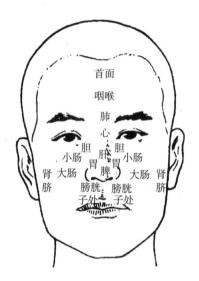

图1-1-2 面部五脏分属部位

《素问·刺热》篇划分法:左颊候肝,右颊候肺,额候心,鼻候脾,颏候肾。

当脏腑有病时,可在面部对应的区域出现色泽的改变,观察面部不同区域的色泽变化,有助于判断病变的具体脏腑定位。需要说明的是,对面部脏腑分部的望诊不能过于机械,一定要结合患者的病情及其他四诊资料,全面分析,综合判断。

(4)预测疾病转归 凡面色明亮润泽、含蓄不露者为顺,是脏腑气血充足,并能上荣于面的表现,即使有病,预后良好;凡面色晦暗枯槁、鲜明暴露者为逆,表明气血匮乏,不能上荣于面,主病深重,预后较差。

(二)望色的主要内容

1. 常色与病色

(1)常色 指正常人的面部色泽,说明机体气血津液充盈,脏腑功能良好,其特征是明润、含蓄。常色有主色和客色之分。

1)主色 与生俱来,终生基本不变的面色,往往与种族和遗传有关。人类由于种族不同有黄色、黑色、白色等不同肤色,中国人大多属黄色人种,其常色(👁1-1-2)为红黄隐隐,明润含蓄。但同为中国人,由于遗传不同,又有偏青、偏赤、偏黄、偏白、偏黑的不同,古人根据五行理论将其称为木、火、土、金、水五形人，由于其面色终生基本不变，仍属主色范畴。

2）客色 受季节气候、地理环境、饮食、情绪等因素影响，出现短暂、轻微的面色变化称为客色（👁 1-1-3），因其仍然具有明润、含蓄的特征，故属常色。如春季面色稍青，夏季面色稍赤，长夏面色偏黄等；又如野外工作者因日照较多，面色偏黑，室内工作者因日照较少，面色偏白；高兴时面赤，愤怒时面青等均属客色，不作病论。

（2）病色 指人体在疾病状态下面部显示的色泽，其特征是晦暗、暴露。病色根据有无光泽而有善恶之分。

1）善色 病色明亮润泽者称善色（👁 1-1-4），说明脏腑精气未衰，胃气尚能上荣于面，多属新病、轻病、阳证，易于治疗，预后较好。

2）恶色 病色晦暗枯槁者称恶色（👁 1-1-5），说明脏腑精气衰败，胃气不能上荣于面，多属久病、重病、阴证，不易治疗，预后较差。

2. 五色主病：病色分为青、赤、黄、白、黑五种，分别提示不同脏腑和不同性质的疾病。这种根据患者面部五色变化以诊察疾病的方法称为五色主病，又称"五色诊"。

（1）青色 主寒证、痛证、气滞、血瘀和惊风。

面色淡青或面色青黑（👁 1-1-6），多为实寒证、剧痛。寒主收引，其性阴凝，寒凝气滞，经脉拘急，血行不畅，瘀色外露，故见青色；剧烈疼痛，导致经脉拘急，血行不畅也可见青色；情志不畅，肝气郁滞或寒凝肝脉，均可导致血行不畅，瘀血内阻，瘀色外露而见面部色青。

面色青灰（👁 1-1-7），口唇青紫伴心胸憋闷疼痛者见于胸痹患者，多因心气虚或心阳虚衰，推动无力，血行减慢，瘀阻心脉而成。若患者素有心悸，胸痛反复发作，突发剧烈胸痛，面色青灰，口唇青紫，肢冷脉微者，属心阳暴脱证。

小儿高热，若见眉间、鼻柱、唇周色青（👁 1-1-8）者，多属惊风或欲作惊风，因邪热亢盛，引动肝风，筋脉拘急，血行不畅而致。

妇女面青，少食多怒，或有月经不调者，多为肝郁脾虚，木旺克土而成。

按五行理论，木形人面色稍青或春季面色偏青为正常。肝病面青暴露，晦暗枯槁（👁 1-1-9），为肝真脏色见，属病危。

（2）赤色 主热证，亦见于戴阳证。

患者满面通红（👁 1-1-10），伴见发热、口渴、大汗等症者，为实热证，见于外感发热极期阶段或内伤病脏腑火热炽盛时，多为热盛而面部脉络扩张，气血充盈所致。

患者两颧潮红（👁 1-1-11），伴见消瘦、潮热、盗汗等症者，为虚热证，多见于外感温热病热入营血时或内伤病脏腑阴虚时，为阴虚阳亢，虚火上炎所致。

久病、重病患者面色苍白，忽见两颧嫩红如妆，游移不定，多为戴阳证（👁 1-1-12），为阳气虚衰，阴寒内盛，阴盛格阳，虚阳上越所致，属病危。

按五行理论，火形人面色稍赤或夏季面色稍赤为正常。心病患者，面色赤而暴露，晦暗枯槁（👁 1-1-13），为心真脏色见，属病重。

（3）黄色 主脾虚、湿证。

面色淡黄，枯槁无泽，面容消瘦称"萎黄"（👁 1-1-14），多属脾胃气虚。脾胃为后天之本，气血生化之源，脾胃气虚，不能运化水谷，化生气血，气血不足，面部失于荣润而见萎黄。

面色淡黄而虚浮者，称"黄胖"（👁 1-1-15），属脾虚湿盛。因脾虚不能运化水湿，水湿内停而致。

若患者面目一身俱黄,小便色黄者,称为"黄疸"。其色鲜明如橘皮者,为阳黄(👁1-1-16),因湿热熏蒸,胆汁不循常道所致;其色晦暗如烟熏者,为阴黄(👁1-1-17),为寒湿内困,影响及肝胆所致。

小儿面色青黄,或乍黄乍白,肌肉消瘦,皮毛憔悴,腹大青筋,为"疳积"(👁1-1-18)。为脾胃虚弱,气血不足所致。

按五行理论,土形人面色稍黄或长夏面色偏黄为正常。脾病患者面色黄而暴露,晦暗枯槁(👁1-1-19),为脾真脏色见,属病重。

（4）白色　主虚证、寒证、失血。

面色淡白无华(👁1-1-20),伴唇、舌、爪甲色淡者,多属气血亏虚或失血证。为气血亏虚,面部失于荣润所致。

面色苍白(👁1-1-21)伴剧烈疼痛或战栗者为实寒证。为阴寒内盛,凝滞不通所致。

面色淡白而虚浮者称㿠白(👁1-1-22),属阳虚水泛。由于阳气亏虚,不能运血上行故面色淡白;阳虚水停,泛溢肌肤故面部虚浮。

面色苍白(👁1-1-23),四肢厥冷,冷汗淋漓、神识昏迷者见于亡阳证。

按五行理论,金形人面色稍白或秋季面色偏白为正常。肺病患者面色白而无华、暴露(👁1-1-24),为肺真脏色见,属病重。

（5）黑色　主肾虚、寒证、水饮、血瘀、痛证。

面黑而暗淡者(👁1-1-25),多属肾阳虚,为阳虚火衰,水寒不化,血失温煦所致。

面黑而干焦者(👁1-1-26),多属肾阴虚,为肾精久耗,阴虚火旺,虚火灼阴,机体失养所致。

眼眶周围色黑者(👁1-1-27),多属肾虚水饮或寒湿带下。

面色黧黑(黑而晦暗)(👁1-1-28),肌肤甲错者,多为瘀血久停所致。多因肾阳虚衰,血失温养,脉络拘急,血行不畅,或肾精亏虚,面部失荣。

面色黑而手足不遂,腰痛难于俯仰,骨痹作痛者,多为肾风发作。

按五行理论,水形人面色稍黑或在冬季面色稍黑属正常。肾病患者面色黑而暴露,晦暗枯槁(👁1-1-29),为肾真脏色见,属病重。

（三）望色的注意事项

1. 通过比较辨别病色:病色并不总是显而易见的,常需细心观察、认真比较才能识别。比较时应注意两个方面:一是将患者的面色与周围正常人面色作比较,二是将患者的面色与自身其他部位肤色作比较。

2. 色与脉、症合参:一般来说,临床上患者出现的面色与脉、症是相应的。如患者满面通红,常伴见洪数脉、高热、大汗、口渴、舌红、苔黄燥等症,属色、脉、症相应,病情单纯,为顺证;但在患者病情复杂时,有可能出现面色与脉、症不相应的情况,为逆证,此时应结合其他诊法进行综合判断,以免造成误诊。如患者出现颧红如妆,全身却表现为畏寒肢冷,神志躁扰不宁,精神疲惫,小便清长,大便稀溏等阳虚寒盛的见症,属真寒假热证,而非真正的热证。

3. 注意非疾病因素影响:由于遗传、种族、季节、时辰、地理环境、饮酒、情绪等因素的影响,面色也有相应变化,此属于常色中的主色和客色,而非病色,应注意鉴别。

4. 动态观察:疾病是发展变化的,疾病中的面色也非一成不变,因此,医生应以发展、变化的眼光察看面色,并借以推断病情的轻重,预后的吉凶。清代医家汪宏在《灵枢·五色》基础上,结合自己的临床经验总结出了"望色十法",具有一定的临床价值。即根据面色的浮沉(浮露与沉隐)区分病位的表里;根据面色的清浊(清明与浊暗)分辨病性之阴阳;根据面色的散抟(疏散与壅滞)判断病程的新久;根据面色的微甚(浅淡和深浓)判断疾病的虚实;根据面色的泽夭(润泽和枯槁)判断疾病的生死。在疾病过程中,面色由浮转沉,说明病邪由表入里;面色由沉转浮,说明病邪由里出表;面色由清转浊,说明疾病由阳转阴;面色由浊转清,说明疾病由阴转阳;面色由微转甚,说明因虚致实;面色由甚转微,说明由实转虚;面色先散后抟,说明病邪渐聚,先抟后散,说明病邪渐散;面色由润变枯,说明脏腑精气渐衰,病情恶化;面色由枯转润,说明脏腑精气渐复,疾病向愈。

三、望形

望形,是指医生通过观察患者形体的强弱胖瘦、体质形态和异常表现等来诊察病情的方法。

(一)望形的原理和意义

筋、脉、肉、皮毛、骨为"五体",五体有赖五脏精气充养。五脏精气充盛,五体得以充养,表现为形体强健;五脏精气衰弱,五体失充,则表现为形体虚弱。所以,观察患者形体的强弱胖瘦,可以测知其脏腑的虚实、气血的盈亏,进而判断病情的轻重和预后的吉凶,正如《素问·三部九候论》所云:"必先度其形之肥瘦,以调其气之虚实。"此外,不同的体质,其阴阳盛衰不同,对疾病的易感性和患病后的预后也有所不同。所以,观察患者的体质类型有助于疾病的判断。

(二)望形的主要内容

1. 形体强弱:观察形体强弱主要根据骨骼的粗细、肌肉的丰瘦、皮肤的润枯、胸廓的宽窄等方面,并将机体的功能状态、神的旺衰结合起来,进行综合判断。

(1)体强(👁 1-1-30)　骨骼粗大、肌肉充实、皮肤润泽、胸廓宽厚、精力充沛、食欲旺盛,提示内脏坚实、气血旺盛、抗病力强、患病易愈。

(2)体弱(👁 1-1-31)　骨骼细小、肌肉瘦削、皮肤枯槁、胸廓狭窄、精神不佳、食欲不振,提示内脏脆弱、气血不足、抗病力弱、患病难愈。

2. 形体胖瘦:正常人的体形适中,各部组织匀称。过于肥胖或过于消瘦都可能是疾病的原因。

观察形体胖瘦时,应注意与精神状态、食欲食量等结合起来综合判断。关于形体的胖瘦,中国古代并没有一定的标准,现今临床普遍采用国际通用的体重指数(BMI)来判断:BMI= 体重(kg)/ 身高的平方(m^2)。形体胖瘦的评价见表 1-1-1。

表 1-1-1　形体胖瘦的评价

评价	正常	肥胖	消瘦
男性	20~25	>25	<20
女性	19~24	>24	<19

(1)体胖(👁 1-1-32)　凡 BMI 超过正常者为体胖。体胖能食,肌肉坚实,神旺有力者,多属形气有余,是精气充足、身体健康的表现;体胖食少,肉松皮缓,神疲乏力者,多属形盛气虚,是阳

气不足、多痰多湿的表现,易患痰饮、中风、胸痹等病证,即《格致余论》所谓"肥人湿多"。

（2）体瘦（👁 1-1-33）　凡 BMI 小于正常者为体瘦。体瘦食多,属中焦有火;体瘦食少,属中气虚弱;体瘦颧红,伴潮热盗汗、口咽干燥者,多属阴虚火旺,易患肺痨等病,即《格致余论》所谓"瘦人火多"。若久病重病,卧床不起,骨瘦如柴者,为脏腑精气衰竭,气液干枯,属病危,此即《内经》所谓"大骨枯槁,大肉陷下"。

（三）体质类型

体质是个体在先天禀赋与后天环境等因素影响下,于生长发育过程中逐渐形成的形体结构、生理功能和心理状态方面的个体差异性。每个人都有自己的体质类型及其特点,体质类型在一定程度上反映了机体阴阳气血盛衰的禀赋特点和对疾病的易感性。故观察辨别患者的体质类型,有助于对疾病的诊断和预后的判断。

早在《内经》中就有关于体质形态的划分和体质与疾病关系的论述,比较有代表性的是阴阳分类法和五行分类法。机体阴阳处于动态的变化之中,常可出现阴阳的偏颇,根据阴阳分类法可将人体质分为阴脏人、阳脏人和平脏人三种。

1. 阴脏人（👁 1-1-34）:体形矮胖、头圆颈粗、肩宽胸厚、腹部膨隆、体多后仰,其体质特点是阴偏盛阳较弱。此类人平素多喜热恶凉,易感受寒湿之邪,患病易从阴化寒,容易产生湿滞、水肿、痰饮、血瘀等病理变化,临床用药当慎用寒凉。

2. 阳脏人（👁 1-1-35）:体形瘦长、头长颈细、肩窄胸平、腹部凹陷、体多前屈。其体质特点是阳偏盛阴较亏。此类人平素多喜凉恶热,易感受阳热之邪,患病后易于从阳化热,表现为实证、热证,并易化燥伤阴,导致阴虚阳亢、血耗神乱等病理变化,临床用药当慎用温热。

3. 平脏人（👁 1-1-36）:体形适中,平素无寒热喜恶之偏,是大多数人的体质类型。其体质特点是阴阳平衡,气血调匀,临床用药当视其病情而论。

此外,望形的内容还包括各种形体畸形的观察,其具体表现和临床意义详见局部望诊。

四、望态

望态,是医生通过观察患者的动静姿态和肢体的异常动作来诊察病情的方法。

（一）望态的原理和意义

患者的异常动静姿态与机体的阴阳气血盛衰、疾病的寒热虚实关系密切。根据阴阳属性"阳主动,阴主静",凡躁动不安者多属阳证、热证、实证;安静懒动者多为阴证、寒证、虚证。所以,观察患者的动静姿态,可以判断病性的阴阳、寒热、虚实。正如《望诊遵经》所云:"善诊者,观动静之常,以审动静之变,合乎望闻问切,辨其寒热虚实。"

筋骨、肌肉受脏腑精气充养,肢体的异常动作也与一些疾病有关,因此观察患者肢体的某些异常动作,有助于评估相关脏腑功能和诊断相应的疾病。

（二）望态的主要内容

1. 动静姿态:正常人动作协调,体态自然。患者的异常动静姿态和异常动作往往是机体病理变化的外在反映。《望诊遵经》归纳出望诊八法:"形气也者,相须而不可离者也。设有偏胜,体态异焉。总而言之,其要有八:曰动、曰静、曰强、曰弱、曰俯、曰仰、曰屈、曰伸。八法交参,则虽行住坐卧之际,作止语默之间,不外乎此。"以上八法,可作为望动静姿态的要点。动者、强者、仰者、伸者,多属阳证、热证、实证;静者、弱者、俯者、屈者,多属阴证、寒证、虚证。

（1）坐姿异常　坐而喜伏（👁1-1-37），少气懒言，为体弱少气；坐而喜仰（👁1-1-38），胸胀气粗，为肺气壅滞；但坐不得卧（👁1-1-39），卧则气逆，为咳喘肺胀或饮停胸腹；但卧不得坐（👁1-1-40），坐则神疲晕眩，为气血俱虚、脱血夺气或眩晕病。

（2）卧姿异常　卧时向外，身轻自能转侧为阳证、热证、实证；卧时向内，身重不能转侧属阴证、寒证、虚证；卧时踡曲成团（👁1-1-41）多为阳虚畏寒，或有剧痛；卧时仰面伸足（👁1-1-42）多属阳盛发热。

（3）行姿异常　行时以手护腰，弯腰曲背，行动艰难（🎬1-1-4）多见于腰腿病；行时身体震颤不定为肝风内动之征。

（4）疼痛姿势　蹙额捧头，俯不欲仰（🎬1-1-5）多为头痛；叉手扪心，闭目不语（🎬1-1-6）多见于心虚怔忡；两手护乳，唯恐触碰（🎬1-1-7）多见于乳痈患者；以手护腹，俯身前倾（🎬1-1-8）多为腹痛。

2. 异常动作：风主动，善行而数变，风气通于肝，肝主筋，所以形体的异常动作，病因多与风有关，病位则与肝有关。

（1）动风先兆　颜面、口唇、眼睑、手指、足趾轻微抖动，在外感病多为热盛动风之兆，在内伤病则多为阴血亏虚，虚风内动之征。

（2）中风　以突然昏倒，半身不遂，语言謇涩，口眼㖞斜，偏身麻木为主症，并具有起病急、变化快、如风善行数变的特点。中风有中经络和中脏腑之分，中经络是指不经昏仆而见口眼㖞斜，半身不遂者；而中脏腑是指猝倒神昏，口眼㖞斜，半身不遂，肢体麻木者，临床又有闭证和脱证两种。牙关紧闭，两手握固，大小便闭为闭证；口开目闭，鼻鼾息微，手撒遗尿为脱证。

（3）痫病　以猝然昏倒，四肢抽搐，两目上视，口吐涎沫，并伴有怪叫声，移时苏醒，醒后如常人（🎬1-1-9）为主症，多因肝风夹痰，蒙蔽清窍所致。

（4）痉病　以四肢抽搐，两目上视，颈项强直，角弓反张（🎬1-1-10）为主症，属肝风内动。痉病发作亦可伴有神昏，但无半身不遂、口眼㖞斜、言语不利等症状。

（5）痿病　以手足软弱、筋脉弛缓、肌肉萎缩（👁1-1-43）而无疼痛为主症，起病缓，无猝倒神昏，口眼㖞斜，因阳明热盛或脾胃气虚、肝肾不足所致。

（6）痹病　以关节肿痛，屈伸不利，行动不灵（👁1-1-44）为主症，多由风、寒、湿三邪合并侵犯关节，使关节痹阻不通所致。关节疼痛游走不定者为"行痹"，又称"风痹"；关节疼痛固定不移者为"着痹"，又称"湿痹"；关节疼痛剧烈，遇寒加剧者为"痛痹"，又称"寒痹"；关节红肿热痛者为"热痹"。

（7）厥病　以猝然昏倒，四肢厥冷，面色苍白，汗出为主症。多因肝气不舒，气机逆乱，阻塞清窍或元气素虚，又遇悲恐，气陷不升而致。

第二节　局部望诊

局部望诊是在全身望诊的基础上，根据病情和诊断的需要，重点观察患者某些局部形态、色泽等的变化，以测知脏腑、气血病变的诊察方法。

局部望诊要求医者熟悉各部位的生理特征及其与脏腑经络的内在联系，把病理征象与正常表现进行比较,并联系其与脏腑经络的关系,结合其他诊法,从整体角度进行综合分析,以明确局部病理征象所提示的临床意义(图1-2-1)。

局部望诊的内容包括望头面、望五官、望颈项、望躯体、望肢体、望皮肤、望下窍等。

一、望头面

(一)望头部

头为精明之府,中藏脑髓,为元神所居之处。脑为髓之海,为肾所主,肾之华在发,发为血之余。头又为诸阳之会,脏腑之清阳精气皆循经脉上荣于头。故望头部的情况,可以诊察肾、脑和脏腑精气的盛衰。望诊时应重点观察头颅、囟门、头部动态及头发的色泽与分布等情况。

1. 望头颅:头颅大小,以头围(头部通过眉间和枕骨粗隆的横向周长)来衡量。一般新生儿约34 cm,6个月时约42 cm,1周岁约45 cm,2周岁约47 cm,3周岁约48.5 cm,4~10岁共增加约1.5 cm。明显超出此范围者为头颅过大,反之为头颅过小,均属异常情况,多见于正处于颅骨生长发育期的婴幼儿(图1-2-2)。

(1)大颅(图1-2-1) 小儿头颅较正常尺寸大,呈圆形,面部较小,伴智力低下,多属先天不足,肾精亏损,水液停聚于脑所致。

(2)小颅(图1-2-2) 小儿头颅狭小,顶部尖突高起,颅缝早闭,伴智力低下。多因先天肾精不足,颅骨发育不良所致。

(3)方颅(图1-2-3) 小儿前额左右突出,头顶平坦,颅呈方形。多为肾精不足或脾胃虚弱,颅骨发育不良表现,可见于佝偻病、先天性梅毒等。

2. 望囟门:囟门是婴幼儿颅骨接合不紧所形成的骨间隙,有前囟、后囟之分。后囟呈三角形,一般在出生后2~4个月内闭合;前囟呈菱形,一般在出生后12~18个月内闭合(图1-2-3)。临床上以前囟的变化为多见,故前囟是临床观察小儿生长发育状况的主要部位之一。

(1)囟填(图1-2-4) 囟门高突。多属实证,多因温病火邪上攻,或脑髓病变,或颅内水液停聚所致。小儿哭闹时囟门暂时突起不属病态。

(2)囟陷(图1-2-5) 囟门凹陷。多属虚证,多因吐泻伤津、气血不足和先天精气亏虚、脑髓失充所致。6个月以内的婴儿囟门微陷属正常。

(3)解颅(图1-2-6) 囟门迟闭。多是先天肾气不足,或后天脾胃虚弱,发育不良的表现,多见于佝偻病患儿。

3. 望动态:正常人头部活动自如。若头摇不能自主,多为肝风内动之兆。

4. 望头发:发为血之余,肾之华。头发色黑润泽、分布均匀浓密者,是肾气盛、精血足的表现。故望头发的色泽、发质和疏密,可以了解肾气的盛衰和精血的盈亏。

(1)发黄(图1-2-7) 发黄干枯,稀疏易落,或发稀不长,多为肾虚或精血不足,可见于慢性虚损患者或大病之后的人群。小儿头发黄软而稀疏,生长迟缓,甚至久不生发,或枕后发稀者,多因先天不足,后天失养,脾肾亏虚所致。小儿发结如穗,枯黄无泽,多为疳积。

(2)发白 青壮年白发,伴腰酸耳鸣等症者,属肾虚;伴失眠、健忘等症者,多为劳神伤血所致。青少年白发,无其他不适感觉,缘由禀赋,不属病态。

(3)脱发 突然片状脱发,显露圆形或椭圆形光亮头皮,称为"斑秃"(图1-2-8),多为血虚受风,或情志失调所致。头皮发痒,头发油腻、多屑、易落而头发稀疏,甚至露出光亮头皮,称作

"脂秃"(👁 1-2-9),为血热化燥,或痰湿内蕴所致。青壮年头发稀疏脱落,伴腰膝酸软、头晕耳鸣者,多属肾虚。

(二)望面部

面部为脏腑精气所荣,又为心之外华。望面部可以诊察脏腑精气的盛衰和相关的病变,面部五色主病已述于前,此处重点介绍面容异常及其临床意义。

1. 面肿

(1)水肿　面部浮肿,属全身水肿的一部分,多因肺、脾、肾三脏功能失调所致。眼睑颜面先肿(👁 1-2-10),发病较速者为阳水,多由外感风邪,肺失宣降所致;足部下肢先肿(👁 1-2-11),发病较缓者为阴水,多由脾肾阳虚,水湿泛滥所致。

(2)红肿　头面皮肤焮红肿胀,色如涂丹(👁 1-2-12)而疼痛,是"抱头火丹",多由风热火毒上攻所致,每易邪毒内陷。若头肿大如斗,面目肿甚,是"大头瘟",由天行时疫,毒火上攻所致。

2. 腮肿

(1)痄腮　颐颌之间,漫肿,肤色或红,多为双侧,边缘不清(👁 1-2-13),局部灼热疼痛,不会化脓。为外感温毒之邪所致,多见于儿童,属传染病。

(2)发颐　颐颌之间,红肿胀痛,多为一侧(👁 1-2-14),伴张口受限、高热,后可化脓。属少阳、阳明热毒上攻所致。

3. 面脱:面部肌肉消瘦,两颧高耸,眼窝、面颊凹陷,又称面削颧耸(👁 1-2-15)。为脏腑精血消耗殆尽所致,多见于慢性病晚期的病危阶段。

4. 口眼㖞斜:突发一侧口角向健侧歪斜,面部肌肉患侧偏缓、健侧紧急,患侧目不能合,口不能闭,不能皱眉鼓腮。口眼㖞斜(👁 1-2-16)无半身瘫痪者,为风邪中络所致;若兼半身不遂,则为中风病,为肝风夹痰,阻闭经络所致。

5. 特殊面容

(1)惊恐貌　患者面部表情呈现惊恐状(👁 1-2-17)。多见于小儿惊风、狂犬病和癫等。

(2)苦笑貌　患者呈现似哭非哭、似笑非笑的苦笑状面容(👁 1-2-18)。可见于新生儿脐风、破伤风等病。

(3)狮面　患者面部肌肉出现斑块、结节、浸润性隆起,使面部凹凸不平,犹如狮子面容(👁 1-2-19),伴见鼻骨塌陷,眉毛、头发脱落者,见于麻风病。

二、望五官

面部目、耳、鼻、口、舌五官,与五脏相关联。目为肝之窍,耳为肾之窍,鼻为肺之窍,口为脾之窍,舌为心之窍。故望五官的异常变化,可以诊断相应脏腑的病变(📽 1-2-4)。望舌有专门的论述,故本节主要介绍目、耳、鼻、口唇、齿龈和咽喉等的望诊内容。

(一)望目

目为肝之窍,心之使,五脏六腑之精气皆上注于目。《灵枢·大惑论》将目的不同部位分属于不同脏腑,后世医家据此发展了中医特有的"五轮学说",即瞳仁属肾,称为水轮;黑睛属肝,称为风轮;目眦及血络属心,称为血轮;白睛属肺,称为气轮;眼睑属脾,称为肉轮,见图 1-2-1。因此,望目可以诊察脏腑的病变,对于一般病证的诊断具有见微知著的重要作用。望目重点观察目神、目色、目形及目态的异常变化。

1. 目神

（1）有神 两目神光充沛,视物清晰,精彩内含,转动灵活（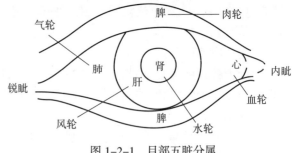1-2-20）。提示脏腑精气未衰,健康人或病情较轻者,预后良好。

（2）无神 两目晦暗迟钝,视物模糊,浮光暴露,转动不灵（ 1-2-21）。提示脏腑精气虚衰,病重难治。

图 1-2-1 目部五脏分属

2. 目色:正常人眼睑内与目眦红润,白睛色白,黑睛呈褐色或棕色,角膜透明无色。其异常改变如下。

（1）目赤肿痛（ 1-2-22） 多属实热证。如白睛色红,为肺火或外感风热;两眦赤痛,为心火上炎;睑缘赤烂,为脾有湿热;全目赤肿,为肝经风热上攻。

（2）白睛发黄（ 1-2-23） 为黄疸病的主要标志。多由湿热或寒湿内蕴,肝胆疏泄失常,胆汁外溢所致。

（3）目眦淡白（ 1-2-24） 多属血虚或气血不足之证。乃因目络失养不能充盈所致。

（4）目胞色黑（ 1-2-25） 多属肾虚。为肾精亏耗,或肾虚水泛、寒湿下注之象。

3. 目形

（1）目胞浮肿（ 1-2-26） 为水肿病先兆和常见表现。目胞微肿,如新卧起之状,为水肿病初起之征。目胞宽软,肿势徐缓,多为脾肾亏虚所致。健康人低枕睡眠后胞睑微肿,活动后消失者,不属病态。

（2）眼窝凹陷（ 1-2-27） 多为伤津脱液或气血虚衰之证。微陷者,多见于吐泻伤津或气血不足的患者。若久病、重病眼窝深陷,甚则视不见人,伴骨瘦如柴,则为脏腑精气竭绝之危候。

（3）眼球突出（ 1-2-28） 多为肺胀或瘿。兼气喘胸满者,属肺胀,为痰浊阻肺,肺失宣降,呼吸不利所致。若兼颈前肿起,急躁易怒者,属瘿,为肝郁化火,痰气壅结所致。单眼突出,多属恶候。

（4）眼睑红肿（ 1-2-29） 多为针眼或眼丹。睑缘肿起结节如麦粒,红肿较轻者,为针眼;若胞睑漫肿,红肿较重者,为眼丹。两者皆为风热邪毒或脾胃蕴热上攻于目所致。

（5）眼生翳膜 翳生于黑睛,为黑睛混浊;膜生于白睛,为从白睛发出侵向黑睛的薄膜。皆属外障眼病,多由六淫邪毒外侵,或内有食滞、痰火、湿热等,或七情郁结,脏气虚损,或由外伤所致。

（6）胬肉攀睛 目眦赤脉胬肉,横布白睛,渐侵黑睛。多由心肺二经风热壅盛,经络瘀滞,或脾胃湿热蕴蒸,血滞于络或由肾阴暗耗,心火上炎所致。

4. 目态:正常人眼球活动自如、灵活,瞳孔呈圆形,双侧等大,直径为 3～4 mm,对光反射灵敏。目态的异常改变如下。

（1）目睛凝视（ 1-2-30） 两眼固定,不能转动。目翻上视,不能转动,称戴眼反折;目睛正圆,固定直视,伴神志昏迷,称瞪目直视;目睛偏视,转动不灵,称横目斜视。三者均有眼球固定的特点,多为肝风内动,牵引目系的惊风、痉厥或精脱神衰之危候。但目睛斜视也可见于外伤目系或先天禀赋所致。

（2）闭目障碍 眼胞闭合障碍。双目闭合障碍，多为痿。单侧闭合障碍，多为风中面络。若小儿睡时露睛（👁 1-2-31），多由脾气虚弱，气血不足，胞睑失养所致，常见于吐泻伤津和慢脾风的患儿。

（3）胞睑下垂（👁 1-2-32） 胞睑无力张开而上睑下垂，又称睑废。双睑下垂者，多为先天不足、脾肾亏虚；单睑下垂者，多因脾气虚弱或外伤所致。

（4）瞳仁缩小（👁 1-2-33） 直径小于 2 mm。多属肝胆火炽，或劳损肝肾，虚火上扰，或为川乌、草乌、毒蕈、有机磷农药等中毒表现，提示病情危重。

（5）瞳仁散大（👁 1-2-34） 直径大于 5 mm，对光反射迟钝或消失。多属肾精耗竭，为濒死危象。但也可见于肝胆风火上扰的绿风内障及某些中毒症。

（二）望耳

耳为肾之窍，心寄窍于耳，手足少阳经布于耳。《灵枢·邪气脏腑病形》篇曰："十二经脉，三百六十五络，……其别气走于耳而为听"，故耳为"宗脉所聚"。耳郭上有脏腑和身形各部的反应点。因此，望耳可以诊察肾、胆和全身的病变。望耳主要观察耳的色泽、形态及耳道的异常变化。

1. 耳色：耳郭色泽红润，是正常人气血充足的表现。耳轮淡白，多属气血亏虚；耳轮红肿，多为肝胆湿热或热毒上攻；耳轮青黑，多见于阴寒内盛或有剧痛的患者；耳轮干枯焦黑（👁 1-2-35），多属肾精亏耗，精不上荣，为病重，可见于温病后期肾阴耗伤及下消等患者；小儿耳背有红络，伴耳根发凉，多为麻疹先兆。

2. 耳形：耳郭厚大，是正常人肾气充足的表现。耳郭瘦薄，是先天亏虚，肾气不足；耳轮肿大，多为邪气充盛；耳轮干枯萎缩，多为肾精耗竭；耳轮甲错，皮肤干枯粗糙，状如鱼鳞，为久病瘀血入络之象。

3. 耳道：流脓水，为脓耳。若为早、中期，脓黄稠者，多为肝胆湿热循经上熏所致。若病程较长，日久不愈者，亦可由实转虚，则为肾阴亏虚，虚火上炎。若外伤后耳道流血水，多为颅底骨折，属病危。耳道内局部红肿疼痛，为耳疖，多因邪热搏结耳窍所致。耳道内生赘肉，为耳痔，多因湿热痰火上逆，气血瘀滞耳道而成。

（三）望鼻

鼻居面部中央，为肺之窍，是呼吸的通道；鼻称明堂，主司嗅觉，又为脾之所应。鼻梁属肝，鼻翼属胃，鼻之周围有各脏腑的相应部位。故望鼻不仅可以诊察肺及脾胃的病变，还可以判断脏腑的虚实、胃气的盛衰、病情的轻重及预后。望鼻应注意鼻的色泽、形态及鼻道的异常变化。

1. 鼻色：正常人鼻色红黄隐隐，明润光泽，是胃气充足之征象。鼻端微黄明润，是胃气未伤或病后胃气来复的表现，属病轻；鼻头晦暗枯槁，是脾胃虚衰，胃气失荣之重证。鼻头色青，是腹中寒痛，寒凝血滞所致。鼻头色黄，是内有湿热所致。鼻头色白，是气血亏虚，鼻头失荣所致。鼻头色赤，是肺脾蕴热所致。鼻色微黑，是肾虚寒水内停之象。鼻孔干黑，多见于阳明热盛伤津或阳毒热深，为邪热伤阴之表现（🎞 1-2-5）。

2. 鼻形：鼻头红肿生疖（👁 1-2-36），多属胃热或血热；鼻端生红色丘疹，称为酒渣鼻（👁 1-2-37），多因肺胃湿热，侵入血络所致。鼻柱溃陷（👁 1-2-38），多见于梅毒、麻风病恶候。

3. 鼻态：鼻翼煽动，多见于哮病、喘病等。新病多是痰热壅肺，肺气不利所致；久病鼻煽，喘而汗出，多属肺肾虚衰之危证。

4. 鼻道：通气良好，提示脾胃精气充足，肺气宣通。鼻流清涕，多属外感风寒或阳气虚弱。

鼻流浊涕,多属外感风热或肺胃蕴热。久流腥臭脓涕而不愈者,称为鼻渊,多为外邪侵袭或胆经湿热上逆于鼻所致。鼻腔出血(👁 1-2-39),称为鼻衄,多因肺胃蕴热,或阴虚肺燥,灼伤鼻络所致。鼻道内生赘肉,气息难通,称为鼻痔,多为湿热邪毒,蕴结鼻窍所致。

（四）望口唇

脾开窍于口,其华在唇,手、足阳明经环绕口唇,故望口唇的异常变化,可以诊察脾与胃的病变。望口唇主要观察色泽、形态与动态的变化。

1. 唇色:口唇色诊与面部五色诊基本相同。因唇黏膜薄而透明,其色泽变化更为明显,望诊更为方便。

正常人唇色红润,是胃气充足、气血调匀的表现。唇色淡白(👁 1-2-40),为血虚或气血两虚,不能上荣所致。唇色深红(👁 1-2-41),多为阳热内盛,唇络扩张所致;若伴唇干,是热盛伤津;唇干赤肿,则为热极。唇色青紫为血瘀,多见于心阳气虚衰或肺气郁闭,血行瘀滞的患者。唇色青黑(👁 1-2-42),多为寒盛、痛极,血脉凝滞,血络瘀阻所致。唇色呈樱桃红(👁 1-2-43),多见于煤气中毒。

2. 唇形:口唇干燥,为津液已伤,见于燥热伤津或阴虚证。口唇糜烂(👁 1-2-44),多为脾胃积热上蒸,热邪灼伤所致。口角流涎(👁 1-2-45),小儿多属脾气虚弱,成人多为中风口歪,不能收摄所致。口腔糜烂疼痛,称为口疮(👁 1-2-46),满口糜烂则称为口糜,多由心脾积热上蒸或阴虚火旺所致。小儿口腔、舌上满布白斑如雪片,称为鹅口疮(👁 1-2-47),多因湿热秽浊之气上蒸于口所致。唇裂如兔唇者(👁 1-2-48),多为先天发育畸形所致。久病人中沟短缩,口唇翻卷不能覆齿,为脾气将绝之危象。

3. 口态:正常人口唇可随意开合,动作协调。口唇常见异常动态有六种,即《望诊遵经》所言"口形六态"。一是口张,即口开不闭,主虚证,多为肺气绝或脾气绝。二是口噤,即牙关紧闭(👁 1-2-49),属实证,多为肝风内动、筋脉拘急,见于痉病、惊风、破伤风等。三是口撮,即口唇紧聚(👁 1-2-50),为邪正交争,见于新生儿脐风或破伤风。四是口僻,即口角歪斜(👁 1-2-51),为风痰阻络,见于面瘫或中风患者。五是口振,即战栗鼓颔,口唇哆嗦,为阳衰阴盛或邪正剧争,见于伤寒欲作战汗或疟疾发作时。六是口动,即口开频繁,不能自禁,为胃气虚弱之征,或动风之象。

（五）望齿龈

齿为骨之余,骨为肾所主;龈乃胃之络,手、足阳明经络齿龈,故望齿与龈可诊察肾、胃的病变及津液的盈亏,尤其对温病的辨证有重要意义。望齿龈应注意其色泽、润燥、动态等情况。

1. 望齿:正常人牙齿洁白润泽而坚固,是肾气旺盛、津液充足的表现。牙齿干燥,为胃阴已伤。牙齿光燥如石,为阳明热甚,津液大伤,多见于温热病极期。牙齿燥如枯骨,为肾阴枯竭,精不上荣,可见于温热病晚期。牙齿松动稀疏、齿根外露(👁 1-2-52),多属肾虚,或虚火上炎。咬牙龂齿多为热极生风,将成痉病。睡中龂齿,多因胃热、虫积或消化不良所致,亦可见于正常人。

2. 望龈:正常人牙龈淡红而润泽,是胃气充足,气血调匀的表现。牙龈淡白(👁 1-2-53),多是血虚或气血不足,龈络失于充养所致。龈萎色淡,多属胃阴不足,或肾气虚乏。齿龈红肿(👁 1-2-54),多为胃火亢盛,熏灼齿龈所致。齿缝出血,称为齿衄,兼牙龈红肿疼痛者,为胃火灼伤龈络;若不红不痛而微肿者,属脾气虚而血失统摄,或肾阴虚,虚火上炎所致。齿龈溃烂,流腐臭血水,甚至唇腐齿落,称为牙疳,多为邪毒留滞,积毒上攻所致。

（六）望咽喉

咽喉为肺胃之门户，是呼吸、进食的要冲。咽通于胃腑，是饮食之道，为胃所系；喉连于气道，为气息之门，归肺所属。足少阴肾经循喉咙，挟舌本，亦与咽喉关系密切。故望咽喉可以诊察肺、胃、肾的病变。

咽喉的正常状态是：淡红润泽，不痛不肿，呼吸通畅，发音正常，吞咽无阻。望咽喉应注意其形色和脓腐等变化。

1. 形色：咽部红肿，灼痛明显（👁 1-2-55），属实热证，多由肺胃热毒壅盛所致。咽部嫩红（👁 1-2-56），肿痛不显，反复发作者，属虚热证，多由肾阴亏虚，虚火上炎所致。咽喉漫肿，色淡红者，多为痰湿凝聚所致。咽部一侧或两侧喉核红肿疼痛，甚者溃烂有黄白色脓点，称为乳蛾（👁 1-2-57），多属肺胃热盛，火毒熏蒸所致。咽部见伪膜色灰白，坚韧不易剥去，重剥出血，旋即复生者，称为白喉（👁 1-2-58），为外感火热疫邪所致，属烈性传染病。

2. 脓腐：咽喉红肿高突，肿势高突，周围红晕紧束，发热不退者，为脓已成；若肿势散漫，无明显界线，疼痛不甚者，为未成脓。咽部溃腐，腐烂分散浅表者，为肺胃之热尚轻；腐烂成片或凹陷者，为肺胃热毒壅盛。咽部溃腐日久，周围淡红或苍白者，多属虚证。

三、望颈项

颈项是头和躯干连接部分，前部称颈，后部称项，气管、食管、脊髓和血脉行于内，为清气、饮食、气血、津液循行之要道；手足阳明经、太阳经、少阳经及任督两脉均行于此，是经气运行之通路。故望颈项可以诊察全身脏腑气血的病变。望颈项应注意观察其外形及动态变化。

（一）外形

正常情况下，颈项两侧对称，气管居中，男性喉结突出，女性喉结不显。颈项外形异常改变主要有：

1. 瘿：颈前喉结处有肿块突起，或大或小，或单侧或双侧，可随吞咽上下移动（👁 1-2-59）。多因肝郁气滞痰凝所致，或与地方水土有关。

2. 瘰疬：颈侧、颌下有肿块如豆，推之可移，累累如串珠状（👁 1-2-60）。多由肺肾阴虚，虚火内灼，炼液为痰，结成痰核，或外感风火时毒，气血壅滞，结于颈项所致。

（二）动态

正常颈项活动自如，左右旋转 60°，后伸 35°，前屈 35°，左右侧屈 45°。颈动脉搏动在安静时不易见到。其异常改变主要有：

1. 项强：即颈项拘紧或强硬（👁 1-2-61）。若头项强痛不舒，兼恶寒发热等症，多是外感风寒，经气不利所致；若项部强直，不能前俯，兼壮热头痛，甚者神昏抽搐，则多因温病火邪上攻，燔灼肝经，见于温病极期或破伤风等病。若睡醒后项部拘急疼痛不舒，称为落枕，是睡姿不当，经络气滞所致。

2. 项软：即颈项软弱，抬头无力（👁 1-2-62），常见于小儿，为"五软"之一。多属先天肾精亏损，或后天脾胃虚弱，以致发育不良，多见于佝偻病患儿。若久病、重病颈项软弱，头垂不抬，目眶深陷，则为脏腑精气衰竭之象，属病危。

3. 颈脉异常：安静状态下出现颈侧人迎脉搏动明显（👁 1-2-63），称为颈脉搏动，可见于心阳虚、肝阳上亢等患者。半卧位或坐位时颈脉明显充盈怒张，平卧时更甚，称为颈脉怒张，多见于肺气壅滞，支饮，或心肾阳虚，水气凌心等患者。

四、望躯体

望躯体的内容包括望胸胁、望腹部和望腰背等。

（一）望胸胁

胸廓由胸骨、肋骨和脊柱等构成。心、肺藏居于内，宗气聚于胸中，是上行下达的经脉、血管必经之处；胸廓之外有乳房，为胃经所属，而乳头为肝经所属。腋下至十二肋骨的区域为胁，是肝胆经循行之处。故望胸胁部可以诊察肺、心、胃、肝胆等脏腑病变及宗气的盛衰。望胸胁应注意外形变化和虚里搏动等情况。

1. 外形：正常人的胸廓呈扁圆柱形，两侧对称，胸廓前后径约是横径的2/3，两侧锁骨上窝对称。常见的胸廓变形主要如下。

（1）扁平胸　胸廓较正常人扁平，前后径小于左右径（👁 1-2-64），常见于形瘦之人，或肺肾阴虚、气阴两虚的患者。

（2）桶状胸　胸廓前后径增加，与左右径约相等，甚至超过左右径，肋间增宽且饱满，胸廓呈圆桶状（👁 1-2-65）。多为久病咳喘，耗伤肺肾，以致肺肾气虚，肺气壅滞，常见于肺胀患者。

（3）佝偻胸　为佝偻病患儿胸部发育异常的表现，常见鸡胸、漏斗胸、肋如串珠等。胸骨下部明显前突，肋骨侧壁凹陷，形似鸡之胸骨隆突者，称为鸡胸（👁 1-2-66）；胸骨下部剑突显著内陷，形似漏斗者，称为漏斗胸（👁 1-2-67）；双侧肋骨与肋软骨交界处圆形隆起，状如串珠者，称为肋如串珠。此三者均为患儿先天不足或后天失养，肾气不充，骨骼发育异常所致。

（4）乳房肿溃　妇女哺乳期乳房红肿热痛，乳汁不畅，甚则破溃流脓，身发寒热者，为乳痈（👁 1-2-68）。多因肝气不舒，胃热壅滞，或外感邪毒所致。

2. 虚里搏动：虚里一般位于左乳下第4、5肋间，乳头稍下内侧，即心尖搏动处（👁 1-2-69），为宗脉之所聚，正常人不见虚里搏动。若虚里搏动明显，其动应衣，为宗气外泄之征。

（二）望腹部

腹部指躯干正面剑突以下至耻骨以上的部位，属中、下焦，内藏肝、脾、肾、胆、胃、大肠、小肠、膀胱、胞宫等，亦为诸经循行之处。故望腹部可以诊察腹内脏腑的病变和气血的盛衰。

正常人的腹部平坦对称。直立时腹部可稍微隆起，约与胸平齐，仰卧时则稍微凹陷，且青筋不显。望腹部应注意观察腹部的形态表现。

1. 腹部膨隆：仰卧时前腹壁明显高于胸耻连线。若单腹臌胀，四肢消瘦，甚者腹壁青筋暴露，属臌胀病（👁 1-2-70），多为肝郁脾虚，气滞血瘀，水湿内停所致。若腹部胀满，周身浮肿者，属水肿病，为肺、脾、肾三脏功能失调，水邪停聚，泛滥肌肤所致。若腹局部膨隆，则多见于腹内积聚等病，多为气滞血瘀所致，临证需结合按诊进行诊断。

2. 腹部凹陷：仰卧时前腹壁明显低于胸耻连线。腹部凹陷，若见于新病，多为剧烈吐泻，津液大伤；若见于久病，多属脾胃虚弱，气血不足。若腹壁瘦薄，腹皮甲错，腹部深凹着脊，称舟状腹（👁 1-2-71），为脏腑精气耗竭，属病危之象。

（三）望腰背

腰为身体运动枢纽，为肾之府；背以脊柱为主干，为胸中之府。督脉贯脊行于正中，足太阳膀胱经分行挟于腰背两侧，经上有五脏六腑的俞穴，带脉横行环绕腰腹，总束阴阳诸经，皆与腰背密切相关。故望腰背部可以诊察相关脏腑、经络的病变。

正常人腰背部两侧对称，俯仰转侧自如，直立时脊柱居中，颈、腰段稍向前弯曲，胸、骶段稍向后弯曲，无左右侧弯。望腰背部应重点观察脊柱及腰背部有无形态异常及活动受限。

1. 脊柱后弯：脊骨过度后弯，致使前胸塌陷，背部凸起，称为驼背或龟背（👁 1-2-72）。多由肾气亏虚，发育异常，或脊柱疾病，或曲背久坐，矫正失时所致，也可见于老年人。若久病患者背部弯曲，两肩下垂称为"背曲肩随"，为心肺精气衰败之象。

2. 脊柱侧弯：脊柱偏离正中线，向左或右弯曲（👁 1-2-73），常由一侧肌肉萎缩或拘急所致，多伴有疼痛或步态异常。可见于先天肾精亏虚、发育不良，或长期坐姿不良的患儿；也可见于一侧胸部疾病，长期坐姿不当，或腰腿痛等患者。

3. 脊疳：患者极度消瘦，以致脊骨突出似锯（👁 1-2-74），为脏腑精气亏损，脊背失养所致。常见于慢性重病患者。

4. 角弓反张：患者脊背后弯，反折如弓（👁 1-2-75）。兼见颈项强直、四肢抽搐者，常见于脐风、破伤风等病，为肝风内动，筋脉拘急之象。

5. 腰部拘急：腰部疼痛，活动受限，转侧不利。多因寒湿内侵，腰部脉络拘急，或跌仆闪挫，局部气滞血瘀所致。

五、望肢体

望肢体包括望四肢、望指趾、望小儿食指络脉等。应注意观察四肢、手足的外形变化和动态的异常（动态变化可参阅全身望诊中望态的内容），以及小儿食指络脉的形色变化。

（一）望四肢

四肢即上肢与下肢的总称。四肢由皮、脉、筋、骨、肉等组织构成，而皮、脉、筋、骨、肉分别为肺、心、肝、肾、脾所主，又因"脾主四肢"，手足三阴、三阳经行于四肢，故脏腑经络的病变可以反映于四肢。

1. 四肢肿胀：四肢浮肿，按有压痕（👁 1-2-76），为肺、脾、肾功能失常，水湿停留所致，多见于水肿病。

2. 关节肿大：关节肿大伴疼痛，屈伸不利，行动困难，为痹病，为风寒湿邪闭阻经络所致。若关节红肿热痛，屈伸不利，见于热痹，为风湿郁久化热所致。若膝部肿大而腿胫消瘦，形如鹤膝，谓之"鹤膝风"（👁 1-2-77），多为寒湿久留，气血亏虚所致。

3. 关节畸形：正常人肘关节伸直，上臂与前臂之间的外翻角在5°～15°之间，若大于15°，为肘外翻；小于5°，则为肘内翻。直立位两踝并拢，而两膝分离，且向外弓出，称为膝内翻，又称"O"形腿或罗圈腿（👁 1-2-78）；两膝靠拢，两踝分离，两小腿斜向外方，称为膝外翻，或称"X"形腿（👁 1-2-79）。踝关节呈固定内收位，称足内翻；呈固定外展位，称足外翻。皆为先天不足或后天失养，肾气不充、发育不良所致。

4. 青筋暴露：小腿脉络曲张，形似蚯蚓（👁 1-2-80），立位时突起明显，坐卧时可减轻。多为寒湿侵袭，络脉瘀阻，或长时间负重站立、行走所致。

（二）望指趾

1. 脱疽：指或趾皮肤色紫黑，疼痛剧烈，破后成溃疡，奇臭，甚至坏死脱落。多由寒湿、湿毒瘀阻络脉，指趾失养，肉腐筋烂所致。

2. 梭状指：手指关节呈梭状畸形，活动受限（👁 1–2–81）。多由风湿久蕴，筋脉拘挛所致。

3. 杵状指：手指尖膨大呈杵状，或如鼓槌状（👁 1–2–82）。多为久病咳喘，心肺虚损，痰瘀互结所致。

（三）望小儿食指络脉

望小儿食指络脉，又称望小儿指纹，是指观察 3 岁以下小儿浮露于食指掌侧前缘浅表络脉形色变化以诊察病情的方法。

1. 原理：食指掌侧前缘络脉，是手太阴肺经分支而来，与成人寸口脉同属手太阴肺经，故望小儿食指络脉与诊成人寸口脉的原理及意义基本相同。

由于 3 岁以内的小儿寸口脉部短小，切脉时只能"一指定三关"，加之诊脉时小儿不易配合，常易哭闹，影响切脉的真实性。而小儿皮肤薄嫩，食指络脉易于暴露，故常以望小儿食指络脉代替小儿脉诊。

2. 方法：食指络脉的显现与分布，可分为风关、气关、命关三关。食指的掌指横纹至第二节横纹之间，为风关；第二节横纹至第三节横纹之间，为气关；第三节横纹至指末端，为命关（图 1–2–2）。诊察时，让家属抱小儿向光，医生用左手拇指和食指握住小儿食指末端，以右手拇指从命关向气关、风关直推数次，用力适中，使指纹显露，进而观察其形色，以诊察病情（📽 1–2–6）。

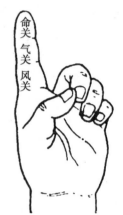

图 1–2–2　小儿食指络三关

3. 正常络脉：正常小儿络脉浅红隐隐，或略带紫色，见于食指掌指前缘横纹附近，其形态多为斜形、单支、粗细适中。另外，小儿的年龄、形体及气候对络脉有一定的影响。一般年幼儿、体瘦儿络脉显露而较长，年长儿、体胖儿络脉不显而略短；天热脉络扩张，指纹增粗、变长，天冷脉络收缩，脉络变细、缩短。

4. 病理络脉：应注意小儿络脉浮沉、色泽、长短、形状等方面的变化，其辨别要领及意义可高度概括为：浮沉分表里，色泽辨病性，淡滞定虚实，三关测轻重。

浮沉：络脉浮而显露，为病位较浅，可见于外感表证，因外邪袭表，正气抗邪，鼓舞气血趋向于表。络脉沉隐不显，为病位较深，可见于内伤里证，因邪气内伏，阻滞气血，难以外达。

色泽：络脉鲜红，多属外感表证；络脉紫红，多属里热证；络脉青色，主疼痛、惊风；络脉紫黑，为血络郁闭，病属重危；络脉色淡，多属脾虚、气血不足等虚证。一般来说，络脉色深暗者多属实证，是邪气亢盛；络脉色浅淡者多属虚证，是正气虚衰。络脉浅淡而纤细，分支不显者，多属虚证、寒证，因气血不足，脉络不充所致。络脉浓滞而增粗，分支显见者，多属实证、热证，因邪正相争，气血壅滞所致。

长短：络脉的长短反映病情的轻重，病情越重，络脉越长。络脉仅显于风关，是邪气入络，邪浅病轻；络脉达于气关，是邪气入经，邪深病重；络脉达于命关，为邪入脏腑，病情严重；络脉透过三关直达指端者，称为透关射甲，病多凶险，预后不佳。

六、望皮肤

皮肤为一身之表，内合于肺，卫气循行其间，有保护机体的作用。脏腑气血通过经络荣养于皮肤。凡感受外邪或脏腑有病，皆可引起皮肤发生异常改变而反映于外。因此，观察皮肤色泽、外形的异常变化对于诊察肺和其他脏腑的疾病有重要意义。

正常人皮肤润泽、皮色微黄透红,柔韧光滑而无肿胀。望皮肤应注意其色泽、形态的变化,以及斑疹、水疱、疮疡等。

(一)望色泽形态

1. 色泽

(1)皮肤发赤　皮肤发红,色如涂丹者,称为丹毒,因发生部位不同,名称有别。发于头面者,称为抱头火丹(1-2-83);发于腰部者,称为蛇串疮(缠腰火丹)(1-2-84);发于小腿者,称为流火(1-2-85);发于全身,游走不定者,称为赤游丹。一般发于上部多由风热化火所致,发于下部多因湿热化火而成,亦有因外伤染毒而致者,在小儿有些则与胎毒有关。

(2)皮肤发黄　全身皮肤及面目、爪甲俱黄者,为黄疸病。若黄色鲜明如橘皮色者,为阳黄,多因湿热熏蒸,胆汁外溢肌肤所致;黄色晦暗如烟熏者,为阴黄,多因寒湿阻遏,胆汁外溢肌肤而发。

(3)皮肤发黑　皮肤色黑而晦暗,多由肾阳虚衰,温运无力,血行不畅引起。皮肤黄黑晦暗,面额色黑(1-2-86),称"黑疸",可由阴黄日久转变而来,也可因劳损伤肾所致。

(4)皮肤白斑　皮肤局部明显变白,斑片大小不等,与正常皮肤边界清楚,不痛不痒,病程缓慢(1-2-87),称为白驳风或白癜风。多因风湿侵袭、气血不荣所致。

2. 外形

(1)皮肤干燥　皮肤干涩,枯槁无华,皱缩无弹性,甚则有皲裂、脱屑(1-2-88)。多为津液已伤,或营血亏虚,肌肤失养所致。

(2)肌肤甲错　皮肤干枯粗糙,状如鱼鳞(1-2-89)。多由血虚、津枯,或瘀血日久,肌肤失养所致。

(二)望斑疹

斑和疹均为全身性疾病表现于皮肤的症状,两者虽可互见并称,但在形成机制、形态特征及临床意义等方面均有不同,应加以区别。

1. 斑:色深红或青紫,点大片状,平摊于皮肤下,压之不褪色,摸之不碍手,称为"斑"。由于病机不同,斑又有阳斑与阴斑之别。

(1)阳斑(1-2-90)　色多红紫,形似锦纹,伴高热、面赤、便秘等实热表现。多由热邪亢盛,内迫营血而发。

(2)阴斑(1-2-91)　色多青紫,隐隐稀少,伴肢凉、面白、脉虚等虚寒表现。多由脾不统血,或阳虚寒凝气血所致。

2. 疹:色红,形如粟粒或豆瓣,高于皮肤,压之褪色,摸之碍手,称为"疹"。常见的有麻疹、风疹、瘾疹等。

(1)麻疹(1-2-92)　色桃红,形如麻粒,高于皮肤,从头面发际开始,延及胸腹四肢,逐渐稠密,后依出序渐消,是儿童常见的传染病。为外感时邪,邪热郁肺,内迫营血,从皮肤血络发出所致。

(2)风疹(1-2-93)　色淡红,细小稀疏,稍稍隆起,瘙痒不甚,是临床常见的一种皮肤疾病。为风热时邪与气血相搏,发于皮肤所致。

(3)瘾疹(1-2-94)　色淡红或淡白色,小如粟粒,大似豆瓣,高于皮上,皮肤瘙痒,搔之融合成片,出没迅速。多因外感风邪或过敏而发于皮肤。

（三）望水疱

皮肤上出现成簇或散在的小水疱,有白㾦、水痘、热气疮、湿疹、蛇串疮等不同类型。

1. 白㾦（👁 1-2-95）:皮肤出现白色小疱疹,晶莹如粟,高出皮肤,擦破流水,多发于颈胸部,四肢偶见,面部不发。多因外感湿热郁于肌表,汗出不彻而发,多见于暑湿、湿温病。

2. 水痘（👁 1-2-96）:小儿皮肤出现粉红色斑丘疹,很快变成椭圆形小水疱,晶莹明亮,浆液稀薄,皮薄易破,分批出现,大小不等。多因外感湿热时邪所致,属儿科常见传染病。

3. 热气疮（👁 1-2-97）:口角、唇边、鼻旁出现成簇粟米大小水疱,灼热痒痛。多因外感风热或肺胃蕴热上熏所致。

4. 湿疹（👁 1-2-98）:周身或局部皮肤先现红斑、瘙痒,迅速形成丘疹、水疱,破后渗液,形成红赤湿润之糜烂面。多因湿热蕴结,复感风邪,郁于肌肤而发。

5. 蛇串疮（👁 1-2-99）:初起皮肤灼热刺痛,继之出现绿豆至黄豆大小水疱,围以红晕,如带状簇生,多发于腰腹与胸胁部。多由肝经湿热熏蒸而发。

（四）望疮疡

疮疡是指发于体表的痈、疽、疔、疖类外科疾病。应注意观察其形色特点,并结合其他兼症,以辨其阴阳、寒热、虚实。

1. 痈（👁 1-2-100）:患部红肿高大,根盘紧束,灼热疼痛。其特点是未脓易消,已脓易溃,脓液稠黏,疮口易敛。属阳证,多为湿热火毒蕴结,气血瘀滞而发。

2. 疽（👁 1-2-101）:患部漫肿无头,皮色不变或晦暗,局部麻木,不热少痛。其特点是未脓难消,已脓难溃,脓汁稀薄,疮口难敛。属阴证,多为气血亏虚,阴寒凝滞而发。

3. 疔（👁 1-2-102）:患处顶白形小如粟,根脚坚硬而深,麻木痒痛,多发于颜面手足。其特点是邪毒深重,易于扩散。多因外感风热或内生火毒,阻于皮肤,留于经络而发。

4. 疖（👁 1-2-103）:患部形小而圆,发于皮表,红肿热痛不甚,出脓即愈。其特点是病位浅表,症状轻微。多因外感热毒或湿热内蕴而发。

七、望下窍

下窍即前阴和后阴。前阴包括外生殖器和尿窍,后阴指肛门。前阴为肾所司,宗脉所聚,太阴、阳明经所会。肝胆经脉络于阴器,精窍通于肾,尿窍通于膀胱,阴户通于胞宫并与冲任相关,故前阴病变与肾、膀胱、肝、胆诸脏腑关系密切。后阴又称魄门,为排便之门户。肾司二阴,脾主运化,升提内脏,大肠主传导,故后阴病变与脾、胃、肠、肾密切相关。

（一）望前阴

对于男性前阴,应观察阴茎、阴囊和睾丸是否正常,有无硬结、肿胀、溃疡和其他异常的形色改变;对女性前阴的诊察要有明确的适应证,由妇科医生负责检查,男医生需在女护士陪同下进行检查。前阴常见的异常改变如下。

1. 阴肿:阴囊或阴户肿胀。阴囊肿胀,多为疝病。若阴囊肿胀而透明,称水疝,乃因水湿停聚而成。阴囊有物而肿大,卧则入腹,立则入囊,称为狐疝,多因肝郁、寒凝、湿热、气虚或久立远行所致。阴户肿胀而无红肿痒痛,多为全身水肿的局部表现,见于较为严重的水肿病。阴囊或阴户红肿热痛,则多为肝经湿热下注所致。

2. 阴缩：男子阴茎、阴囊内缩及妇女阴户收缩。多因寒凝肝脉或热入厥阴所致。

3. 阴挺：妇女阴户中有物突出如梨状。多由脾虚气陷和产子劳伤所致。

4. 阴疮：前阴部生疮，或有硬结溃破腐烂，时流脓血水。多因肝经湿热下注或房事不洁，感受梅毒所致。

5. 阴囊湿疹：阴囊瘙痒，湿烂发红，黄水浸淫，灼热疼痛，称为肾囊风，为湿热蕴结所致。日久阴囊皮肤粗糙变厚，或有鳞屑，为湿热伤阴化燥所致。

（二）望后阴

诊察后阴时，嘱患者侧卧位，双腿尽量前屈靠近腹部，使肛门充分暴露。检查者用双手将患者臀部分开，方可进行观察。注意观察肛门部位有无红肿、痔、肛裂、瘘管及其他病变。

1. 肛痈：肛门周围局部皮肉红肿高起，状如桃李，灼热疼痛明显，甚至破溃流脓。多因湿热下注或外感热毒而发。

2. 肛裂：肛门皮肤与肛管黏膜有狭长裂伤，排便时疼痛出血。多因热结肠燥或阴津不足，大便燥结坚硬，努力排便而撑裂。

3. 痔：肛门内外生有紫红色柔软小肉，突起如峙者，称为痔核，俗名痔疮。生于肛门齿线以内者为内痔（👁 1-2-104），生于肛门齿线以外者为外痔（👁 1-2-105），内外皆有者为混合痔（👁 1-2-106）。多由肠中湿热蕴结或血热肠燥，或久坐、负重、便秘等，使肛门部血络瘀滞所致。

4. 肛瘘：肛痈或痔，溃破后久不敛口，逐渐形成瘘管。瘘管长短不一，或通入直肠，或开口于肛周，局部痒痛，脓水淋漓，缠绵难愈。乃由肠内湿、热、风、燥四气相合而成。

5. 脱肛（👁 1-2-107）：直肠或直肠黏膜组织脱出肛外，轻者大便时脱出，便后缩回，重者脱出后不能自回，需用手慢慢推还。多由脾虚中气下陷所致。

第三节　望 排 出 物

望排出物是指通过观察患者排泄物和分泌物的形、色、质、量变化来诊察疾病的方法。

一、望排出物的原理和意义

排出物是人体脏腑生理、病理活动的产物。排出物形、色、质、量的变化能客观、形象地反映人体各脏腑的功能变化，因此望排出物可以推断疾病的部位、性质、病因病机和疾病的预后转归。

排出物是排泄物和分泌物的总称，排泄物是指人体排出于体外的代谢产物，如二便、月经等；分泌物指官窍所分泌的液体，具有濡润官窍，保持其正常生理功能的作用，如泪、涕、涎等。在病理情况下，分泌物量增加，也可成为排出体外的排泄物，故两者统称为排出物。此外，人体在疾病状态时所产生的一些病理产物（如痰饮、呕吐物等）也属排出物范畴。

古代医家对排出物的观察早有记载和研究。《素问·至真要大论》篇曰："诸病水液，澄澈清冷，皆属于寒""诸转反戾，水液浑浊，皆属于热"，即是以排出物性状判断病证的寒热属性。

一般认为，排出物色白或无色，质地稀薄，多为寒证、虚证，此为阳气不足，运化无力或寒邪凝滞，水湿不化所致；若排出物色黄赤，质地黏稠，多属热证、实证，此为邪热煎熬津液所致。

二、望排出物的内容

(一)望涎

涎是从口腔流出的清稀微黏液体。

涎为脾之液,由口腔分泌,具有濡润口腔、协助进食和促进消化的作用。口中涎多清稀,多见于脾胃虚寒,因脾胃阳虚,气不摄津所致。口角流涎不止,是中风后遗症或风中络脉所致。小儿口角流涎,涎渍颐下,称"滞颐",多为脾虚不能摄津所致,亦可见于胃热虫积或消化不良。睡中流涎,口中黏腻者,多为脾胃湿热或宿食内停所致。

(二)望涕

涕是鼻腔分泌的黏液。

涕为肺液,鼻塞流清涕是外感风寒,鼻流浊涕是外感风热,或风寒之邪入里化热。若鼻流稠涕似脓,量多不止,如泉淌水,或伴有腥臭味,谓"鼻渊",古称"脑漏""脑砂""脑泻"等,多为胆腑郁热,或肺经风热,或脾胃湿热。

(三)望痰饮

痰饮是体内水液代谢失常所形成的病理产物。肺为储痰之器,脾为生痰之源,肾为生痰之根,观察痰的形、色、质、量的变化可以了解肺、脾、肾三脏的功能状态、病邪的性质。

浊而稠者为痰,清而稀者为饮,都属有形之痰饮。

痰黄黏稠,胶着成块,凝滞喉间者,多属热痰(👁 1-3-1),多因热邪犯肺,炼津成痰所致。痰饮色白清稀,兼形寒肢冷者,属寒痰(👁 1-3-2),因寒伤阳气,气不化津,湿聚为痰所致。痰白滑而量多,易咯出者,属湿痰(👁 1-3-3),因脾虚失运,水湿不化,聚而成痰所致。痰少而黏,难于咯出者,属燥痰,因燥邪犯肺,耗伤肺津,或肺阴亏虚,清肃失职所致。痰中带血,色鲜红(👁 1-3-4)者,为火热灼伤肺络所致。咯吐脓血腥臭痰,或脓痰如米粥(👁 1-3-5)者,属肺痈,因热毒蕴肺,肉腐成脓所致。若咳吐粉红色泡沫样痰(👁 1-3-6),多为阳虚水泛,水饮凌心射肺所致。

(四)望呕吐物

呕吐是胃中之物上溢于口中,排出体外。

呕吐多为胃气上逆所致。通过观察呕吐物形、色、质、量的变化,有助于了解胃气上逆的病因和病性。

呕吐物清稀无酸臭,为寒呕,多因脾胃虚寒,腐熟无力,或寒邪犯胃,水饮内停,胃失和降,气机上逆所致。呕吐物秽浊有酸臭味,多属热呕,因邪热犯胃,或肝经郁火,胃失和降所致。呕吐物酸腐夹杂不消化食物,多属食积,因暴饮暴食,食滞胃脘,胃气上逆所致。呕吐清水痰涎,胃有振水声,口干不欲饮者,为痰饮,因脾失健运,水饮内停,胃失和降所致。呕吐黄绿苦水,多属肝胆湿热,因肝气横逆犯胃,热迫胆汁上溢所致。呕吐鲜血,夹有食物残渣者,多因胃中积热或肝火犯胃,热伤胃络,络破血溢所致。呕吐紫暗血块,多因胃腑血瘀,血不归经所致。

(五)望二便

大便为水谷的代谢产物排出体外,小便为津液的代谢产物排出体外。

大便的形成与脾胃的运化,肝胆的疏泄,肺气的宣降,命门的温煦功能密切相关,其排泄与肠道气机及津液盈亏有直接关系,所以审察大便的异常变化,可以了解脾胃功能和肝肾的病变,以及病性的寒热虚实。

小便的形成与肺的通调水道,脾的运化水湿,三焦的运行水液功能密切相关,其排泄与肾和膀胱的气化有直接关系,所以通过观察小便的异常变化,可以了解水液代谢的异常,体内津液的盈亏,肺、脾、肾、膀胱、三焦的病变,以及病性的寒热虚实。

1. 望大便:正常人的大便色黄,呈圆柱状或条状。若大便干结,面赤肤热者,多属热盛伤津。若大便干燥硬结,甚至如羊屎,且临厕努挣,排出艰难,为肠道津亏,多因热盛伤津,大肠液亏,或脾胃虚弱,传化不行所致。若大便稀散不成形,或完谷不化,或如鸭溏者,属寒湿困脾,或脾胃气虚,大肠传导失职。若大便色黄如糜,有恶臭者,属湿热内蕴,传导失常所致。若大便如脓涕,色白或红,兼见腹痛肛灼,里急后重者,为湿热痢疾。若大便色白如陶土,溏结不调,身目发黄者,为黄疸,可因寒湿阻滞或湿热内蕴,胆汁外溢所致。大便色绿,稀软如糜,多见于婴幼儿,是消化不良所致。

大便下血,如先血后便,血色鲜红,黏附于粪便表面,为近血,为热灼肠络,或痔、肛裂出血;若先便后血,血色褐暗,为远血,为升结肠及其以上部位出血。若大便色黑而光亮,状如柏油,兼面色无华,或脘腹隐痛者,为胃络出血,可见于脾胃虚弱,不能摄血或内有瘀血所致。但是,进食动物血、猪肝、铁剂等也可使粪便变黑,应注意鉴别。

2. 望小便:正常人的小便色清而淡黄,无混浊和沉淀。若小便清长量多,伴形寒肢冷,多属寒证,为感受寒邪,水不气化所致,或肾阳虚,气化无力,气不化津,水津下趋,膀胱虚衰所致。若小便短黄量少,多属热证,为热邪内盛,煎熬津液,或阴液不足,虚火蕴蓄膀胱所致。若尿色发红,肉眼可见血尿,随着尿色由淡红、鲜红直至尿中夹有血块,为病情由浅入深的过程,可为热迫血溢或阴虚火旺,营血妄行所致。若尿有砂石,尿赤涩痛,时时中断,为石淋,因湿热内蕴,煎熬尿中杂质,结为砂石所致。若尿色白,浑浊如米泔水,或滑腻如脂膏,为尿浊、膏淋,多为脾肾虚弱,脾虚不能统摄升清,肾虚不得藏精,清浊相混,精微下流所致。但是,进食较多红心火龙果也可使尿色变红,应注意鉴别。

（六）望经带

1. 望月经:月经是肾精充盈妇女特有的一种生理现象,月经的形成与肾、肝、脾、胞宫、冲任二脉及气血等关系十分密切,故询问月经的有关情况,可以诊察相关脏腑的功能状况及气血的盛衰。

正常月经色正红,经质不稀不稠,不夹杂血块。若经色淡红质稀,多为血不充盈,或气虚火衰,不能化血为赤,属虚证。若经色深红质稠,为血热内炽,属实证。若经色紫暗有块,兼小腹冷痛为寒凝血瘀。

2. 望带下:在正常情况下,妇女阴道内应有少量乳白色、无臭、质地较黏的分泌物,有濡润阴道的作用。若分泌物过多或缠绵不绝,则为病理性带下,望带下应注意量、色、质的异常。

（1）白带 带下量多色白或清稀,淋漓不绝,如涕如唾,多为脾肾阳虚,寒湿下注所致。

（2）黄带 带下色黄如脓,黏稠臭秽,多属湿热下注,常伴外阴瘙痒等症。

（3）赤白带 白带中混有血液,赤白杂见,多为肝经郁热或湿热下注所致。若杂色互见,恶臭难闻者,应注意是否为生殖器官恶性肿瘤。

第四节 舌 诊

舌诊是通过观察舌质和舌苔的变化,了解机体生理功能和病理变化的诊察方法,是望诊的重要内容,是中医诊法的特色之一。舌诊具有悠久的历史,早在《内经》中就有关于望舌诊病的记载,如《素问·刺热》曰:"肺热病者,先淅然厥,起毫毛,恶风寒,舌上黄,身热。"指出表邪传里,肺胃热盛,舌苔变黄的转化规律。汉代张仲景《伤寒杂病论》将舌诊作为中医辨证论治法则的一个组成部分。元代舌诊专著《敖氏伤寒金镜录》载舌象图36幅,结合临床,进行病机分析,并确定方药及推测预后。明清时代温病学派兴起,对辨舌验齿尤为重视,在研究温热病的过程中,总结出一套"温病察舌"的方法,对温病的辨证论治起到了重要的指导作用。如清代周学海《形色外诊简摩》曰:"至于苔,乃胃气之所熏蒸,五脏皆禀气于胃,故可借以诊五脏之寒热虚实也。"清代杨云峰《临证验舌法》云:"即凡内外杂症,亦无一不呈其形,著其色于舌。"由于舌与脏腑气血津液关系十分密切,其变化与体内的各种变化相应,所以舌象是反映人体生理、病理变化的非常灵敏的"窗口",也有人将舌象比作反映内脏变化的"镜子"。临床实践证明,凡体质禀赋的强弱、正气的盛衰、病情的浅深、预后的吉凶均能客观地从舌象上反映出来,为医生临床诊断提供重要依据。

最近30余年来,许多中医、中西医结合及其他学科的研究人员利用现代科学技术手段对舌象进行了广泛的研究,如舌象的形态学研究、分子生物学研究及信息学研究等,发现舌质、舌苔的形成和变化与人体生理功能和病理变化密切相关。

一、舌的形态结构

舌为肌性器官,由黏膜和舌肌组成。其主要功能与味觉、发音、搅拌食物、协助吞咽有关。

中医诊舌的部位主要是舌体,舌体的上面称舌背,下面称舌底。舌体的前端称为舌尖,舌体的中部称为舌中,舌体的后部、人字形界沟之前称为舌根,舌两边称为舌边。舌体的正中有一条纵形沟纹,称为舌正中沟。当舌上卷时,可看到舌底。舌底正中有一条纵行皱褶为舌系带。系带终点两侧各有一个小圆形突起,叫舌下阜,有腺管开口于此,左侧的称为金津,右侧的称为玉液,是胃津、肾液上潮的孔道(图1-4-1)。

舌面覆盖一层半透明的黏膜,黏膜皱褶成许多细小突起,称为舌乳头。根据舌乳头形态不同,分为丝状乳头、菌状乳头、轮廓乳头和叶状乳头四种。

丝状乳头和菌状乳头与舌象形成有着密切联系。丝状乳头数目最多,分布在舌尖、舌体和舌边,呈圆锥状,脱落细胞、食物残渣、细菌、黏液等填充其间隙,形成白色苔状物,称为舌苔。菌状乳头数目较少,上部圆钝如球,根部细小,呈蘑菇状。菌状乳头主要分布在舌尖和舌边,其余散布于丝状乳头之间。菌状乳头的形态、色泽改变是舌质变化的主要因素。

二、望舌的原理

舌与脏腑经络、气血津液有着密切的联系。

（一）舌与脏腑经络的关系（■ 1-4-2）

舌为心之苗，手少阴心经之别系舌本。通过望舌色，可以了解人体气血的运行情况，从而反映"心主血脉"的功能。此外，舌体运动是否灵活自如，语言是否清晰，在一定程度上又能反映"心藏神"的功能。《灵枢·脉度》还指出："心气通于舌，心和则舌能知五味矣。"说明舌的味觉与心的功能有关。

舌为脾之外候，足太阴脾经连舌本，散舌下。舌居口中，司味觉，《灵枢·脉度》说："脾气通于口，脾和则口能知五谷矣。"故中医有脾开窍于口之说。中医学还认为，舌苔是由胃气蒸化谷气上承于舌面而生成，与脾胃运化功能相应；舌体赖气血充养。所以舌象能反映脾胃功能的盛衰，是全身营养和代谢功能的反映，与脾主运化，化生气血的功能直接有关。

肾藏精，足少阴肾经挟舌本；肝藏血、主筋，其经脉络于舌本；肺系上达咽喉，与舌根相连。其他脏腑组织，通过经络直接或间接同舌产生联系，从而使舌象成为反映机体功能状况的镜子，一旦体内发生病变，就会出现舌象变化，即舌为五脏六腑之外候，所以通过观察舌象的各种变化，可以测知体内脏腑的病变。

脏腑病变反映于舌面，具有一定的分布规律。根据历代医籍记载，比较一致的说法是：舌质候五脏病变，侧重血分；舌苔候六腑病变，侧重气分。舌尖多反映上焦心肺病变，舌中部多反映中焦脾胃病变，舌根部多反映下焦肾的病变，舌两侧多反映肝胆的病变（图1-4-1）。据临床观察，如心火上炎，多出现舌尖红赤或破碎；肝胆气滞血瘀，常见舌的两侧出现紫色斑点或舌边青紫；脾胃运化失常，湿浊、痰饮、食滞停积中焦，多见舌中厚腻苔；久病及肾，肾精不足，可见舌根苔剥等，提示某些脏腑病变在舌象变化上有一定的规律，但并非绝对，因此，还需结合其他症状加以分析辨别。

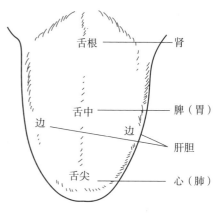

图1-4-1 舌诊脏腑部位分属

（二）舌与气血津液的关系

舌为血脉丰富的肌性组织，有赖气血的濡养和津液的滋润。舌体的形质、舌色与气血的盈亏和运行状态有关；舌苔和舌体的润燥与津液的多少有关。舌下阜部有唾液腺腺体的开口，中医认为唾为肾液、涎为脾液，为津液的一部分，其生成、输布离不开脏腑功能的作用，尤其与肾、脾胃等脏腑功能密切相关，所以通过观察舌体的润燥，可以判断体内津液的盈亏及病邪性质的寒热。

三、望舌的方法与注意事项

舌诊以望诊为主，还可以结合闻诊、问诊和揩刮等方法进行全面诊察。

（一）望舌的体位和伸舌姿势

望舌时患者可采取坐位或仰卧位，但必须使舌面光线明亮，便于观察。伸舌时必须自然地将舌伸出口外，舌体放松，舌面平展，舌尖略向下，尽量张口使舌体充分暴露（■ 1-4-3）。

（二）望舌的方法

望舌的顺序是先看舌尖，再察舌中、舌侧，最后看舌根部。先看舌体的色质，再看舌苔。在望舌过程中,既要迅速敏捷,又要全面准确。尽量减少患者的伸舌时间。

必要时还应配合其他方法,如刮舌验苔的方法进行舌诊。刮舌可用消毒压舌板的边缘,以适中的力度,在舌面上由后向前刮三五次;如需揩舌,则用消毒纱布裹于手指上,蘸少许生理盐水在舌面上揩抹数次。这两种方法可用于鉴别舌苔有根无根,以及是否有染苔情况。若刮之不脱或刮而留污质,多为里有实邪;刮之易去,舌体明净光滑则多属虚证。

此外,还要询问味觉的情况,舌体有无麻木、疼痛、灼辣等异样感觉。

(三)望舌的注意事项

舌诊是临床诊断疾病的一项重要依据,为了使舌诊所获得的信息准确可靠,必须注意排除各种操作因素所造成的虚假舌象。

1. 光线影响:望舌以白天充足、柔和的自然光线为佳,光线要直接照射到舌面,避免面对有色的光线。光照的强弱与色调会影响正确的判断。如光线过暗,可使舌色暗滞;日光灯下,舌色多偏紫;白炽灯下,舌苔偏黄色。周围有色物体的反射光,也会使舌色发生相应的改变。

2. 饮食或药物影响:饮食和某些药物可以使舌象发生变化。如进食后,由于口腔咀嚼的摩擦、自洁作用,舌苔由厚变薄;多喝水可使舌苔由燥变润;进食辛热食物,舌色偏红;多吃糖果、甜腻食物,或服用大量镇静剂后,可使舌苔厚腻;长期服用某些抗生素,可产生黑腻苔或霉腐苔。

某些食物或药物可以使舌苔着色,称为染苔。如饮用牛乳、豆浆等可使舌苔变白、变厚(👁 1-4-1);进食蛋黄、橘子、维生素 B_2 等可将舌苔染成黄色(👁 1-4-2);各种黑褐色食物、药物,或吃橄榄、酸梅、长期吸烟等可使舌苔染成灰色、黑色(👁 1-4-3)。染苔可在短时间内自然褪去,或经揩舌除去,一般多不均匀地附着于舌面,与病情亦不相符。如发现疑问,可询问患者的饮食、服药情况,或用揩舌的方法予以鉴别。

3. 口腔环境对舌象的影响:牙齿残缺可造成同侧舌苔偏厚,镶牙可以使舌边留下齿印,张口呼吸可以使舌苔变干等,这些因素引起的舌象异常均不作疾病征象论,应加以仔细鉴别,避免误诊。

四、正常舌象及其生理变异

(一)正常舌象

正常舌象的特征是:舌色淡红鲜明,舌质滋润,舌体柔软灵活;舌苔均匀薄白而润。简称"淡红舌,薄白苔"(👁 1-4-4)。

正常舌象的形成原理,文献记载的论述颇多,如《舌鉴总论》说:"舌乃心苗,心属火,其色赤,心居肺内,肺属金,其色白,故当舌地淡红,舌苔微白。"《伤寒论本旨·辨舌苔》说:"舌苔由胃中生气所现,而胃气由心脾发生,故无病之人,常有薄苔,是胃中之生气,如地上之微草也。"《辨舌指南·辨舌质生苔之原理》说:"舌之苔,胃蒸脾湿上潮而生。"说明舌象的形成与心、肺、脾、胃等脏腑功能有关。正常舌象提示脏腑机能正常、气血津液充盈、胃气旺盛。

(二)舌象的生理变异

正常的舌象受内外环境影响,可以产生生理变异。

1. 年龄因素:年龄是舌象生理变异的重要因素之一。如儿童阴阳稚弱,脾胃功能尚薄,生长发育很快,往往处于代谢旺盛而营养相对不足的状态,所以舌质多淡嫩,舌苔偏少易剥;老年人精气渐衰,脏腑功能减退,气血运行迟缓,舌色较暗红或多现裂纹,在临床上应结合具体情况予以辨别。

2. 性别因素：临床调查资料表明，舌象一般与性别无明显关系。但是女性因生理特点，在月经期可以出现菌状乳头充血而舌质偏红，或舌尖边点刺增大，月经过后可以恢复正常。

3. 体质、禀赋因素：由于先天禀赋的不同，每个人的体质也不尽相同，舌象可以因此而有差异。临床常见肥胖之人舌多胖大而质淡，消瘦之人舌体偏瘦而舌色偏红。

此外，尚有先天性裂纹舌、齿痕舌、地图舌等，多见于禀赋不足，体质较弱者，这类人虽长期无明显临床症状，但可以表现出对某些病邪的易感性，或某些疾病的好发性。

4. 气候因素：由于季节与地域的不同，气候随之变化，舌象也会发生相应的改变，反映了人的生理活动与自然息息相关的天人相应的思想。

在季节方面，夏季暑湿盛行，舌苔多厚，色偏黄；秋季燥气当令，舌多偏干；冬季严寒，舌多湿润。在地域方面，我国东南地区偏热、偏湿，西北及东北地区偏寒、偏燥，舌象也会相应发生一定的变异。

此外，因为舌象能灵敏地反映机体内部的病变，舌象变化可早于自觉症状而出现，正常人出现异常舌象，除了上述生理因素外，有一部分可能是疾病前期的征象。因此，还须把真正的生理变异与病变前期的病态舌象区分开来。一般说来，异常舌象长期不变，无任何不适症状出现，属于生理变异所致，否则应考虑是疾病的前期病变，可以通过问诊加以区别，必要时应进行随访后再做出判断。

五、舌诊的内容

舌诊主要观察舌质和舌苔两个方面的变化。舌质是指舌的肌肉脉络组织，为脏腑气血之所荣。望舌质包括望舌的神、色、形、态及舌下络脉，以候脏腑虚实，气血盛衰及运行情况。望舌苔包括诊察苔质和苔色情况，以分析病邪的深浅，邪正的消长。望舌时，必须综合分析舌质和舌苔，才能对病情有较全面的了解。

（一）望舌质

舌质，即舌的本体，故又称舌体。望舌质主要观察舌神、舌色、舌形、舌态及舌下络脉几个部分。

1. 舌神

（1）荣舌（☞ 1-4-5）

【舌象特征】舌色红活、润泽，运动灵敏自如。

【临床意义】荣舌是谓有神，虽病亦属善候。

【机制分析】荣舌主要反映津液充足，气血充盈，精神健旺。

（2）枯舌（☞ 1-4-6）

【舌象特征】舌色干枯而晦暗无光、死板而毫无生气，运动失灵敏。

【临床意义】枯舌是谓无神，属凶险恶候。

【机制分析】枯舌主要反映津液匮乏，气血大亏，精神衰败。

2. 舌色：即舌体的颜色。一般分为淡红、淡白、红、绛和青紫几种。

（1）淡红舌（☞ 1-4-7）

【舌象特征】舌体颜色淡红润泽，白中透红。

【临床意义】淡红舌为气血调和的征象，常见于正常人。疾病时见之多属病轻。

【机制分析】淡红舌主要反映心之气血充足，胃气旺盛的生理状态。舌色与肤色的形成原理相似,红为血之色,明润光泽为胃气之华。

外感病初起,病情轻浅,尚未伤及气血及内脏时,舌色仍可保持正常而呈淡红;内伤疾病时见之,提示阴阳平和,气血充盈,多属病轻,或为疾病转愈之象。

(2)淡白舌

【舌象特征】舌色比正常浅淡,白色偏多,红色偏少,称为淡白舌。如舌体色白,全无血色,则称为枯白舌。

【临床意义】主气血两虚、阳虚。枯白舌主脱血夺气。

【机制分析】气血亏虚,血不荣舌,或阳气虚衰,运血无力,无以推动血液上充于舌,致舌色浅淡。阳虚则内寒,经脉收引,使舌的血行减少,也可见舌淡。若舌色淡而舌体瘦薄（👁1-4-8),属气血两虚;若淡白湿润,舌体胖嫩（👁1-4-9),多属阳虚水停。精血耗竭、脱血夺气、舌失充养,故见舌枯白无华（👁1-4-10),提示病情危重。

(3)红舌

【舌象特征】舌色较正常舌色红,呈鲜红者,称为红舌。

【临床意义】主实热、阴虚内热。

【机制分析】血得热则行,热使血管扩张、血行加速,热使气血沸涌,致使舌体脉络充盈而舌色鲜红;或阴虚水涸,虚火上炎于舌络而舌红。舌色稍红或仅见舌边尖红（👁1-4-11),多提示外感表热证初起。舌尖红赤破碎,多为心火上炎（👁1-4-12)。舌两边红赤,多为肝经热盛。舌色红而有苔者,多属实热证（👁1-4-13);舌色鲜红少苔或有裂纹、舌体瘦小,多为虚热证（👁1-4-14)。

(4)绛舌

【舌象特征】较红舌更深或略带暗红色者,谓之绛舌。

【临床意义】主里热亢盛、阴虚火旺。

【机制分析】绛舌多由红舌进一步发展而成。其形成原因一是邪热亢盛,气血沸涌,舌部血络充盈;二是热入营血,耗伤营阴,血液浓缩,血热充斥于舌;三是阴虚水涸,虚火上炎于舌络。所以,绛舌比红舌的病情深重。

舌色红绛而有苔者（👁1-4-15),多由外感热病,热入营血,或内伤杂病,脏腑阳热偏盛所致,属实热证;舌色红绛而少苔或无苔者（👁1-4-16),提示胃、肾阴伤,多由热病后期,阴液受损,或久病阴虚火旺所致,属虚热证。

(5)青紫舌

【舌象特征】全舌呈均匀青色或紫色,或局部现青紫色斑点,均称青紫舌。青紫舌可有多种表现,舌淡而泛现青紫色,则为淡青紫舌;红绛舌泛现青紫色,则为紫红或绛紫舌;舌上局部出现青紫色斑点,大小不一,不高于舌面,称为"瘀斑舌"或"瘀点舌"。

【临床意义】主气血运行不畅。

【机制分析】青紫舌是气血运行不畅所致。全舌青紫,表明瘀血较重,多是全身性瘀血所致;舌有紫色斑点者,瘀血程度较轻,多见于瘀血阻滞局部,或局部脉络损伤。

紫舌色的深浅与寒热性质有关。舌色淡紫或紫暗而湿润（👁1-4-17),多见于阳虚阴盛之证,提示阴寒内盛,阳气不宣,气血不畅,血脉瘀滞;舌色青为寒凝血瘀之重证,提示阴寒内盛,阳气受遏,血行凝泣。舌色紫暗或绛紫舌而干枯少津（👁1-4-18),舌苔少而干,多见于热证,提示热毒炽盛,深入营血,营阴受灼,气血不畅。舌色泛现青紫或出现瘀斑（👁1-4-19)是由肺失宣肃,或肝气不疏、血行不畅,或气虚无以推动血行而致。

此外尚有暴力外伤,损伤血络,血液溢出而致舌现斑点,舌色可无明显异常。舌色紫暗或舌上有斑点,多为瘀血内阻所致。

3. 舌形:舌体的形质包括老嫩、胖瘦、点刺、裂纹和齿痕等方面。

（1）老、嫩

【舌象特征】舌质纹理粗糙或皱缩,舌体坚敛苍老,舌色较暗者为老舌;舌质纹理细腻,舌体浮胖娇嫩,舌色浅淡者为嫩舌。

【临床意义】老舌多见于实证,嫩舌多见于虚证。

【机制分析】舌质老嫩是形质的综合表现。老和嫩是疾病虚实的标志之一。邪气亢盛,充斥体内,正气未衰,邪气壅滞于舌,故见舌质苍老（ 1-4-20）。气血不足,无以上充于舌,或阳气亏虚,运血无力,则舌嫩色淡白（ 1-4-21）。精血不足,则舌嫩红少苔。

（2）胖、瘦

【舌象特征】舌体比正常舌大而厚,伸舌满口,称为胖大舌。舌体胀大满嘴,舌色鲜红或青紫,甚则舌肿胀而不能收缩回口中,称为肿胀舌。舌体比正常舌瘦小而薄,称为瘦薄舌。

【临床意义】胖大舌多主水湿内停,肿胀舌主心脾热盛、外感湿热。瘦薄舌主气血不足、阴虚火旺。

【机制分析】胖大舌多因脾肾阳虚,气化失常,津液输布障碍,体内水湿停滞所致。舌色淡白,舌体胖大者（ 1-4-22）多为气虚、阳虚。舌胀大而色红者多为里热。舌肿胀色红绛,多见于心脾热盛,热毒上壅。瘦薄舌总由气血阴液不足,舌失濡养所致。舌体瘦薄,舌色淡白者（ 1-4-23）,多见于久病气血两虚,血不上荣;舌体瘦薄,舌色红绛,舌干少苔或无苔（ 1-4-24）,多见于阴虚火旺,阴液亏虚无以滋养舌体,阴液不能上承。此外,先天性舌血管瘤患者,可见舌的局部肿胀色紫,属于血络瘀阻的局部病变,多无全身辨证意义。

（3）点、刺（ 1-4-25）

【舌象特征】点,是指突起于舌面的红色或紫红色的星点,大者称星,小者称点。色红者称红星舌或红点舌,色白者称白星舌。刺,是指菌状乳头增大、高突,并形成尖峰,形如芒刺,抚之棘手的舌,称为芒刺舌。点和刺相似,可以并见,故合称点刺舌。点刺舌最多见于舌尖部。

【临床意义】提示脏腑阳热亢盛,或为血分热盛等。根据点刺所在部位,一般可以推测热在何脏,如舌尖生点刺,多为心火亢盛;舌中生点刺,多为胃肠热盛;舌两边生点刺为肝胆火热等。

【机制分析】点刺是指菌状乳头肿胀或高突的病理特征。点,是菌状乳头体积增大,数目增多,乳头内充血水肿,甚至形成尖峰,形如芒刺,多为邪热内蕴、充斥舌络。点刺数目的多少与邪热程度有关,点刺越多,邪热越盛。观察点刺的颜色,可以估计气血运行情况及疾病的程度。如点刺鲜红为血热内盛,或阴虚火旺;点刺色绛紫为热盛而气血壅滞。

（4）裂纹

【舌象特征】舌面上出现各种形状的裂纹、裂沟,深浅不一,多少不等,统称为裂纹舌。裂纹可呈现"人""I""井"等形状,严重者可呈脑回状、卵石状,或如刀割、剪碎样。

【临床意义】多见于精血亏虚,或阴虚火旺,或脾虚气弱者。

【机制分析】裂纹舌多由舌体失养,舌面乳头萎缩或组织皲裂所致,是全身营养不良的一种表现。舌色淡白而裂者,是血虚之候,多为血虚血不上荣于舌所致;舌色红绛而裂（ 1-4-26）,

则由热盛伤津,或阴虚火旺,阴津耗损,舌失濡养所致;舌色淡白胖嫩边有齿痕,又兼见裂纹多为脾虚气弱,舌体失养所致。

裂纹或裂沟中无舌苔覆盖者,多属病理性变化;如沟裂中有舌苔覆盖,则多见于先天性裂纹。

（5）齿痕

【舌象特征】舌边缘有牙齿压迫的痕迹,多伴舌体胖大。

【临床意义】主脾虚、水湿内盛。

【机制分析】舌边有齿痕,多因舌体胖大受牙齿挤压所致,故多与胖大舌同见。舌体不胖大而出现齿痕,是舌质娇嫩的齿痕舌。舌淡胖大而润,舌边有齿痕（👁1-4-27）,多由寒湿壅盛体内,或阳虚水湿内停而致;舌色淡红,舌边有齿痕（👁1-4-28）,常见于脾虚、气虚;若舌红肿胀满口,舌边有齿痕,为湿热痰浊内蕴。

此外,有先天性齿痕舌者,多见舌体不大,舌淡红而嫩,边有轻微齿痕;病变中见之表明病情较轻,常见于小儿及气血不足患者。

4. 舌态:指舌体的动态。舌体活动灵便,伸缩自如,为正常舌态,提示气血充盛,经脉通调,脏腑健旺。常见的病理舌态有舌体痿软、强硬、歪斜、颤动、吐弄和短缩等。

（1）痿软舌

【舌象特征】舌体软弱无力,不能随意伸缩回旋。

【临床意义】多为伤阴或气血俱虚。

【机制分析】痿软舌多因气血亏虚、阴液损伤,无以濡养舌肌与舌脉。舌痿软而红绛少苔（🔲1-4-4）,多见于外感热病后期,邪热伤阴,或内伤久病,阴虚火旺。舌痿软而舌色枯白无华（🔲1-4-5）,多属于气血俱虚,因久病气血虚衰,舌体失养所致。新病舌干红而痿,主热病津伤;舌红干而渐痿者,是肝肾阴亏已极之象。

（2）强硬舌

【舌象特征】舌失柔和,屈伸不利,或板硬强直,不能转动。

【临床意义】多见于热入心包,或为高热伤津,或为风痰阻络。

【机制分析】《千金要方》指出:"舌强不能言,病在脏腑。"说明舌强硬一般不是局部病变,而是关系到内脏的病变。强硬舌可见于外感热病,热入心包,心神受扰,舌无所主;或高热伤津,筋脉失养,舌体失柔所致;或肝风挟痰,致风痰阻络,肝阳上亢,筋脉失养,而致舌体强硬不能转动。舌强硬而舌色红绛少津,多见于热盛之证;舌体强硬而舌苔厚腻（🔲1-4-6）,多见于风痰阻络;突然舌强语謇涩,伴有肢体麻木、眩晕者,多为中风先兆。

（3）歪斜舌

【舌象特征】伸舌时舌体偏向一侧,或左或右,称为歪斜舌。一般舌歪在前半部明显。

【临床意义】歪斜舌多见于中风、暗痱或中风先兆。

【机制分析】歪斜舌（👁1-4-29）多由肝风内动,夹痰夹瘀,或痰瘀阻滞一侧舌部经络,而致舌收缩无力,不能伸出,故常见病侧舌肌弛缓,健侧舌肌如常,伸舌时舌体向健侧歪斜。

（4）颤动舌

【舌象特征】舌体不自主地颤动,称为舌颤动。轻者仅于伸舌时颤动;重者不伸舌时亦抖颤难宁。

【临床意义】为肝风内动之象。

【机制分析】舌颤动是动风的表现之一。凡气血虚衰、阴液亏损,舌失濡养和濡润,无力平稳伸展舌体,因而抖动不宁;热极津伤而动风,亦可以导致舌颤动。舌淡白而颤动者,多见于血虚动风;舌绛紫而颤动,多见于热极动风;舌红少苔而颤动,多见于阴虚动风。此外,舌颤动可见于酒毒内蕴者。

（5）吐弄舌

【舌象特征】舌伸于口外,不即回缩者,称为吐舌;伸舌即回缩,或反复舐口唇四周,掉动不宁者,均称弄舌。

【临床意义】多为心脾有热之象。

【机制分析】心热则动风,脾热则津耗,以致舌体吐弄不宁(图1-4-7)。吐舌可见于疫毒攻心,若病情危急时见吐舌,多为心气已绝。弄舌多为热甚动风的先兆。吐弄舌也可见于小儿智力发育不全。

（6）短缩舌

【舌象特征】舌体卷短、紧缩,不能伸长,严重者舌不抵齿。舌短缩常与舌痿软并见。

【临床意义】多为病情危重的征象。

【机制分析】舌短缩(图1-4-30),色淡白或青紫而湿润,多属寒凝筋脉,或气血虚衰而致舌脉挛缩或舌体失养;舌短缩,色红绛而干,多属热病伤津、筋脉拘急;舌短缩而胖大,苔滑腻者,多属痰浊内蕴、风痰阻络。总之,短缩舌提示病情危重。

此外,先天性舌系带过短亦可影响舌体伸出,称为绊舌,无辨证意义。

5. 舌下络脉:是位于舌系带两侧纵行的大络脉,管径小于2.7 mm,长度不超过舌下阜至舌尖的五分之三,络脉颜色为淡紫色。望舌下络脉主要观察其长度、形态、颜色、粗细、舌下小血络等变化。

（1）观察方法　先让患者张口,将舌体向上腭方向翘起,舌尖可轻抵上腭,勿用力太过,使舌体保持自然松弛,舌下络脉充分显露。首先观察舌系带两侧的大络脉粗细、颜色,有否怒张、弯曲等改变,然后再查看周围细小络脉的颜色、形态及有无紫暗的珠状结节和紫色血络。

（2）舌下络脉异常及其临床意义　舌下络脉细而短,色淡红,周围小络脉不明显,舌色和舌下黏膜色偏淡者,多属气血不足。舌下络脉粗胀,或舌下络脉呈青紫、紫红、绛紫、紫黑色,或舌下细小络脉呈暗红色或紫色网状(图1-4-31),或舌下络脉曲张如紫色珠子大小不等的瘀血结节等改变,都是血瘀的征象,其形成原因可有寒、热、气滞、痰湿、虚等不同,需进一步结合其他症状进行分析。

舌下络脉的变化有时会出现在舌色变化之前。因此,舌下络脉是分析气血运行情况的重要依据。

（二）望舌苔

舌苔,指舌面上的一层苔状物。舌苔是脾胃之气上蒸胃阴而成。正常舌苔薄白均匀、干湿适中。病理性的舌苔多由胃中腐浊之气上泛而成。由于人的胃气有强弱不同、感邪有寒热之分,故可形成各种不同的病理性舌苔。望舌苔要注意苔质和苔色两方面的变化。

1. 苔质:即舌苔的质地、形态。主要观察舌苔的厚薄、润燥、腻腐、剥落、偏全、真假等方面的改变。

（1）薄、厚

【舌象特征】透过舌苔能隐隐见到舌体的苔称为薄苔，又称见底苔；不能透过舌苔见到舌质之苔则称厚苔，又称不见底苔。所以，舌苔的薄厚以"见底""不见底"作为衡量标准。

【临床意义】主要反映邪正的盛衰和病位的浅深。

【机制分析】薄苔（👁1-4-32）见于正常人，多提示胃有生发之气，在疾病过程中见之也多说明邪气不盛，主表证、轻证；厚苔（👁1-4-33）是由胃气挟湿浊、痰湿、食滞等邪气熏蒸所致，主邪盛入里，或内有痰湿、食积、里热等证。《辨舌指南》说："苔垢薄者，形气不足；苔垢厚者，病气有余。"

辨舌苔厚薄可测邪气的盛衰。疾病初起在表，病情轻浅，未伤胃气，舌苔亦无明显变化，可见到薄苔，或内伤病较轻胃气未伤，舌苔没有明显变化，也可见之；舌苔厚或舌中根部尤著者，多提示外感病邪已入里，或胃肠内有宿食、痰浊停滞，主病位在里，病情较重。《辨舌指南》曰："薄苔者，表邪初见；厚苔者，里滞已深。"

辨舌苔厚薄可测病位的深浅。舌苔由薄变厚，提示邪气渐盛，为病进，病位由浅入深；舌苔由厚化薄，或舌上复生薄白新苔，提示正气胜邪，或内邪消散外达，为病退的征象。

舌苔的厚薄转化，一般是渐变的过程，如薄苔突然增厚，提示邪气极盛，迅速入里；厚苔骤然消退，舌上无新生薄苔，为正不胜邪，或胃气暴绝。

（2）润、燥

【舌象特征】舌苔干湿适中，不滑不燥，称为润苔；舌面水分过多，伸舌欲滴，扪之湿而滑，称为滑苔。舌苔干燥，扪之无津，甚则舌苔干裂，称为燥苔；苔质粗糙，扪之碍手，称为糙苔。

【临床意义】舌苔润燥主要反映体内津液盈亏和输布情况。

【机制分析】润苔（👁1-4-34）是正常舌苔的表现之一，为津液上承之象。若在疾病过程中见到润苔，提示体内津液未伤，如风寒表证、湿证初起、食滞、瘀血等均可见润苔。

滑苔（👁1-4-35）为水湿之邪内聚的表现，主寒、主湿、主痰饮。如脾阳不振，寒湿内生，湿聚为痰饮，随经脉上溢于舌苔，故可出现滑苔。

燥苔（👁1-4-36）提示体内津液已伤。如高热、大汗、吐泻后，或过服温燥药物等，导致津液不足，舌苔失滋润而干燥。亦有因阳气为阴邪（痰饮水湿等）所阻，不能上蒸津液濡润舌苔而见燥苔者，是津液失于输布之象。因此，燥苔主病多见热盛伤津、阳虚气不化津。

糙苔（👁1-4-37）可由燥苔进一步发展而成。舌苔干结粗糙，津液全无，多见于热盛伤津之重症；苔质粗糙而不干者，多为秽浊之邪盘踞中焦。

舌苔由润变燥，表示热重津伤，或津失输布；反之舌苔由燥转润，主热退津复，或饮邪始化。故《辨舌指南》说："滋润者其常，燥涩者其变；滋润者为津液未伤，燥涩者为津液已耗。"

此外，《察舌辨症新法》指出："湿症舌润，热症舌燥，此理之常也。然亦有湿邪传入气分，气不化津而反燥者，热症传入血分，舌反润者……"，说明舌苔的润、燥、滑、糙（涩）形成的机制不是单一的。

（3）腻、腐

【舌象特征】苔质颗粒细小、质地致密、紧贴舌面，揩之不去，刮之不易脱落者，称为腻苔。苔质颗粒疏松、粗大而厚，如豆腐渣堆铺舌面，揩之可去，称为腐苔。

舌苔腻而垢浊者，称为垢腻苔；腻苔上罩有一层白色或透明的稠厚黏液者，称为黏腻苔；腻苔湿润滑利者,称为滑腻苔;腻苔干燥少津,称为燥腻苔。以上均具有苔质细腻板滞,苔根牢着,不易脱落的特点。

如苔上黏厚一层有如疮脓,则称脓腐苔。

苔质疏松,颗粒明显者,称为松苔,常见于腻苔、厚苔的欲化阶段。

舌上生糜点如饭粒,或满舌白糜形似凝乳,甚则蔓延至舌下或口腔其他部位,揩之可去,旋即复生,揩去之处舌面多光剥无蒂,称为霉苔,《辨舌指南》称之为霉腐苔。

【临床意义】主要测阳气与湿浊的消长。主湿浊、痰饮、食积。

【机制分析】腻苔(👁 1-4-38)多由湿浊内蕴,阳气被遏,湿浊上泛舌面所致。舌苔薄腻或腻而不板滞者,多为食积,或脾虚湿困,阻滞气机;舌苔腻而滑者,为痰浊、寒湿内阻,阳气被遏;舌苔厚而黏腻者,是脾胃湿浊内蕴,邪气上泛所致;当痰湿浊邪化热时,还可在苔色上反映出来,如舌苔黄腻而厚,为湿热、痰热、暑湿等邪内蕴。舌苔厚腻如积粉者,多为时邪夹湿,自里而发;腐苔的形成,多因邪热有余,蒸腾胃中腐浊之气上泛,聚集于舌,主食积胃肠,或痰浊内蕴。脓腐苔多见于内痈或邪毒内结,是邪盛病重的表现。

松苔是湿浊之邪欲解的征象。当脾胃阳气宣通,邪浊始得疏解时,腻苔变松,厚苔化薄,新苔逐渐生长,提示正复邪化,病有转机,预后良好。

霉苔(👁 1-4-39)提示气阴两虚,湿热秽浊之邪泛滥,多见于重危患者或营养不良的小儿。

(4)剥苔、类剥苔

【舌象特征】舌苔全部或部分剥落,剥落处舌面光滑无苔者,称为剥苔。根据舌苔剥落的部位和范围大小不同,临床又分为以下几种。

舌前部苔剥落者,称前剥苔;舌中苔剥落者,称中剥苔;舌根部苔剥者,称根剥苔;舌苔多处剥落,舌面仅斑驳片存少量舌苔者,称花剥苔;舌苔全部剥落,舌面光滑如镜者,称为镜面舌,是剥苔最严重的一种。

舌苔剥落处,舌面不光滑,仍有新生苔质颗粒或乳头可见者,称类剥苔。舌苔大片剥落,边缘突起,界限清楚,剥落部位时时转移,称为地图舌。

【临床意义】一般主胃气匮乏,胃阴枯涸或气血两虚,亦是全身虚弱的一种征象。

【机制分析】剥苔的形成,总因胃之气阴两虚,不能上熏于舌面所致。鉴于胃气、胃阴损伤的程度不同,因而形成各种不同形状的剥苔。

舌红苔剥,多为阴虚;舌淡苔剥或类剥苔(👁 1-4-40),多为血虚,或气血两虚;镜面舌,多见于重病阶段,镜面舌色红者(👁 1-4-41),为胃阴干涸,胃无生发之气;舌色枯白如镜,毫无血色者(👁 1-4-42),主营血大亏,阳气将脱,病重难治。

舌苔部分剥落,未剥落处仍有腻苔或滑苔者,多为正气已虚,湿浊之邪未化,病情较为复杂。

剥苔的范围大小往往与气阴或气血亏损的程度有关,剥苔部位有时与舌面脏腑分部相应。

观察舌苔有无、消长及剥落变化,不仅能测知胃气、胃阴的存亡,亦可反映邪正盛衰,判断疾病的预后。如舌苔从全到剥,是正气渐衰的表现;舌苔剥落后,复生薄白之苔,乃邪去正胜,胃气渐复的佳兆。

辨舌苔的剥落还应与先天性剥苔加以区别。先天性剥苔是生来就有的剥苔,其部位常在舌面中央人字沟之前,呈菱形,多因先天发育不良所致。

（5）偏、全

【舌象特征】舌苔仅布于舌的前、后、左、右之某一局部，称为偏苔；舌苔满布舌面，称为全苔。

【临床意义】察舌苔分布的偏全，可诊病变之所在。舌苔偏于某一局部，常提示舌所分候的脏腑有邪气停聚；病中见全苔，常主邪气弥漫，多为湿邪、痰浊内阻。

【机制分析】偏外苔（舌尖为外），是邪气入里未深，而胃气先伤；偏内苔（舌根属内），是表邪虽减，胃滞依然；若仅见中根部有苔，为痰饮、食滞停留中焦；舌苔偏于左、右一侧，为邪在半表半里，或为肝胆湿热。

若因咀嚼习惯而使苔偏于一侧，或因牙齿脱落而使一侧舌苔偏厚，不属病理性偏苔。偏苔与剥落苔也不同，偏苔为舌苔分布上的病理现象，而剥落苔是因病而致某一部位舌苔剥落，而致舌苔显示偏于某处。

（6）真、假

【舌象特征】舌苔紧贴舌面，刮之难去，或刮之舌面仍有苔迹，舌苔像从舌体长出来的，称为有根苔，此属真苔；若苔不着实，似浮涂舌上，刮之即去，不像是从舌上长出来的，称为无根苔，即假苔。

【临床意义】判断疾病的轻重与预后。

【机制分析】判断舌苔的真假，以有根、无根为标准。真苔是胃气上蒸胃阴，或湿邪、食浊上泛而成，苔有根基，故舌苔与舌体不可分离；假苔是因胃气匮乏，不能续生新苔，已生之旧苔逐渐脱离舌体，浮于舌面，苔无根基，刮之即去。

在疾病的初、中期，舌见真苔说明胃气壅滞、病较深重；病之后期见真苔为胃气尚存。舌面上涂一层厚苔，望似无根，其下已生出一层新苔，此属疾病向愈的善候。

此外，若晨起时舌苔满布、饮食后舌苔退去，虽属假苔，并非无根，此为无病；若退后苔少或无苔，是为里虚。假苔刮之即去，说明病轻浅；揩之即去，病更轻浅。厚苔一片无根，其下不能续生新苔，是胃气枯竭、不能上潮、病情危重。

2. 苔色：主要有白、黄、灰黑三类，临床上可单独出现，也可相兼出现。各种苔色变化需要同苔质、舌色、舌的形态变化结合起来，做具体分析。

（1）白苔

【舌象特征】舌面上的舌苔呈现白色，是最常见的苔色。白苔有厚薄之分。舌上薄薄分布的一层白色舌苔，透过舌苔可以看到舌体者，是薄白苔；苔白而舌边尖稍薄，中根部较厚，舌体被舌苔遮盖而不被透出者，是厚白苔。

【临床意义】可为正常舌苔，疾病情况下主表证、寒证、湿证，也可见于热证。

【机制分析】白苔是临床常见舌苔，其他各色舌苔均可由白苔转化而成。薄白苔亦为正常舌苔的表现之一。但白苔的临床意义还不局限于表证和寒证、湿证，热证时也可见之。正如《舌鉴辨证》指出："白舌为寒，表证有之，里证有之，而虚者、热者、实者亦有之。"故观察时应结合舌质、苔质等变化做具体分析。

舌苔薄白而润（👁 1-4-43），可为正常舌象，或表证初起，外感邪气尚未入里，舌苔无明显变化，或是里证病轻，或是阳虚内寒。薄白而干，常见于风热表证。薄白而滑，多为外感寒湿，或脾阳不振，水湿内停。

苔白厚腻（👁 1-4-44）多为湿浊内困，或为痰饮内停，亦可见于食积。苔白厚而干多为痰浊湿热中阻,津气不得宣化之象。苔白如积粉,扪之不燥者,称为积粉苔,常见于外感温疫和内痈。是由外感秽浊不正之气与热毒相结而成。苔白而燥裂,扪之粗糙,提示燥热伤津,常见于温病或误服温补之品。

（2）黄苔

【舌象特征】舌苔呈现黄色谓之黄苔。根据黄色的浅深,黄苔有淡黄、深黄和焦黄苔之别。淡黄苔又称微黄苔,是在薄白苔上出现均匀的浅黄色,多由薄白苔转化而成;深黄苔又称正黄苔,苔色黄而略深厚;焦黄苔又称老黄苔,是正黄色中夹有灰褐色苔。黄苔多分布于舌中,亦可满布全舌。黄苔多与红绛舌同见。黄苔还有厚薄、润燥、腐腻等苔质变化。

【临床意义】主热证、里证。

【机制分析】由于热邪熏灼,故苔现黄色。苔色愈黄,邪热愈甚。淡黄苔为热轻,深黄苔为热重,焦黄苔为热极。

舌苔由白转黄或黄白相间为外感表证、表里相兼、表邪入里化热的阶段,故《伤寒指掌》谓:"但看舌苔带一分白,病亦带一分表,必纯黄无白,邪方离表而入里"。

薄黄苔（👁 1-4-45）示邪热未甚,多见于风热表证,或风寒化热入里。

苔黄而质腻者,称黄腻苔（👁 1-4-46）,主湿热蕴结、痰饮化热,或食积热腐等证。黄而黏腻苔为痰涎、湿浊与邪热胶结之象。

苔黄而干燥,甚至苔干而硬,颗粒粗松,望之如砂石,扪之糙手者,称黄糙苔;苔黄而干涩,中有裂纹如花瓣形,称黄瓣苔;苔焦黄,黄黑相兼,如烧焦的锅巴,称焦黄苔（👁 1-4-47）。以上舌苔均主邪热伤津,燥结腑实之证。

舌淡胖嫩、苔淡黄而润滑多津者,称黄滑苔,多为阳虚寒湿之体,痰饮聚而化热;或是气血亏虚者,感受湿热之邪。

（3）灰黑苔

【舌象特征】灰苔与黑苔同类,苔色浅黑为灰苔,苔色深黑为黑苔,并称为灰黑苔。灰黑苔多由白苔或黄苔转化而成。其中苔色浅深与苔质润燥是鉴别黑苔寒热属性的重要指征。

【临床意义】主邪热炽盛,或阴寒内盛,痰湿久郁等证。

【机制分析】苔色浅深与疾病性质相应。一般来说黑苔多在疾病持续一定时日,发展到相当程度后才出现,灰黑苔既可见于里热证也可见于里寒证。但无论寒热均属重证。灰黑色浅而润多主寒;色深而燥多属热。黑色越深,病情越重。

苔质润燥是鉴别黑苔寒热属性的又一重要指征。若舌苔灰黑湿润多津是寒湿内蕴,多由白苔转化而来,常见于寒湿为病;而灰黑舌苔干燥无津,多由黄苔转变而来,属热盛伤津,常见于热性病,也可见于阴虚火旺。

白腻灰黑苔（👁 1-4-48）为白腻苔日久不化,舌边、舌尖呈白腻苔,而舌中根部出现灰黑苔者,如果伴有舌面湿润,舌质淡白胖嫩,多属阳虚寒湿、痰饮内停。

黄腻灰黑苔多为湿热内蕴,日久不化所致。

苔焦黑干燥、干裂起刺者,不论病起外感或内伤,均为热极津枯之证。

苔黄赤兼黑者名霉酱苔,常因胃肠中的宿食湿浊,积久化热,熏蒸秽浊上泛舌面而成,也可见于血瘀气滞或湿热夹瘀的病证。

六、舌象分析的要点及舌诊的临床意义

(一) 舌象分析的要点

1. 察舌的神气和胃气：舌神是全身神气表现的一部分，舌神的基本特征反映在舌象上，主要表现在舌色和舌体运动两方面。舌色红活鲜明，舌质滋润，舌体活动自如者为有神气；舌色晦暗枯涩，活动不灵便，为无神气，其中尤以舌色是否"红活"作为辨别要点。有神之舌说明正气充足，生机旺盛，病中见之也为善候，提示预后良好；无神之舌说明正气衰败、生机已微，预后较差。《形色外诊简摩》指出："舌苔无论何色，皆属易治；舌质既变，即当察其色之死活。活者，细察枇里，隐隐犹见红活，此不过血气之有阻滞，非脏气之败坏也；死者，枇里全变，干晦枯痿，毫无生气，是脏气不至矣，所谓真脏之色也。"

舌有无胃气，主要观察舌苔是否有根。有根苔是有胃气的征象；无根苔提示胃气衰败，是无胃气的征象。

总之舌象有神气、有胃气者，表明正气未衰，病情较轻，或病情虽重，但预后良好；舌象表现无神气、无胃气者，多提示正气已虚，病情较重，或不易恢复，预后较差。

2. 舌质、舌苔的综合分析：人体是复杂的整体，舌象与机体的脏腑、气血及各项生理功能都有密切联系，但是，舌苔和舌质的变化，所反映的生理病理意义各有所侧重。一般认为，舌体颜色、形质主要反映脏腑气血津液的情况，舌苔的变化主要与感受病邪和病证的性质有关，所以，观察舌质可以了解脏腑虚实，气血津液的盛衰；察舌苔重在辨病邪的寒热、邪正消长。如《医门棒喝·伤寒论本旨》所说："观舌本，可验其阴阳虚实；审苔垢，即知其邪之寒热浅深也。"在临床诊病时，不仅要分别掌握舌质、舌苔的基本变化及其主病，还应注意舌质和舌苔之间的相互关系，将舌质和舌苔结合起来进行分析。

(1) 舌苔或舌质单方面异常 一般无论病之久暂，舌苔或舌质单方面异常意味着病情尚属单纯。如淡红舌而伴有干、厚、腻、滑、剥等苔质变化，或苔色出现黄、灰、黑等异常时，主要提示病邪性质、病程长短、病位深浅、病邪盛衰和消长等方面情况，正气尚未明显损伤，故临床治疗时应以祛邪为主。舌苔薄白而出现舌质老嫩，舌体胖瘦或舌色红绛、淡白、青紫等变化时，主要反映脏腑功能强弱，或气血、津液的盈亏及运行的畅滞，或为病邪损及营血的程度等，临床治疗应着重于调整阴阳，调和气血，扶正祛邪。

(2) 舌质和舌苔均出现异常 舌苔和舌质变化一致，提示病机相同，主病为两者意义的综合。例如舌质淡嫩，舌苔白润，主虚寒证；舌质红，舌苔黄而干燥，主实热证；舌质红绛而有裂纹，舌苔焦黄干燥，多主热极津伤；青紫舌与白腻苔并见，提示气血瘀阻、痰湿内阻。

舌苔和舌质变化不一致，多提示病因病机复杂，应对两者的病因病机及相互关系进行综合分析。如淡白舌，黄腻苔者，其舌淡白多主虚寒，而苔黄腻又常为湿热之征，舌色和苔色虽有寒热之别，但是舌色主要反映正气，舌苔主要反映病邪，所以脾胃虚寒而感受湿热之邪可见上述之舌象，表明本虚标实、寒热夹杂的病变特征。又如红绛舌，白滑腻苔，舌色红绛属内热盛，而白滑腻苔又常见于寒湿内阻，苔和舌亦反映了寒、热两种病证，分析其成因可能是外感热病，营分有热，故舌色红绛，但气分有湿则苔白滑而腻；又有素体阴虚火旺，复感寒湿之邪或饮食积滞，亦可见红绛舌，白滑腻苔。所以，当舌苔和舌质变化不一致时，往往提示体内存在两种或两种以上的病理变化，病情一般比较复杂，舌象的辨证意义亦是两者的结合，临床诊疗中要注意处理好几方面的标

本缓急关系,而不能轻易从舍。

（3）舌象的动态分析 无论外感与内伤病,在疾病发展过程中,都有一个发生、发展、变化的动态过程,舌象亦随之变化。因此观察舌象的动态改变,可以了解疾病的进退、顺逆。

外感病中舌苔由薄变厚表明邪由表入里;舌苔由白转黄,为病邪化热的征象;舌色转红,舌苔干燥为邪热充斥,气营两燔;舌苔剥落,舌质红绛为热入营血,气阴俱伤等。在内伤杂病的发展过程中,舌象亦会产生一定的变化规律,如中风患者舌色淡红,舌苔薄白,表示病情较轻,预后良好,如舌色由淡红转红,转暗红、红绛、紫暗,舌苔黄腻或焦黑,或舌下络脉怒张,表明风痰化热,瘀血阻滞;反之,舌色由暗红、紫暗转为淡红,舌苔渐化,多提示病情趋向稳定好转。掌握舌象与疾病发展变化的关系,可以充分认识疾病不同阶段所发生的病理改变,为早期诊断、早期治疗提供重要依据。

（二）舌诊的临床意义

舌象变化能较客观地反映病情,故对临床辨证、立法、处方、用药及判断疾病转归、分析病情预后都有十分重要的意义。正如《临证验舌法》所说:"凡内外杂证,无一不呈其形,著其气于舌……据舌以分虚实,而虚实不爽焉;据舌以分阴阳,而阴阳不谬焉;据舌以分脏腑,配主方,而脏腑不差,主方不误焉。危急疑难之顷,往往无证可参,脉无可按,而惟以舌为凭;妇女幼稚之病,往往闻之无息,问之无声,而唯有舌可验。"舌诊的临床意义有以下几个方面。

1. 判断邪正盛衰:邪正的盛衰能明显地在舌上反映出来,如气血充盛,则舌色淡红而润;气血不足,则舌色淡白;气滞血瘀,则舌色青紫或舌下络脉怒张。津液充足,则舌质舌苔滋润;津液不足,则舌干苔燥。胃气旺盛,则舌苔有根;胃气衰败,则舌苔无根或光剥无苔。脏腑功能失常亦常反映于舌,如脾失健运,湿邪困阻每见舌苔厚腻;肝风内动,多有舌体震颤或歪斜;心脾郁热,舌生疮疡、红肿热痛或吐舌、弄舌等。

2. 区别病邪性质:不同的病邪致病,舌象特征亦各异。如外感风寒,苔多薄白;外感风热,苔多薄黄,说明感邪性质不同,舌象的表现也不同。寒湿为病,舌淡而苔白滑;痰饮、湿浊、食滞或外感秽浊之气,均可见舌苔厚腻;燥热为病,则舌红苔燥;瘀血内阻,舌紫暗或有瘀点等。故风、寒、热、燥、湿、痰、瘀、食等诸种病因,大多可从舌象上加以辨别。

3. 分析病位浅深:病邪轻、浅多见舌苔变化,而病情深、重可见舌苔、舌质同时变化。以外感温热病而言,其病位可划分为卫、气、营、血四个层次。邪在卫分,则舌苔薄白;邪入气分,舌苔白厚而干或见黄苔,舌色红;舌绛则为邪入营分;舌色深红、紫绛或紫暗,舌枯少苔或无苔为邪入血分。说明不同的舌象提示病位浅深不同。

4. 推断病势进退:病情发展的进退趋势,可从舌象上反映出来。由此,可以推断病势的变化情况。从舌苔上看,舌苔由白转黄,由黄转焦黑色,苔质由润转燥,提示热邪由轻变重、由表及里、津液耗损;反之,舌苔由厚变薄,由黄转白,由燥变润,为邪热渐退,津液复生,病情向好的趋势转变。若舌苔突然剥落,舌面光滑无苔,是邪盛正衰,胃气、胃阴暴绝的征候;薄苔突然增厚,是病邪急剧入里的表现,两者均为恶候。从舌质观察,舌色淡红转红、绛,甚至转为绛紫,或舌上起刺,是邪热深入营血,有伤阴、血瘀之势;舌色由淡红转为淡白、淡青紫,或舌胖嫩湿润,则为阳气受伤,阴寒渐盛,病邪由表入里,由轻转重,由单纯变复杂,病势在进展。

5. 估计病情预后:舌荣有神,舌面薄苔,舌态正常者为邪气未盛,正气未伤之象,预后较好。舌质枯晦,舌苔无根,舌态异常者为正气亏损,胃气衰败,病情多凶险。

【思考题】

1. 如何区别假神与重病好转？
2. 常见的病色有哪几种？各有何临床意义？
3. 面色红赤均见于热证,对吗？为什么？
4. 虚证常见哪些面色？主痛证的面色有哪些？
5. 阴脏人与阳脏人的形体特点及阴阳禀赋特点有何不同？
6. 简述厥病和中风的异同。
7. 病理性声音有哪些？其寒热虚实辨证的一般规律是什么？
8. 怎样从咳嗽声分辨病证的寒热虚实？
9. 呕吐、呃逆常见于哪些病证？
10. 水肿与鼓胀有何不同？
11. 阳斑与阴斑各有何特点？病机为何？
12. 望排出物的总则是什么？
13. 寒痰、热痰、湿痰和燥痰各有何特点？
14. 举例说明舌诊的临床意义。
15. 常见的舌色有哪几种？各有何临床意义？
16. 如何综合分析舌质与舌苔的变化？

（任　健　罗振亮　魏宁颐　宫爱民　许朝霞　郝一鸣）

数字课程学习……

👤学习辅导　　📝自测题　　🖥教学 PPT　　📶拓展资源　　⚤典型病例

第二章

闻　诊

闻诊是指医生通过听觉和嗅觉以诊察疾病,了解病情的一种诊断方法。闻诊包括听声音和嗅气味两个方面的内容。

闻诊是中医诊察疾病的重要方法之一,颇受历代医家重视。据甲骨文有关记载,早在殷商时代人们就已认识到"疾言",即语言方面的疾病,这类疾病需要用闻诊来诊断。在《内经》中就有根据患者发出的声音来测知体内病变的记载,如《素问·阴阳应象大论》提出五音、五声应五脏的理论;《素问·五脏生成》篇曰:"五脏之象,可以类推;五脏相音,可以意识;五色微诊,可以目察",明确提出了五脏相音,听声诊病的理论。《素问·脉要精微论》曰"声如从室中言,是中气之湿也。言而微,终日乃复言者,此夺气也……",说明可从声音、语言、呼吸等方面来判断疾病过程中正邪盛衰的状态,为闻诊奠定了理论基础。东汉张仲景在《伤寒论》和《金匮要略》中也以患者的语言、咳嗽、喘息、呕吐、呃逆、肠鸣、矢气、呻吟等声响作为诊察疾病、探究人体病理变化的主要内容,并将闻诊理论与临床实践结合起来,使闻诊在《内经》的基础上得到了进一步的提高。

第一节　听　声　音

声音是人体生命活动的外在征象之一,可反映脏腑功能活动和气血津液的盛衰。听声音主要是指通过听辨患者言语气息的高低、强弱、清浊、缓急的变化及咳嗽、呕吐、肠鸣等脏腑病理变化所发出的异常声响,以判断病变性质的方法。声音的发出源于气的活动,气动则有声。语声是由肺、喉、舌、齿、唇、鼻等器官共同协调活动的结果。肺主气,是发声的动力;肾藏精、主纳气,对肺司呼吸和发声有协同作用;其他脏腑的病变亦可通过经络影响肺、肾。此外,感受外邪,也可影响发声;胃肠道功能失常,在脘腹部可听到异常声音。对胸背和腹部进行叩诊检查,了解局部有无声音改变,对诊断某些疾病有一定的意义。

一、正常声音

正常声音是指在生理状态下的声音,也称为常声。健康人的语声因性别、年龄、体质强弱而有明显差异,但一般发声自然,声音柔和圆润,语音清晰,语言流畅,言与意符,为正常语声的共同特点。语声是表达情感的方式之一,与情志变化有关。声音可随喜怒哀乐情绪而变化,均属正常语声,与疾病无关。

二、病变声音

病变声音是指疾病反映于声音和语言上的变化。听病变的声音,主要是辨别患者的语声、语言、呼吸、咳嗽、呕吐、呃逆、嗳气、叹息、鼻鼾、喷嚏、肠鸣及振水音等异常声响。

(一)辨语声

辨语声要注意语声的有无,声音的高低、强弱、清浊,以及有无异常声音。

一般语声高亢有力,声音连续,多是形壮气足,或见于实证。外邪袭表,或湿浊阻滞,导致鼻塞,肺气不宣,则声音重浊。语声低微而气短不续,多为体弱、宗气不足。语声极弱,气短不续,欲言而无力复言者,是宗气大虚之征。呻吟不止,多是身有痛楚,须仔细查清原因。小儿高热惊风,常见阵发性惊叫。痫病发作时,喉中发声似猪羊鸣叫,多因肝风夹痰上逆,冲击气道所致。

声音嘶哑,甚则完全不能发声(失音),须辨虚实。新病音哑或失音,多因外感风寒、风热,以致肺气不宣,清肃失司,常伴发热、恶寒、咽喉肿痛等症,属于实证,古人喻为"金实不鸣"(🔊2-1-1)。久病重病导致音哑或失音,多因肺肾精气虚衰,失于濡养所致,属于虚证,即"金破不鸣"(🔊2-1-2)。声音嘶哑伴有低热、舌红少苔、咽干口燥者,多为阴虚火旺。当情绪发生变化,也可突然发生失音,喉部检查无异常,多见于脏躁证。若出现持续性声音嘶哑,并逐渐加重,而咽喉无不适者,应及时检查咽喉有无肿瘤。喉部晚期肿瘤,除声音嘶哑之外,还伴有喉痛、咳嗽、血痰,甚则出现呼吸困难等症。

此外,应注意失音与失语是两个不同的症状。失音是声音不能发出,失语是不能言语。失语多见于中风后遗症。

(二)辨语言

"言为心声",语言反映人的神明活动,多与心神病变有关。一般而言,因病而沉默寡言,语声低微,时断时续,多属虚证、寒证;若病中烦躁多言,或胡言乱语,声音高亢者,多属实证、热证。病态语言包括谵语、郑声、错语、独语、狂言等,都属心主神明功能失常的表现,多由热扰心神、心气大伤、痰迷心窍或痰火扰心等所致;言謇多因风痰阻络所致。

谵语(🔊2-1-3)是指神识不清,语无伦次,声高有力,烦躁多言,属热扰心神之实证。可见于温病邪入心包或阳明腑实证。

郑声(🔊2-1-4)是指神识不清,语言重复,时断时续,声音细微,属心气大伤,精神散乱之虚证。

错语(🔊2-1-5)是指语言表述经常出错,错后自知,多因气血不足,心神失养,或痰浊、瘀血、气滞等阻碍心神所致。

独语表现为自言自语,喃喃不休,见人则止,可见于气血大伤、心神失养之虚证,也可见于气滞痰浊蒙闭心窍之癫病。

狂言表现为精神错乱,笑骂狂言,不避亲疏,语无伦次,登高而歌,弃衣而行,多因情志不遂,气郁化火,痰火扰神所致,见于狂病或伤寒蓄血证。

言謇(🔊2-1-6),即"语言謇涩",表现为神志虽正常,但吐字含混不清,舌强不利,可兼有半身不遂,口眼㖞斜,多因风痰阻络所致,为中风先兆或中风后遗症。

（三）辨呼吸

病态呼吸的观察，主要辨析患者呼吸的快慢、均匀通畅与否，以及气息的强弱粗细等。肺为气之主，肾为气之根，呼吸与肺、肾两脏关系最为密切。外邪上受，首先犯肺，则呼吸气粗、气急，多属实证、热证。久病内伤，正气不足，则呼吸气微低怯，多属虚证。一般来说，气粗为实，气微为虚。但久病肺气将绝，肾不纳气，也可出现气喘息粗的假实征象；外感温热病，热入心包，可见气息低微、高热昏迷，为假虚征象。病理性呼吸声音还有喘、哮、短气、少气等。

喘（🔊2-1-7）是指呼吸困难，短促急迫的表现，甚则张口抬肩，鼻翼煽动，难以平卧。气喘有虚实之分。实喘者发病急骤，呼吸气粗，声高息涌，仰首目突，唯以呼出为快，一般形体较壮实，脉实有力，多因风寒袭肺，或痰热郁肺，气道不畅所致；虚喘者发病徐缓，病程较长，喘声低微，息短不续，动则加剧，但以引长一息为快，形体虚弱，动则气喘汗出，脉虚无力，多因肺气虚或久病及肾，气失摄纳所致。

哮（🔊2-1-8）是指呼吸急促似喘，喉间哮鸣音。多因宿痰内伏，复感外邪引发，或久居寒湿之地，或过食酸咸生冷，或体虚者接触过敏物质。哮必兼喘，但喘未必兼哮。喘以呼吸困难，短促急迫为主；哮以呼吸急促，喉间哮鸣音为主。

短气是指呼吸气急而短，不足以息，数而不能接续的症状，似喘而不抬肩，喉中无痰鸣音，即自觉短促，他觉不明显。实证短气常兼有呼吸声粗，或胸腹满闷，多因痰饮、胃肠积滞或气滞瘀阻所致；虚证短气常兼有神疲形瘦，声低息微，多因肺气不足所致。

少气是指气少不足以息，呼吸微弱表浅，声音低怯，言语无力的症状。多因体质虚弱，或久病肺肾气虚所致。

（四）辨咳嗽

咳嗽是肺失肃降，肺气上逆冲击喉间而发出的声音，是临床常见症状，有声无痰谓之咳，有痰无声谓之嗽，有声有痰谓之咳嗽。咳嗽多见于肺的病证，而《素问·咳论》又指出："五脏六腑皆令人咳，非独肺也。"说明咳嗽原因众多，其他脏腑的病变也会影响肺气的肃降而引起咳嗽。听咳嗽声音，应结合痰的颜色、质地、量的多少及其他兼症，以辨病证之虚实寒热。

咳嗽声音紧闷，兼喉痒，鼻塞流清涕，痰清稀色白量少，多为外感风寒。

咳声重浊，痰色稀白，多为寒痰阻肺。

咳声松爽，痰多易咯，多为痰湿阻肺。

咳声不扬，痰黄黏稠，多为肺热炽盛或痰热阻肺。

咳声清脆，干咳无痰，咽喉干燥，病程较短，多为燥邪犯肺。

咳声低微，气短，少气，痰稀量少，多为肺气虚。

干咳阵作，无痰或痰中带血，兼消瘦，低热，为肺阴虚，多见于肺痨病或肺癌晚期。若剧烈干咳，兼壮热不退，胸闷窘迫气促，多为疫毒攻肺，湿热秽浊之邪阻塞气道，可见于严重急性呼吸综合征（SARS）。

此外，某些咳嗽声音异常，具有特殊的诊断意义。

咳嗽连声不绝，连续剧咳，呈阵发性、痉挛性，咳后喉间出现"回气声"如鹭鸶叫声，名为"顿咳"，又名"百日咳"（🔊2-1-9），为感受热毒所致，多见于小儿。

咳声如犬吠，吸气困难，喉部肿胀，咽喉部见有白色伪膜，此为"白喉"（🔊2-1-10），是热毒壅阻喉部，气道不畅所致，属于疫邪内侵的传染病，可危及生命。

（五）辨呕吐

呕吐指食物、痰涎等从胃中上涌,由口中吐出的症状,是临床常见的症状之一,总由胃失和降,胃气上逆所致。有声无物谓干呕或"哕",有物无声谓吐,有声有物谓呕吐。引起呕吐的原因很多,有生理性和病理性之区别。除听患者的呕吐声音外,还应结合兼症,辨别病因病性。

妇女受孕后,出现妊娠反应,多于晨间或闻到刺激性气味时发生恶心呕吐。吸烟或气候因素使咽部过于干燥,刷牙时咽部受牙刷刺激,见到或闻到令人嫌恶的景象或气味,精神极度紧张,晕船、晕车等原因,均可出现不同程度的恶心与呕吐,这些均不属病理变化。

由疾病引起的呕吐,可根据声音强弱等特征,结合临床症状辨别寒热虚实。一般来说,吐势徐缓,声音微弱,多属虚寒证;吐势较猛,声音壮厉,多属实热证。呕吐呈喷射状,提示邪热入营,扰乱神明;或头部外伤,脑髓有变。

因食物中毒引起呕吐者,多兼有腹泻,常有集体发病的特点,需进一步了解饮食卫生状况。此外,呕吐还可能和某些药物的不良反应有关,这些都需要结合问诊加以鉴别。

呕吐与暴泻并见,多为霍乱病。

呕吐酸腐食物,多属伤食,因暴饮暴食,食滞胃脘所致。

朝食暮吐或暮食朝吐,古称"反胃",提示胃主降浊功能受阻,多属于脾胃阳虚证。

口干欲饮,饮后即吐,是"水逆证"的特征,由饮停中焦所致。

腹部绞痛阵作,大便不通而恶心呕吐,是肠道梗塞不通,浊气上逆的征象,可见于肠道寄生虫病、恶性肿瘤等。

因肝气郁结所致呕吐者,发病多与情志因素有关,兼有胸闷,两胁胀痛,情绪不悦等症。

恶心呕吐,兼发热、右胁胀痛、目黄,多为肝胆湿热证。

（六）辨呃逆

呃逆（🔊 2-1-11）是指气从咽部冲出,不由自主发出一种短促的冲击声,是胃气上逆,失于和降的一种表现。既可见于健康人,也可因疾病所致。

健康人进食或饮水过快,或饮酒刺激,或突然吸入冷空气,或大笑等原因引起呃逆,属生理现象,大多能自行终止。

在疾病过程中发生呃逆,可根据呃声高低和间歇时间之不同,辨别其寒热虚实,判断疾病的预后。

呃逆病程较短,连续有力,呃声高亢有力,多见于实热证或实寒证。

病程较长,呃声低微无力,良久一声,持续不绝,多见于脾胃气衰或阳虚证。

久病形瘦骨立,精气衰竭而出现呃逆,是胃气将绝的表现之一。

此外,情志抑郁亦可发生频繁呃逆,甚则持续数日或数周,但入睡后呃逆自行停止。

（七）辨嗳气

嗳气（🔊 2-1-12）,古名"噫",是胃中气体上冲,出于咽喉而发出的一种长而缓的声音,也是胃气上逆的一种表现。正常人饮食之后,偶有嗳气,并非病态。

嗳气酸腐,脘腹胀痛,是食滞胃脘的症状之一。

嗳气频频发作,嗳声响亮,随情绪变化而减轻或加剧者,属肝气犯胃。

嗳气声低,无酸腐气味,食欲减退,多属脾胃气虚。

（八）辨叹息

叹息（🔊2-1-13），古名"太息"，是胸中郁闷不舒，引一声叹气而自觉舒缓所发出的声音，为情志不遂，肝气郁结的征象之一。

（九）辨鼻鼾

鼻鼾（🔊2-1-14）是指熟睡或昏迷时，喉鼻随呼吸发出的一种声响，为息道不利所致，提示气道不畅。

正常人入睡后有鼻鼾声而无其他症状，不属病态，多见于中老年人、肥胖者。也有因鼻病，或因睡眠姿势不当所致。鼻鼾伴有短暂的间歇性呼吸停止，清气吸入不足，易导致脏腑组织功能早衰，须及时治疗。

昏迷不醒而鼾声不绝，多见于高热神昏，热入心包或中风入脏之重症。

（十）辨喷嚏

喷嚏（🔊2-1-15）是由肺气上冲于鼻而发出的声音。鼻腔受特殊气体刺激而喷嚏者属生理现象。外感风寒，常兼鼻塞流清涕；外感风热，多伴有咽喉疼痛而干。

若喷嚏连续不断，反复发作，多见于卫表不固，或体质过敏者，多属鼻鼽。

外感病日久不愈，忽有喷嚏者，是阳气来复，邪正相争，疾病向愈之兆。

（十一）辨肠鸣及振水音

肠鸣是指胃肠蠕动时停留于肠中之水辘辘作响。声响较大者，站在患者身旁即可听到。振水音是停积于胃中的水液晃动时发出的振动声。

脘腹部水声辘辘，得温则减，受寒或饥饿时加重，是由脾胃虚寒，水饮停聚于胃肠所致。

肠鸣声响亮，伴腹部冷痛，大便濡泄，多为寒湿犯脾。

胃脘有振水音，为脾失健运，饮停于胃。

总之，听声音要掌握辨别寒热虚实的要点，仔细辨析各种病变声音的细微差异。如古人虽有"实则谵语，虚则郑声"之说，但临床上还必须注意兼夹症状，四诊合参，为正确辨证提供可靠的依据。

第二节　嗅 气 味

气味即患者身体或排出物散发的各种异常气味。正常人气血流畅，脏腑气血津液等功能正常，故不产生异常气味。若脏腑为病邪所困，内生痼疾，久之与气血相并，邪气熏蒸，则会产生异常、难闻的气味。

嗅气味，包括嗅病体气味、分泌物和排泄物气味，以及病室气味。人体出现异常气味，与健康状况或某些脏腑疾病有关。因此，通过嗅气味可以分析疾病的病因、病性和病位。

一、病体气味

病体散发出的各种异常气味，医生除可通过直接闻诊获知外，其他诸如痰、涕、二便、经、带、恶露等排出物的异常气味，还可通过询问患者或陪护者了解。出现异常气味，与全身或局部病变有关，与分泌物、排泄物的异常变化也有关。

（一）口气

口腔不洁，或有龋齿，导致食物残渣留存齿缝，腐败后发出臭气。

胃中有饮食积滞，或胃有湿热，或便秘、睡前饱食，均可导致胃中浊气上泛出现口臭。

肺痈、牙疳、口腔溃疡日久不愈、口腔恶性肿瘤破溃，均可有臭鸡蛋样气味。久病不能进食，或过度饥饿者，口中散发烂苹果样气味，是体能过度消耗的征象，也见于消渴病。

咯血或呕血者，在出血后一两天内，呼气中带有血腥气。

久病重病，内脏功能衰败，可出现尸臭之气。

呼气时伴有口气异常，还有多种外因，如进食具有特殊气味的食物（如大蒜、韭菜等）、饮酒、吸烟后，均有相应的气味；服毒者呼气时，伴有毒物的气味（如有机磷农药、汽油等），在急救时有重要的指导意义。

（二）鼻气

鼻出臭气，流黄稠浊涕不止，多为鼻渊。

鼻腔恶性肿瘤，流血性分泌物，有腐肉臭气。

（三）体气（汗气）

两侧腋下散发特殊气味，出汗时加重，为狐臭病。

周身有腥膻气味，多因持续汗出，久蕴于皮肤所致，常见于湿温证。褥疮及其他疮疡溃腐者，体有腐臭气。

二、分泌物、排泄物气味

分泌物、排泄物包括汗液、痰、涕、大小便、经、带、恶露等。

患者的分泌物、排泄物出现异常气味，能提示疾病的性质。一般而言，浊气浓重秽臭，多见于实热证；气微腥臭者，多属虚寒证。

发热咳嗽，咯出大量脓血腥臭痰，属肺痈病。

大便臭秽浓重者，为热证或湿热证；大便微有腥臭或臭气不重者多为寒证。

小便黄赤浊臭为膀胱湿热证；小便量多色清无臭，多为虚寒证。

妇女带下色黄而秽臭为湿热下注；带下量多清稀而微腥，多为虚证、寒湿证。

崩漏或带下奇臭，并杂见异常颜色，常见于妇科癌症。产后恶露臭秽者，多为湿热下注。

三、病室气味

病室气味是由病体或患者排出物所散发。若病气充斥病室，说明病情危重，甚至脏腑败坏，同时也表明卫生护理条件较差，应引起警惕，防止病情迅速恶化，甚至疫病的发生。

病室有腐臭气，提示病情危重，是脏腑败坏之征兆。

病室有血腥气，多见于失血症。

病室有尿臊气，多见于水肿病晚期（尿毒症）。

病室有烂苹果样气味，多见于消渴病晚期。

病室有尸臭气，多见于脏腑败坏，病情重笃。

病室有蒜臭气，多见于有机磷农药中毒。

总之，嗅气味包括病体气味及其排出物所发出的异常气味，可据此而辨别病证之寒热虚实。

气味变化对许多疾病诊断是一项有价值的指标,且嗅气味简便易行,临床应加以重视。

【思考题】

1. 常见的病态语言有哪些? 各有什么临床表现和意义?
2. 如何区别喘和哮?
3. 呃逆与嗳气有何不同?
4. 如何根据患者的分泌物、排泄物的异常气味判断疾病的性质?

（周雪梅）

数字课程学习……

 学习辅导　 自测题　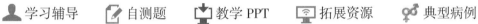 教学 PPT　 拓展资源　　典型病例

第三章

问　诊

问诊是医生通过对患者或陪诊者进行有目的的询问，了解疾病的发生、发展、诊治经过、现在症状及其他与疾病有关的情况，以诊察疾病的方法。

第一节　问诊的意义及方法

一、问诊的地位及意义

问诊是中医诊察疾病的基本方法之一，除具有了解病情、获取病情资料的直接作用外，还可以达到健康教育与咨询、心理治疗的目的。明代张景岳将其视为"诊病之要领，临证之首务"，清代赵晴初在《存存斋医话稿续集》中说："脉居四诊之末，望、闻、问贵焉。其中一问字，尤为辨证之要。"清代林之翰认为"问诊为审察病机之关键"。清代蒋示吉《医宗说约》认为问诊"实为活人之捷径"。以上均充分表明问诊在临床中的地位及其重要性。

（一）问诊可收集其他诊法无法获取的病情资料

临床上，疾病的复杂多变性决定了只有全面而充分地收集患者的病情资料，才有利于对疾病做出正确诊断。疾病发生、发展变化的过程及诊治经过，患者的自觉症状、既往病史、个人生活史等，是医生分析病情、辨证辨病的重要依据，而这些资料只有通过问诊才能获得。尤其在某些疾病的早期，患者尚未呈现客观体征，仅表现有自觉症状时，通过问诊是获取诊断疾病线索的重要途径。

（二）问诊对其他三诊检查具有指导意义

在诊察疾病的程序上，问诊常为其他诊法的先导。一个好的医生，在通过问诊抓住患者的主诉后，往往是利用自己的知识与经验围绕患者的主诉进行有目的、重点的询问及检查，问诊及其他检查的内容、形式等取决于临床辨证的需求，问诊过程实际上是一个与辨证思维密切交互的过程，因而，问诊对其他三诊的检查具有指导意义。同时，受条件的限制，临床上很多属于其他诊法的内容，往往可以通过询问患者或陪诊者获知，如患者的分泌物与排泄物的形、色、质、量，一些疾病或症状在发作时患者的神、色、形、态及声音的表现等。

（三）问诊具有健康教育作用

一些疾病，尤其是慢性疾病的发生，往往与患者的不良生活方式或习惯有关。在临床实际中，当医生通过问诊了解到患者目前的疾病状态与其不良个人生活习惯或方式有直接或间接联系时，不仅有助于对疾病的诊断，而且可以给予患者健康教育，使患者在了解其不良习惯可对疾病的发生及康复产生影响的同时，得以及时纠正不良习惯，从而有利于疾病的有效治疗及早日康复。

（四）问诊具有咨询和心理治疗作用

心理社会因素，或疾病本身所致不良情绪在疾病的发生、发展及康复的不同环节都起着很重要的作用。通过问诊，与患者建立良好的医患信任关系，可及时了解患者的情绪状态及思想动态等，这样不仅有助于疾病的诊断，而且通过给予患者针对性较强的解释及心理疏导，可减轻患者的心理负担，使患者正确对待自己的疾病，增强信心，提高治疗的依从性，有助于疾病的早日康复。

二、问诊的方法、技巧及注意事项

问诊水平的高低与医生知识的掌握和运用（包括医学知识、人文知识、逻辑知识等）、问诊的方法与技巧及临床实践的多少等多方面因素有关。因此，临床中要运用好问诊，除必须熟练掌握问诊的内容，具有较扎实的理论基础和较丰富的临床经验外，还应掌握好方法与沟通技巧，以提高问诊的效率，获取全面、准确的病情资料。正如《难经·六十一难》所说："问而知之谓之工"，这里的"工"即指技巧。

（一）问诊的方法（🎬 3-1-1）

1. 抓住重点，全面询问：医生的问诊不是泛泛而问，而应既重点突出，又详尽全面。开始问诊时应先倾听患者主诉，然后抓住重点，围绕其主要痛苦和不适，进行有目的的、深入细致的询问。如在了解到"头痛"为患者当前的主要不适后，应进一步询问其头痛的时间、部位、性质及其他伴随症状等。为准确地判断疾病的性质，在重点询问的同时，也要兼顾到患者的其他全身情况和一般情况，以免遗漏病情。如饮食、睡眠、二便、精神情绪及妇女的月经、带下等，患者可能未作为痛苦和不适主动表达出来，但这些情况对于从整体把握患者病情及正确诊断是很有帮助的，因而也应加以询问。

2. 边问边辨，问辨结合：临床上，一个经验丰富的医生在问诊时，其问诊步骤与内容往往体现了其辨证的思维过程。因此，在问诊过程中，要善于对患者主诉的主要症状从纵、横两个方向进行思考、分析，并根据中医辨证理论，结合望、闻、切三诊的信息，追踪新的线索，以便进行进一步有目的、有重点的询问，做到边问边辨、边辨边问、问辨结合，从而减少问诊的盲目性，有利于疾病的正确诊断。如对于以"头痛反复发作数年"为主诉者，在排除其外感的可能性后，应根据内伤头痛的常见类型，深入询问其性质、部位及发作诱因，并结合其他三诊的信息，进一步询问其他伴随症状，以分辨其病变涉及的脏腑及性质的寒热虚实等。

（二）问诊的技巧及注意事项

问诊过程也是医生与患者间的交流和沟通，医患之间的有效沟通不仅有助于全面、准确获取患者的病情资料，而且有助于提高医生的临床技能、患者的满意度及其对治疗的依从性。要做到这种有效沟通，不仅要以坚实的中医专业知识和丰富的实践经验为前提，还与问者本身的修养及以下问诊技巧和注意事项有关。

1. 态度认真和蔼，全神贯注倾听：问诊时，医生首先要体察、理解患者的疾苦，耐心听取患者描述的身体症状和内心痛苦，使患者感到温暖亲切，愿意主动陈述病情，这是发展良好医患关系的第一步。因此在倾听过程中要做到态度和蔼，全神贯注，并结合观察患者的面部表情、身体姿势等予以及时、适当的语言和非语言形式的反馈。

2. 语言通俗易懂，反应平和恰当：问诊时，要语言亲切，根据患者的背景，使用患者听得懂的方式或语言去询问患者的一些自觉症状，忌用患者听不懂的医学术语。在询问过程中，对于患者的病情，切忌有悲观、惊讶的语言和表情反应，以免给患者增加思想负担使病情加重，或进一步造成医源性疾病。

3. 适当鼓励提示，避免诱导暗示：临诊时，遇到患者叙述病情不够清楚或不够全面时，可适当给予患者有目的的询问或启发式提问；遇到患者有难言之隐，不便说出，或对某些病情不便当众表述时，应消除患者的思想负担，或单独询问，以便其无保留、无顾忌地叙述病情；遇到患者情绪消沉、不愿诉说时，应努力激发患者热爱生活、战胜疾病的信心，从而使患者能主动与医生配合，全面准确获取与患者病情有关的资料。但是医生不能凭自己的主观意愿去暗示或诱导患者朝医生的设想去叙述病情，或强行询问患者的隐私，以避免所获病情资料的片面或失真。

4. 急症重症患者，治疗抢救为先：对于急性或危重疾病的患者，应抓住主症扼要询问，重点检查，以便争取时机，迅速治疗、抢救患者，待病情缓解后，再进行详细询问，切不可机械地苛求完整记录而延误治疗、抢救时机，给患者造成不良后果。

第二节　问诊的内容

问诊的内容主要包括一般情况、主诉、现病史、既往史、个人生活史、家族史和现在症。现在症相关内容将在第三节进行专门介绍。临床上，应根据就诊对象的具体情况，如初诊或复诊、门诊或住院等，进行系统而有重点的询问。

一、一般情况

一般情况主要包括姓名、性别、年龄、婚姻状况、民族、职业、籍贯或出生地、现住址、工作单位及发病节气等。

询问一般情况有两方面的临床意义。一方面便于医生与患者或家属进行联系，或对患者的病情发展进行随访调查；另一方面可使医生从中获取与疾病有关的资料，作为诊治疾病的参考。如妇女有月经、带下、胎养、产育等方面的特殊疾病，男子有遗精、滑精、阳痿、早泄等特有病变。青壮年气血充盛，抗病力强，患病多属实证；老年人气血渐衰，抗病力减弱，患病多属虚证；小儿易患水痘、麻疹、顿咳等病；中老年易患中风、肺胀、胸痹等病。长期从事水中作业者易患寒湿痹病，硅沉着病、汞中毒、铅中毒等病常与患者所从事的职业接触有害物质有关。地域的不同对人们的患病也有影响，如高山地区人民缺碘易患瘿病，疟疾在岭南等地的发病率较高，血吸虫病多见于长江中下游一带，高原牧区人民易患肝棘球蚴病等。此外，四时的变更，节气的变化，对疾病的发生也有影响，如麻疹、水痘等传染病多发生于春季，中暑、痢疾等多见于夏季，而秋季易患燥证，冬季多感冒、咳喘等。

二、主诉

主诉是指患者就诊时所陈述的最感痛苦的症状、体征及其持续时间。患者在陈述其症状时可能是凌乱而主次不清的,因此,医生在问诊时,要善于抓准主诉,问深、问透,将其主要症状(一般由一个或相互关联的两三个症状组成)的部位、性质、程度、时间等询问清楚,用简洁、精练的文字予以归纳并记录(一般不超过 20 字)。如"咳喘反复发作 3 年,加重 1 周""下肢水肿反复发作 2 年,伴心悸 1 个月""恶寒发热,伴身痛 2 天""巅顶冷痛 1 个月"等。这里要注意,一般不把病名或患者的诊断检查结果作为主诉。若患者就诊时无自觉症状,甚或望、闻、切诊时也未发现异常体征,仅仅是现代医学体检、化验或仪器检查发现异常时可以例外。

主诉通常是促使患者就诊的主要原因,往往也是疾病的主要症状。通过主诉常可初步估计疾病的范畴、类别及病势的轻重缓急,因此,主诉具有重要的诊断价值,是进一步认识、分析疾病的主要线索和依据,临床上要善于围绕主诉,进行深入而细致的问诊。

三、现病史

现病史是指患者所主诉的疾病从起病到此次就诊时的发生、发展、变化过程及诊治经过。现病史的内容包括以下几个方面。

(一)起病情况

起病情况主要包括发病的时间、起病缓急、可能的病因和诱因、最初的症状及其特点、当时曾做过何种处理等。询问患者的起病情况,对于辨识疾病的原因、部位及性质等具有重要的作用。一般来说,起病急、病程短者多为外感病,属实证;患病已久、反复发作、经久不愈者多为内伤病,属虚证或虚实夹杂证。如因情志不畅而致胁肋胀痛者,多属肝气郁结;如因暴饮暴食而致脘腹胀满疼痛、肠鸣腹泻者,多为食滞胃肠等。

(二)病变过程

病变过程是指患者从起病到就诊时的病情发展变化情况。通过询问病程经过,有助于了解疾病的病机演变情况及发展趋势。临床上,一般按发病时间的先后顺序进行询问。如发病后症状的性质、程度有何变化,何时加重或减轻,何时出现新的症状,病情变化有无规律等。

(三)诊治经过

诊治经过是指患者患病后至此次就诊前所接受过的诊断与治疗情况。了解患者的既往诊治情况,对当前的诊断和治疗有重要的参考和借鉴作用。对于初诊患者,应按时间顺序详细询问曾做过哪些检查,结果怎样;做过何种诊断,依据是什么;经过哪些治疗,治疗的效果及反应如何等。

(四)现在症

现在症是指患者就诊时所感到的一切痛苦和不适的症状表现,是辨病与辨证的基本依据,是问诊的主要内容。现在症虽然属于现病史的范畴,但因其包括的内容较多,故将其另列一节详述。

四、既往史

既往史是指患者平素健康状况和既往患病情况。

(一)平素健康状况

患者平素的健康状况与当前的疾病可能有一定联系,故可作为分析判断病情的参考依据。如素体健壮者,现患疾病多属实;素体虚弱者,现患疾病多属虚;素体阴虚者,易感温燥之邪而发为热证;素体阳虚者,易受寒湿之邪而罹患寒证等。

（二）既往患病情况

既往患病情况包括患者既往所患过的传染性疾病（如肺痨、麻风、白喉、麻疹等）、地方性疾病（如瘿病、寄生虫病等）、职业性疾病（如硅沉着病、铅中毒等）、其他疾病及药物、食物的过敏史等。患者过去曾患过的疾病，可能与现患疾病有密切关系，因而对诊断现患疾病有一定的参考价值。如哮病、痫病等疾病，虽经治疗后症状消失，但由于尚未根除，某些诱因可导致其复发；儿童在麻疹流行季节，出现一些类似将出疹之表现，通过询问既往是否患过麻疹，即可做出鉴别诊断。

五、个人生活史

个人生活史包括患者的生活经历，平素的饮食起居、精神情志及婚育状况等。

（一）生活经历

生活经历包括出生地、居住地及经历地。询问生活经历时，要特别注意某些地方病、传染病的流行区域及患者的居住环境和条件，以便判断现患疾病是否与此相关。如居住湖区，接触疫水可能患鼓胀病；久居高山缺碘地区，可能患瘿病；长期居住潮湿地带，易患风湿痹病等。

（二）饮食起居

饮食起居包括平时的饮食嗜好与生活起居习惯等。饮食偏嗜与不良的生活起居习惯可导致疾病的发生。如嗜食肥甘者，多病痰湿；偏食辛辣者，易患热证；贪食生冷者，可致寒证；饮食无节、嗜酒过度者，易患胃病、肝病等；好逸恶劳懒动者，气血多滞，易生痰湿；劳累过度，房室不节者，易耗伤精气，常患诸虚劳损；起居无常，劳逸不调，思虑过度者，易有失眠、头昏、健忘诸症。

另外，了解患者的饮食嗜好及生活起居习惯，对分析患者的身体素质及判断疾病的性质有一定意义。如平素喜凉恶热者，反映出素体阳气偏盛；平素喜热恶凉者，多为素体阴气偏盛（🎞 3-2-1）。

（三）精神情志

中医历来重视情志因素的致病作用，认为不良的情志刺激可导致阴阳气血的变化和脏腑功能的紊乱而引起疾病的发生。如暴喜伤阳，暴怒伤阴；喜伤心、怒伤肝、恐伤肾等。因此，询问、了解患者平素的性格特征、此次患病与情志的关系，有助于疾病的诊断与治疗。如患者平素性格内向，处事谨小慎微，多气恼忧思者，易患抑郁、焦虑等精神疾病；此次患病起于情志刺激者，患者易出现肝气郁结、肝郁化火等证候的表现，并提示医生在运用药物治疗的同时，应辅以心理疏导，以使患者尽快康复。

（四）婚育状况

对成年男女应询问其是否结婚、结婚年龄、有无生育、配偶健康情况及有无传染病、遗传病等。对女性患者要记录其经、带、胎、产的情况，如初潮年龄、绝经年龄、月经周期、行经天数，月经和带下的量、色、质情况等。对已婚妇女还应询问妊娠次数、生产胎数，以及有无流产、早产和难产等。

六、家族史

家族史是指与患者有血缘关系的直系亲属（如父母、子女、兄弟姐妹等）及与本人生活有密切关系的亲属（如配偶等）的健康与患病情况。必要时应注意询问亲属的死亡原因。询问家族史有助于某些遗传性疾病和传染性疾病的诊断。

第三节

问 现 在 症

问现在症是指对患者就诊时所感到的痛苦和不适,以及与其病情相关的全身情况进行询问。

现在症是患者当前病理变化的反映,是诊病、辨证的主要依据。这里的现在症多指患者自身感觉到的症状,如疼痛、痞闷、胀满、麻木、困重等,只有通过详细询问才能了解清楚。因此,问现在症是问诊的主要内容,对病情的诊断具有重要的意义。

问现在症所涉及的范围较为广泛,明代医家张景岳在总结前人经验的基础上,将问诊的内容归纳为"十问篇",后经清代医家陈修园略作修改编成了"十问歌",即"一问寒热二问汗,三问头身四问便,五问饮食六胸腹,七聋八渴俱当辨,九问旧病十问因,再兼服药参机变,妇女尤必问经期,迟速闭崩皆可见,再添片语告儿科,天花麻疹均占验。"根据本教材问现在症的内容,我们编写了新的"十问歌",即"一问寒热二问汗,三问疼痛四头身,五问饮食六问便,七问情绪八睡眠,九问妇女十问男,十一儿科皆占全。"以便于初学者记诵。但在临床实际运用时,还要根据患者的具体情况进行灵活而有主次的询问,不可千篇一律地机械套问。

一、问寒热

问寒热是指询问患者有无怕冷或发热的感觉。寒与热是疾病的常见症状之一,是辨别病邪性质、机体的阴阳盛衰及病属外感或内伤的重要依据。

怕冷,是患者的主观感觉,临床细辨又有恶寒、恶风、畏寒、寒战之别。恶寒是指患者感到寒冷,虽覆被加衣或近火取暖仍不能减其寒;恶风是指患者遇风觉冷,避之则缓,常较恶寒为轻;畏寒是指患者感到寒冷,但覆被加衣或近火取暖能减其寒;寒战是指患者恶寒严重,而伴有全身发抖。

发热,是指患者体温高于正常,或体温正常,但患者自觉全身或某一局部发热。如五心烦热、骨蒸发热等。

寒热的产生主要取决于病邪的性质和机体阴阳的盛衰。一般来说,寒为阴邪,其性清冷,感受寒邪,多见恶寒;热为阳邪,其性炎热,感受热邪,多见发热。在机体阴阳失调时,阳盛则热,阴盛则寒;阴虚则热,阳虚则寒。

问寒热应首先询问患者有无怕冷或发热的感觉。如有,则应进一步询问怕冷与发热是否同时出现,寒热出现的时间、轻重、持续时间及有关兼症等。临床常见的寒热症状有恶寒发热、但寒不热、但热不寒、寒热往来四个类型。

(一)恶寒发热

恶寒发热是指患者在恶寒的同时,出现发热(体温升高),多见于外感病的初期阶段,是诊断表证的一个重要依据。外邪袭表,影响卫阳"温分肉"的功能,肌表失于温煦而恶寒;邪气外束,腠理闭塞,卫阳失于宣发则郁而发热。在外感病中,恶寒常为发热的前奏,故有"有一分恶寒,便有一分表证"之说。由于感受邪气性质的不同,寒热症状又有轻重之别,临床据此可判断表证的类型。

1. 恶寒重发热轻:多为外感寒邪所致,见于表寒证,常伴有无汗、头身疼痛、脉浮紧等症。由于寒为阴邪,其伤肌表,阳气郁遏较甚,故见恶寒重而发热轻。

2. 发热重恶寒轻：多为外感热邪所致，见于表热证，常伴有微汗出、面红、咽喉肿痛、脉浮数等症。由于热为阳邪，且郁遏卫阳较轻，故见发热重而恶寒轻。

3. 发热轻而恶风：为外感风邪所致，见于伤风表证，常伴有汗出、脉浮缓等症。由于风为阳邪，其性开泄，使腠理疏松，卫阳郁遏不甚，故见恶风而发热轻微。

外感表证的寒热轻重，除与病邪性质有关外，还与邪正盛衰密切相关。如邪正俱盛者，恶寒发热皆较重。

（二）但寒不热

但寒不热是指患者只感怕冷而不发热的症状，见于里寒证。根据发病的缓急和病程的长短，可分为以下两个类型。

1. 新病畏寒：多见于里实寒证，多因寒邪直中脏腑或经脉而致。若脘腹冷痛，温熨得舒者，多属寒侵胃肠；巅顶冷痛，遇寒更剧者，多属寒凝肝脉。

2. 久病畏寒：多见于里虚寒证，如各脏腑阳虚证。常伴有脘腹冷痛、喜温喜按、少气懒言、舌淡嫩、脉沉迟无力等症，多因素体虚弱，或久病伤阳，致使脏腑阳气虚衰，形体失于温煦所致。

（三）但热不寒

但热不寒是指患者只感发热而不觉怕冷，甚或反恶热的症状，多属里热证。根据发热的轻重和时间特点等不同，可分为壮热、潮热、微热三种类型。

1. 壮热：患者身发高热（体温在 39℃ 以上），持续不退，甚至不恶寒，反恶热者，称为壮热，常兼有面赤、大汗出、烦渴饮冷、脉洪大等症，多因风寒表邪入里化热，或风热内传，邪正相搏，阳热内盛，蒸达于外所致。常见于外感温热病的气分阶段，或伤寒病的阳明经证，属里实热证。

2. 潮热：患者定时发热，或定时热甚，如潮汐之有定时者，称为潮热。根据发热的特征和病机不同，临床常见以下三种情况。

（1）阳明潮热 或称日晡潮热。热势较高，日晡（申时，下午 3—5 时）热甚。系胃肠燥热所致，见于阳明腑实证，属里实热证。邪热入里，与胃肠糟粕互结，故热势较高；日晡为阳明经气正旺之时，抗邪力最强，故热甚。常伴见腹满、便秘、口渴、舌红、苔黄厚燥等症。

（2）湿温潮热 身热不扬（患者自觉热不畅达；医生初扪其肌肤不觉甚热，但扪之稍久即感灼手），午后尤甚。系湿热蕴结所致，常见于湿温病。湿遏热伏，热在湿中，湿难透达，故身热不扬；湿热蕴结中焦脾胃，故见午后热甚。多伴有身重、脘痞、苔腻等症。

（3）阴虚潮热 午后或入夜低热（体温不超过 38℃），系阴虚内热所致。若其热有自骨内向外蒸发之感，则称骨蒸潮热。午后至入夜，卫阳渐行入里，阴虚之体无力敛藏阳气，虚阳外浮则发热；至夜半，卫气渐从阴经转出，故热退。常伴见颧红、消瘦、盗汗、舌红少苔等症。

3. 微热：患者的热势不高（体温不超过 38℃），或仅自觉发热，体温不高者，称为微热或低热。一般来说，微热者的发热时间比较长，多属内伤疾病所致，按病机可分为以下几种情况。

（1）气（阳）虚发热 表现为长期微热，烦劳则甚，常伴有神疲乏力，少气懒言，自汗，或畏寒肢冷，脉虚等症。多为脾气（阳）亏虚，清阳不升，郁而为热。

（2）阴虚发热 多表现为长期微热，其病机及意义见"阴虚潮热"。

（3）气郁发热 表现为情志不舒，时有微热，常伴有急躁易怒，胁肋胀痛，脉弦等症。多因情志不畅，肝气郁结化火所致。

（4）小儿夏季热 小儿在夏季气候炎热时长期低热不止，兼见烦躁口渴，无汗多尿等症，至秋凉时可不治自愈。多因小儿气阴不足,不能适应夏季炎热气候所致。

（四）寒热往来

寒热往来又称往来寒热,是指恶寒和发热交替发作,是邪在半表半里,邪正相争,互为进退的病理表现。临床常见以下两种类型。

1. 寒热往来,发无定时:是指患者寒热往来,交替而作,无时间规律,常伴有口苦,咽干,目眩,胸胁满闷,不欲饮食,脉弦等症,见于伤寒少阳病。多因外感病邪,由表入里而尚未达于里,邪正交争于半表半里所致。邪胜则恶寒,正胜则发热。

2. 寒热往来,发有定时:是指寒战和高热交替发作,一日一作,或两三日一作,并伴有剧烈头痛,口渴多汗等症,见于疟疾。疟邪内侵,潜伏于半表半里的膜原部位,疟邪入内与阴相争则恶寒战栗,外出与阳相争则壮热。

二、问汗

问汗是指询问患者汗出有无异常。《素问·阴阳别论》云:"阳加于阴谓之汗"。汗是阳气蒸化津液从玄府(汗孔)达于体表而成,具有调节体温,滋润皮肤,排除废物等作用。一般人在体力活动、进食辛辣、气候炎热、衣被过厚及情绪紧张等情况下汗出,属生理现象。

若全身或身体的某一局部,当汗出而无汗,或不当汗出而汗多者,均属病理现象。汗出异常与病邪的性质、阳气的盛衰、津液的盈亏及腠理的开合等多种因素有关,因此,临床上通过详细询问患者有无汗出,汗出的时间、部位、多少及伴随的主要症状等情况后,才能对患者的具体情况进行辨析。

（一）无汗

无汗是指患者表现为当汗出而不出者。在疾病过程中,可表现为全身或某一局部无汗。

1. 全身无汗

（1）表证无汗　多见于外感风寒之邪所致的表实寒证。寒性收引,使腠理致密,玄府闭塞,因而无汗。

（2）里证无汗　多见于久病虚证患者。常因阳气不足,蒸化无力,或津血亏虚,生化乏源所致。

2. 局部无汗:多表现为半身无汗,即身体半侧(或左或右,或上或下)经常无汗。常见于中风、痿病和截瘫患者。多因风痰、瘀血、风湿之邪阻闭患侧(无汗侧)经络,使气血运行不周所致。

（二）有汗

有汗是指患者表现为不当汗出而出,或汗出较多者。在疾病过程中,可表现为全身或某一局部汗出。

1. 全身有汗

（1）表证有汗　一是外感风热之邪所致的表实热证,因风热袭表,热性升散,腠理开张,故见汗出;二是外感风邪所致的外感表虚证,因风性开泄,风邪袭表,腠理疏松,津液外泄,故而汗出。

（2）里证有汗　因里证而导致的汗出,常表现为以下几种情况。

1）自汗　日间经常汗出不止,动则尤甚者,称为自汗。常见于气虚、阳虚证。因阳气亏虚,不能固护肌表,玄府不密,津液外泄所致。由于动则耗气,故活动后汗出尤甚。常伴有神疲乏力,少气懒言,畏寒肢冷等症。

2) 盗汗　睡时汗出,醒则自止者,称为盗汗。多见于阴虚内热,或气阴两虚之证。阴虚之体,虚热偏亢,入睡后卫阳入里,使虚热更甚,而肌表失固,虚热蒸津外泄,故睡眠时汗出;醒后卫阳复出于肌表,肌表相对固密,故醒后汗止。常伴有潮热、颧红、五心烦热等症。若气阴两虚,常自汗与盗汗并见。

3) 大汗　指汗出量多,津液大泄。临床上有虚实之别。若患者表现为蒸蒸发热,汗出不已,伴见壮热不退,大渴引饮,脉象洪大者,为里热亢盛,蒸津外泄所致,属里实热证。

4) 绝汗　久病、重病之人,出现大汗不止者,称为绝汗、脱汗,见于亡阳或亡阴。亡阳之汗,表现为大汗淋漓,汗稀而凉,兼见面色苍白,四肢厥冷,脉微欲绝等症。因阳气暴脱,不能固护肌表,津液随阳气外泄所致。亡阴之汗,表现为大汗不止,热汗而黏,伴见身热烦渴,脉细数疾等症。因阴液大伤,虚热迫津外泄所致。

5) 战汗　先见全身恶寒战栗,而后汗出者,称为战汗,见于外感热病邪伏不去,正气虚馁之时,为病情发展变化的转折点。正气蓄以抗邪,一旦来复,与邪激争,则发战汗。若汗出热退,脉静身凉,是邪去正复之佳兆;反之,若汗出而身热不减,烦躁不安,脉来疾急,是邪盛正衰的危候。

2. 局部有汗

(1) 头汗　仅头部或头项部出汗较多者,谓之头汗,或称"但头汗出"。若进食辛辣、热汤,或饮酒时出现头汗较多者,不属病态。导致头汗的常见原因有以下三种:上焦热盛,邪热迫津外泄,表现为头面汗多,兼见面赤心烦,口渴,舌红苔黄,脉数等;湿热蕴结中焦,湿郁热蒸,逼津上越,表现为头面汗多,兼见身重脘痞,身热不扬,舌红苔腻等;元气将脱,虚阳上越,津随阳泄,表现为额部冷汗不止,伴见面色苍白,四肢厥冷,脉微欲绝等。

(2) 心胸汗　心胸部易汗出或出汗较多者,称为心胸汗,多为虚证,常见原因有以下两种:心胸多汗,伴见心悸失眠,食少便溏,神疲倦怠者,多属心脾两虚;心胸多汗,伴见心悸心烦,失眠多梦,腰膝软者,多属心肾不交。

(3) 手足心汗　手足心微汗出,一般属生理现象。若汗出过多,称为手足心汗。常见原因有以下三种:手足心汗出过多,伴见头身困重,身热不扬,苔黄腻者,多为中焦湿热郁蒸;手足溅然汗出,兼见身热,烦渴饮冷,尿赤便秘,脉洪数者,多为阳明热盛;手足心汗出过多,兼见咽干口燥,五心烦热,脉细数者,多属阴虚内热。

(4) 阴汗　男女外阴部及其周围汗出过多者,称为阴汗。多由下焦湿热郁蒸所致。

三、问疼痛

疼痛是临床上最为常见的自觉症状之一,可见于患病机体的不同部位。因实而痛者,多因感受外邪,或气滞血瘀,或痰食虫积等,阻滞脏腑经络气机,使气血运行不畅,"不通则痛",其痛势较剧,持续时间长,痛而拒按。因虚致痛者,多因气血不足,或阴精亏损,使脏腑经络失于荣养,"不荣则痛",其痛势较缓,时痛时止,痛而喜按。

问诊时,应注意询问疼痛的性质、部位、程度、时间、喜恶和兼症等。

(一) 问疼痛的性质

不同病因、病机所致疼痛,其性质特点表现各异,故询问疼痛的性质特点,有助于辨析疼痛的病因与病机。

1. 胀痛:指疼痛带有胀满的感觉,是气滞作痛的特点。如胸胁脘腹等处胀痛,时发时止,多属肺、肝、胃肠气滞之证;但头目胀痛,多见于肝阳上亢或肝火上炎的病证。

2. 刺痛:指疼痛剧烈,如针刺锥穿,是瘀血致痛的特征之一。以头部及胸胁、脘腹等处较为常见。

3. 窜痛:指疼痛的部位游走不定,或走窜攻痛,多为气滞所致,或见于行痹。若胸胁脘腹疼痛而走窜不定者,多因肝郁气滞所致;若肢体关节疼痛而游走不定者,多见于行痹。

4. 固定痛:指疼痛部位固定不移。胸胁脘腹等处固定作痛,多属瘀血所致;肢体关节疼痛固定不移,多为痛痹、着痹。

5. 冷痛:指疼痛伴有冷感,且喜温暖,是寒证疼痛的特点。常见于腰脊、脘腹及四肢关节等处。因寒邪入侵,阻滞脏腑经络所致者,属实寒证;因阳气不足,脏腑经络失于温煦所致者,属虚寒证。

6. 灼痛:指疼痛伴有灼热感,痛而喜凉,是热证疼痛的特点。常见于咽喉、口舌、胁肋、脘腹、关节等处。因火邪窜络,阳热熏灼所致者,属实热证;因阴虚火旺,经络被灼所致者,属虚热证。

7. 重痛:指疼痛伴有沉重感,多因湿邪困阻气机所致。常见于头部、四肢及腰部。如肢体关节重痛,固定不移者,多为着痹。此外,头部重痛,亦可因肝阳上亢,气血上壅导致。

8. 闷痛:指疼痛带有满闷、憋闷的感觉,多见于胸部,为痰浊阻肺,或痰浊痹阻心脉所致。

9. 绞痛:指疼痛剧烈,如刀绞割,多因瘀血、结石、虫积等有形实邪阻闭气机,或寒邪凝滞气机所致。如心脉痹阻引起的真心痛,结石阻塞尿路引起的腰腹痛,寒邪内侵胃肠所致的脘腹痛等。

10. 掣痛:指疼痛而有抽掣牵引感,又称引痛、彻痛,多因筋脉失养而拘急,或经脉阻滞不通所致。如心痛彻背,背痛彻心,见于瘀阻心脉的真心痛;小腿掣痛可因寒凝经脉或肝血不足所致。

11. 酸痛:指疼痛伴有酸楚不适感。常见于四肢、腰背的关节、肌肉处。多因风湿侵袭,气血运行不畅,或肾虚、气血不足,组织失养所致。

12. 隐痛:指痛势较缓,尚可忍耐,但绵绵不休,是虚证疼痛的特点。常见于头、脘腹、胁肋、腰背等部位,多因精血亏虚,或阳气不足,机体失养所致。

13. 空痛:指疼痛带有空虚之感,是虚证疼痛的特点。常见于头部、腹部,多因肾精不足,或气血亏虚,组织器官失养所致。

(二)问疼痛的部位

机体的各部位分别与一定的脏腑经络相联系,通过询问患者疼痛的部位,可以测知病变所在的脏腑或经络(图3-3-1)。

1. 头痛:指整个头部或头的某一部分疼痛。手、足三阳经均直接循行于头部,足厥阴肝经上行于头与督脉相交,其他阴经也间接与头部相联。所以,根据头痛的具体部位,可进一步确定病变的经脉。后头痛连及项背者,属太阳经病变;两侧头痛者,属少阳经病变;前额连及眉棱骨痛者,属阳明经病变;巅顶痛者,属厥阴经病变。

2. 胸痛:指胸部正中或偏侧部位疼痛,多与心肺病变有关。问胸痛时,应首先注意分辨胸痛的确切部位。如胸前"虚里"部位作痛,痛引肩背内臂者,病位在心;胸膺部位作痛,兼有咳喘者,病位在肺。但临床上也有胸痹心痛与真心痛的部位不在"虚里"处者,当注意辨析。

问胸痛时,应结合疼痛的性质与兼症,综合分析引起疼痛的原因。如虚里憋闷刺痛者,为瘀阻心脉;胸痛喘促,痰黄而稠者,为热邪壅肺;胸痛而咳吐脓血腥臭痰者,多属肺痈;胸痛咯血,或痰中带血,伴潮热、盗汗者,属于肺痨。

3. 胁痛:指胁肋部的一侧或两侧疼痛。肝胆位居右胁,两胁又是肝胆经脉所过之处,故胁痛多与肝胆病变有关。临床上,当结合疼痛的性质与兼症进行辨证。如胁肋胀痛,情绪抑郁或急躁易怒,为肝郁气滞;胁肋胀痛,纳呆厌食,身目发黄,为肝胆湿热;胁肋灼痛,头晕面赤,为肝胆火盛;胁肋刺痛,或胁下触及肿块,固定而拒按者,属肝血瘀阻。胁肋饱满胀痛,咳唾痛剧者,又为饮停胸胁之悬饮病。

4. 脘痛:指上腹部剑突下疼痛。脘是胃腑所在部位,故各种原因导致胃失和降,气机阻滞者,均可引起胃脘疼痛,临床当结合其疼痛性质、特点及兼症进行辨别。一般进食后痛势缓解者,多属虚证;进食后疼痛加剧者,多属实证;胃脘冷痛,得热痛减者,为寒证;胃脘灼痛,喜凉恶热者,为热证等。

5. 腹痛:指胃脘以下,耻骨毛际以上的部位发生疼痛。腹部的范围较广,可分为大腹、小腹和少腹三部分。脐以上为大腹,属脾胃;脐以下至耻骨毛际以上正中为小腹,属膀胱、胞宫、小肠;小腹两侧为少腹,属足厥阴肝经及大肠。

询问腹痛时,首先要查明疼痛的确切部位,以判断病变所在脏腑。其次,应结合腹痛性质确定病性的寒热虚实。如大腹隐痛,喜温喜按,多为脾胃虚寒;小腹胀满而痛,小便不利者,为膀胱气滞;小腹胀痛或刺痛,随月经周期而发者,多属胞宫气滞血瘀;少腹冷痛,牵及外阴者,多为寒滞肝脉。

6. 背痛:是指后背两侧或脊骨部位发生疼痛。背部中央为脊骨,督脉行于脊里,脊背两侧为足太阳膀胱经所过之处,两肩背部又有手三阳经分布。故脊背疼痛不可俯仰者,多因督脉损伤所致;背痛连项者,多因风寒之邪客于太阳经脉所致;肩背疼痛者,多为风湿阻滞,经气不利所致。

7. 腰痛:是指腰脊正中或两侧疼痛。腰为肾之府,故腰痛多考虑肾及周围组织的病变。若腰痛绵软无力,以两侧为主者,多属肾虚;若腰脊或腰骶部冷痛重着,寒冷阴雨天加重,多属寒湿痹病;若腰部刺痛拒按,固定不移,为瘀血阻络;若腰脊疼痛连及下肢,多属经络痹阻;若腰痛牵掣少腹或侧腹,伴尿频、尿急、尿痛或尿血者,为湿热蕴结下焦所致的淋证。

8. 四肢痛:是指四肢的肌肉、筋脉、关节等部位疼痛。四肢疼痛常见于风寒湿侵袭人体所致的痹病,临床上要注意询问其疼痛的特点及兼症,以便进行进一步的分析、判断。若疼痛游走不定者,为行痹,以感受风邪为主;若疼痛剧烈,遇寒则甚,得热痛减者,为痛痹,以感受寒邪为主;若重着而痛,固定不移,或伴有肌肤麻木不仁者,为湿痹,以感受湿邪为主;若关节红肿热痛,为热痹,因感受湿热之邪,或风寒湿邪郁久化热所致;若关节疼痛,肿大变形,屈伸受限者,为尪痹,多因痹病日久,痰瘀阻络,筋脉拘挛所致;若独见足跟或胫膝痛者,属肾虚,多见于老年体衰之人。

9. 周身痛:是指头身、腰背、四肢均觉疼痛。临床应注意询问其发病的时间、病程的长短。一般来说,新病周身痛多属实证,常因感受风寒湿邪,经气不利所致;若久病卧床不起而周身痛多属虚证,因气血亏虚,筋脉失养所致。

四、问头身胸腹不适

问头身胸腹不适是指询问头身、胸腹部位除疼痛以外的其他不适,如头晕、耳鸣、目痛、胸闷、心悸、胁胀、脘痞、腹胀、身重、麻木等。问诊时,应注意其特点和相关兼症。

(一)头晕

头晕是指患者自觉头脑有晕旋之感,轻者闭目即止,重者则感觉自身或景物旋转,如坐舟车,站立不稳。

头晕可由多种原因引起。询问头晕时,应注意了解其诱发或加重的可能原因及兼夹症状。如头晕昏沉,伴胸闷呕恶,舌苔白腻者,属痰湿内阻,清阳不升;如头晕而胀,伴有面红目赤、烦躁易怒,舌红苔黄,脉弦数者,多为肝火上炎;如外伤后头晕刺痛,夜间尤甚者,为瘀阻脑络;如头晕胀痛,伴有腰酸耳鸣,头重足轻者,多属肝阳上亢;如头晕目眩,过劳加重,伴有面白倦怠,舌淡,脉细弱者,为气血亏虚;如头晕耳鸣,兼腰酸遗精,健忘者,属肾精亏虚。

(二)耳鸣

耳鸣是指自觉耳内鸣响,妨碍听觉。有虚实之分。

一般来说,凡突发耳鸣,声大如潮声,按之鸣声不减,或加重者,多属实证,常因肝胆火盛,上扰清窍所致。若渐觉耳鸣,声小如蝉鸣,按之鸣声减轻或暂停者,多属虚证,常因肝肾阴虚,肝阳上扰,或肾精亏虚,髓海不充,耳失所养,或脾虚气陷所致。

(三)耳聋

耳聋是指不同程度的听力减退,甚至听觉丧失。

一般新病暴聋者,多属实证,常由肝胆火逆,上壅于耳,或外邪上袭,蒙蔽清窍所致。若久病渐聋者,多属于虚证,多因精气虚衰,不能上充清窍所致。

此外,年老之人耳渐聋者,多为生理现象,为年高气虚精衰之故。

(四)重听

重听是指听力减退,听音不清,声音重复者。

重听骤发者,以实证居多,常因痰浊上蒙,或风邪上袭所致;重听渐现者,以虚证居多,常因肾精虚衰,耳窍失荣而成,多见于老年体衰的患者。

(五)目痒

目痒是指眼睑、眦内或目珠有痒感,轻者揉拭则止,重者极痒难忍。

一般目痒甚者,多属实证。如两目痒如虫行,羞明流泪,并有灼热感者,是肝经风火上扰所致;若两目微痒而势缓者,多为阴血亏虚,目失濡养而成。

(六)目痛

目痛是指单目或双目疼痛。

一般痛剧者属实,痛微者属虚。如目痛难忍,兼面红目赤、急躁易怒者,为肝火上炎;如目赤肿痛,兼羞明多眵者,是风热之邪上行之象,多见于暴发火眼或天行赤眼;如目微赤微痛,时痛时止,并感干涩者,多为阴虚火旺。

(七)目眩

目眩是指视物旋转动荡,或眼前如有蚊蝇飞动之感,又称眼花。

目眩的病机有虚实之分。目眩兼有头晕头胀,面赤口渴者,为风火上扰清窍;目眩而兼见头晕胸闷,脘痞恶心,苔腻脉滑者,为痰湿上蒙清窍;目眩而兼有头晕乏力,气短食少,腹胀便溏者,属中气下陷,清阳不升;目眩而兼有头晕腰酸,耳鸣健忘者,为肝肾不足,目窍失养。

(八)目昏、雀盲、歧视

视物昏暗不明,模糊不清者,称目昏。若白昼视力正常,每至黄昏视物不清,如雀之盲,称为雀盲,或雀目、鸡盲、夜盲。若视一物为二物者,谓之歧视。

目昏、雀盲、歧视三者,均为不同程度的视力减退,其病因病机基本相同,常由肝肾亏虚,精血不足,目失充养所致。常见于年老、体弱之人。

（九）胸闷

胸闷是指胸部有痞塞、满闷之感,又称胸痞。多与心、肺气机不畅有关。

如胸闷不适,兼有心悸气短者,多属心气不足,心阳不振;如胸部憋闷,心痛如刺,面唇青紫者,为心血瘀阻;如胸闷痰多,咳嗽气喘者,为痰浊阻肺。

（十）心悸

心悸是指患者自觉心跳悸动不安,不能自主的一种症状。

心悸多是心神或心脏病变的反映。因惊恐而发,或心悸易惊,恐惧不安者,称为惊悸,常由外受异常刺激引起,多时发时止。惊悸的全身情况较好,其病情较轻。如心跳剧烈,上至心胸,下至脐腹,悸动不安者,称为怔忡,常是惊悸的进一步发展,多由内因引起,劳累易发,持续时间较长。怔忡的全身情况较差,其病情较重。

心悸形成的原因较多,临床上应根据心悸的轻重程度及兼症的不同来进行辨证。若惊悸不安,情绪不宁者,为惊骇气乱,心神不安;若心悸怔忡,心胸憋闷疼痛,为心脉痹阻,血行不畅;若心悸怔忡,失眠多梦,面舌淡白者,为营血亏虚,心神失养;若心悸怔忡,心烦失眠,潮热盗汗者,为阴虚火旺,内扰心神;若心悸怔忡,乏力气短,畏寒肢冷者,为心阳亏虚,鼓动无力;若心悸怔忡,畏寒肢冷,面浮肢肿,腰膝酸冷者,为脾肾阳虚,水气凌心。

（十一）胁胀

胁胀是指胁的一侧或两侧有胀满、支撑的感觉。多见于肝胆的病变。

如胁肋胀满,精神抑郁或急躁易怒,善太息,多属肝气郁结;如胁胀口苦,身目发黄,舌苔黄腻,多属肝胆湿热。

（十二）脘痞

脘痞是指患者自觉胃脘部窒塞满闷,又称脘闷。是脾胃病变的反映。

脘痞多因气机阻滞所致,有虚实之分。如脘痞食少,腹胀便溏者,多属脾胃虚弱;如脘痞腹胀,呕恶痰涎者,多属痰湿中阻。

（十三）腹胀

腹胀是指自觉腹部胀满不舒,如物支撑,或伴腹部胀大者。

腹胀多因脾、胃、肠、肝、肾等脏腑的病变,引起气机不畅所致,有虚实之分。如时胀时减而喜按者属虚,多因脾胃虚弱,失于健运所致;如持续胀满不减而拒按者属实,多因食积胃肠,或实热内结,阻塞气机所致;若腹胀如鼓,皮色青黄,腹壁青筋暴露者,称为鼓胀,多因酒食不节,或情志所伤,或虫积血蓄,致使肝、脾、肾功能失常,气、血、水互结,聚于腹内而成。

（十四）身重

身重是指身体有沉重、困倦的感觉。多与外感湿邪,或肺、脾、肾功能失调,水湿内停有关。

如湿邪内侵,困阻中焦,或脾气虚弱,脾失健运,则见身重困倦,神疲思睡等;如风邪袭肺,宣降失职,通调水道功能失司,水泛肌肤而见身重浮肿等。

此外,温热之邪,耗伤气阴,使机体失却濡养,也可导致身重。

（十五）麻木

麻木是指肌肤感觉减退,甚至消失,也称不仁,多见于头面、四肢等部位。

麻木有虚实之别。如肌肤麻木,神疲乏力,面舌淡白者,多因气血亏虚所致;如肢体麻木,眩晕欲仆者,属肝风内动;如半身麻木,兼有口眼歪斜者,多属痰瘀阻络所致。

(十六)疲劳

疲劳是一种很常见的现象,既可见于健康人,也可作为一个非特异的症状,见于很多疾病。健康人在持久或过度的脑力、体力劳作后,可出现短时疲劳,常于适当休息后消失。作为疾病的反映,疲劳是指周身或身体的某一局部经常感到倦怠乏力(即躯体上的疲劳,又称周身或四肢倦怠),或精力下降,不耐思虑(即精神上的疲劳,又称神疲),甚至伴有活动的减少和功能的下降。

疲劳多见于虚证,但也可因实证引起。如神疲乏力,动则尤甚,兼有少气懒言,自汗者,为元气亏虚,脏腑机能减退所致;精神萎靡,神疲乏力,倦怠嗜卧,兼有畏寒肢冷,面舌色淡,脉沉迟无力者,为阳气衰微,神失所养而致;如夏季出现神疲气短,肢体困倦,兼有恶热,汗出,口渴喜饮,脉虚数者,为感受暑热,耗气伤津所致;如热病后期,神疲倦怠,兼有暮热早凉,舌红少苔,脉细数者,为阴精耗伤所致;如四肢倦怠困重,兼有头重如裹,胸脘满闷,苔腻,脉濡或缓者,为湿邪困阻,气机阻滞所致;如神疲乏力,精神萎顿,兼有情绪抑郁,呼叹饮泣者,属忧伤,为过于悲忧,气郁气消所致。

此外,健忘、身痒、心烦、恶心等症,也属头身胸腹部的自觉症状,临床均应注意询问。

五、问饮食口味

饮食是后天水谷精气化生之源,是维持生命活动的物质基础。饮食的摄纳、消化与吸收主要与脾胃、肝胆、大小肠、三焦等脏腑的功能活动密切相关。因此,询问患者饮食口味,可以了解其体内津液与水谷精气的盈亏及输布是否正常,判断脾胃及相关脏腑功能的盛衰,对临床诊断具有重要意义。

问饮食口味,主要应了解患者有无口渴的感觉及饮水情况,包括饮水量、是否欲饮,喜冷饮或喜热饮;食欲好坏,食量,对食物的喜恶,进食时有无梗噎不顺之感;口中有无异常味觉等。

(一)口渴与饮水

口渴是指口中干渴的感觉,饮水是指实际饮水的多少及喜恶。口渴与饮水密切相关,是体内津液盛衰、输布情况及病性寒热虚实的反映。

1. 口不渴饮:是指口中不渴,且不欲饮水。提示机体津液未伤,多见于寒证、湿证,或无明显燥热的病证。由于寒湿同属阴邪,寒不消水,湿邪类水,虽病而津液未伤,故口不渴且不欲饮。

2. 口渴欲饮:是指口渴而欲饮水,是津液损伤的表现,多见于燥证、热证。口渴的程度及饮水的多少直接反映着体内津伤的程度。如口干微渴,兼发热,咽喉肿痛者,多见于外感温热病初期,伤津较轻;大渴喜冷饮,兼壮热面赤,汗出,脉洪数者,属里热炽盛,津液大伤,多见于里实热证;口渴多饮,伴小便量多,多食易饥,身体消瘦者,为消渴病。若剧吐、过汗,或泻下、利小便失度,也可造成体内津液大量丢失,而出现大渴引饮。

3. 渴不欲(多)饮:是指虽口干而渴,但不欲饮水或饮水不多。多是津液损伤较轻,或津液未伤,但其气化、输布发生障碍,津液不能上承所致。常见于阴虚证、湿热证、痰饮内停、瘀血内停及温病热入营分证。若口燥咽干而不多饮,兼颧红盗汗、舌红少津者,属阴虚证,阴虚津液不足则口干,因非实热,故不多饮。若渴不欲饮,兼身热不扬、头身困重、脘闷苔黄腻者,属湿热证,热伤津液,则口渴,湿邪类水,故不欲饮。若渴喜热饮,饮水不多,或水入即吐者,多属痰饮内停,或阳气虚弱,饮停阳弱,津液不得气化上承,则口渴喜热饮,饮水不多;饮停于胃,胃失和降,故水入即吐。

若口干,但欲漱水而不欲咽,兼舌紫暗或有瘀斑者,多属瘀血内停,瘀血内阻,气不化津,津不上承,则口干,因非津亏,故不欲咽。口渴饮水不多,也可见于温病热入营分证,热邪耗津,故口渴;邪热入营,蒸腾营阴上承,故不甚渴饮。

(二)食欲与食量

食欲是指对进食的要求和对摄食的欣快感,食量是指进食的多少。食欲和食量与脾胃的功能有直接关系。胃主受纳、腐熟水谷,脾司运化,传输水谷精微,共同完成饮食物的消化吸收。胃气和降,脾气健运,则食欲有常,并能保持适当的食量。如脾胃或相关脏腑发生病变,常可引起食欲与进食的异常。询问患者的食欲与食量,对于判断病体脾胃功能的强弱及疾病的预后转归有着重要意义。

1. 食欲减退:又称不欲食、纳呆或纳少,是指食欲不振,不思饮食,或食之无味,食量减少,甚至无饥饿感和进食要求。

新病食欲减退一般是正气抗邪的保护性反应;久病食欲减退,食量渐减,是脾胃功能衰弱的表现。食欲减退,伴见头身困重,脘闷腹胀,舌苔厚腻者,多由湿盛困脾所致;食欲减退,兼有腹胀便溏,神疲倦怠,面色萎黄,舌淡,脉虚者,多属脾胃气虚。

2. 厌食:又称恶食,是指厌恶食物,或恶闻食味。

若厌食,兼有嗳气酸腐,脘腹胀满,舌苔厚腻者,多属食滞胃腑;若厌食油腻之物,兼脘腹痞闷,呕恶便溏,肢体困重者,多属脾胃湿热;若厌食油腻厚味,伴胁肋胀痛灼热,口苦泛呕,身目发黄者,多为肝胆湿热。

妊娠早期,若有择食或厌食反应,多为妊娠后冲脉气逆,影响胃之和降所致,多属生理现象。但反复出现恶心呕吐,厌食,甚至食入即吐者,则属病态,称为妊娠恶阻,是妊娠期常见的疾病。

3. 消谷善饥:又称多食易饥,是指食欲过旺,食量增大,但食后不久即感饥饿。

若多食易饥,兼见口渴心烦,口臭便秘者,为胃火亢盛,腐熟太过所致;若兼见多饮多尿,形体消瘦者,属消渴病,为胃肾阴亏火亢所致;若兼大便溏泄者,多属胃强脾弱。

4. 饥不欲食:是指患者似饥非饥,且不欲食,或进食不多。

饥不欲食多为胃阴不足所致。胃阴亏虚,虚火内扰则似饥非饥;阴虚胃弱,受纳腐熟功能减退,故不欲食。

5. 偏嗜食物:是指患者嗜食某种食物或异物。

由于地域与生活习惯的不同,正常人常有饮食偏嗜,一般不会引起疾病,但若偏嗜太过,则有可能导致病变。偏嗜肥甘,易生痰湿;偏食生冷,易伤脾胃;过食辛辣,易病燥热。妇女妊娠期间,偏嗜酸辣等食物,属生理现象。

若嗜食生米、泥土、纸张等异物,兼见消瘦,腹胀腹痛者,多属虫积。因饮食不洁,虫积腹内,可致脾失运化,机体失养。常见于小儿。

此外,在疾病过程中,食欲恢复,食量渐增,是胃气渐复,疾病向愈之兆;若食欲渐退,食量渐减,是脾胃功能衰退之象,提示病情加重。若久病或重病患者,本不能食,突然欲食或暴食,称为"除中",是脾胃之气将绝的危象。

若患者自觉吞咽艰涩,进食梗噎不顺,胸膈阻塞,饮食难下,甚至食入即吐者,称为噎膈,多为肝脾肾功能失调,痰、气、血互结,津枯血燥,渐致食管狭窄不通所致。

（三）口味

口味,指口中有无异常的味觉。味觉为舌的功能之一。因脾开窍于口,其他脏腑之气亦可循经上至于舌,故口味异常常为脾胃功能失常或其他脏腑病变的反映。

口淡,伴有食欲减退者,多见于脾胃气虚或寒证。

口苦,多见于肝胆火旺、心火、胃热、胆气上逆等证。

口甜,多见于脾胃湿热或脾气亏虚之证。属脾胃湿热者,多见口甜而黏腻不爽;属脾气虚者,多见口甜而涎沫稀薄。

口酸,多见于肝胃郁热、肝胃不和及饮食停滞之证。属饮食停滞者,口中多有酸腐气味。

口咸,多与肾虚及寒水上泛有关。

口涩,多为燥热伤津,或脏腑阳热偏盛,气火上逆所致。

口中黏腻不爽,伴苔厚腻者,多由湿浊、痰饮、食积等所致。口黏腻常与味觉异常同见,如黏腻而甜,多为脾胃湿热;黏腻而苦,多属肝胆湿热。

此外,患者若有口舌麻木、口腔疼痛,虽不属口味的异常,但有一定临床意义。口舌麻木而感觉减退者,应注意肝阳化风之可能,亦可因使用某些药物过量所致。口腔疼痛者,多因脾胃有热,或心火上炎,或阴虚火旺所致。

六、问二便

大小便的排出是机体新陈代谢的正常生理现象。大便的排泄,虽直接由大肠所司,但与脾胃的腐熟运化、肝的疏泄、命门的温煦、肺气的肃降等有着密切关系。小便的排泄,虽直接由膀胱所主,但与肾的气化、脾的运化、肺的肃降和三焦的通调等功能密不可分。故询问大小便状况,不仅可以了解机体消化功能强弱、水液代谢的情况,而且也是判断疾病寒热虚实的重要依据。如《景岳全书》说:"二便为一身之门户,无论内伤外感,皆当察此,以辨其寒热虚实。"

询问患者二便情况,应注意了解大小便的性状、颜色、气味及排便的时间、量、次数、感觉与兼症等。有关二便的颜色、气味等内容,已分别在望诊、闻诊中讨论,这里着重介绍二便的性状、次数、量及排便感等内容。

（一）大便

健康成人一般每日或隔日大便一次,色黄质软成形,排便顺畅,便内无脓血、黏液及未消化的食物等。询问大便应注意便次、便质及排便感的异常。

1. 便次异常

（1）便秘　又称大便难,是指大便秘结不通,排出困难,便次减少,或排便时间延长,欲便而艰涩不畅。

便秘有虚实之分。实证便秘者,多因邪滞胃肠,腑气不通所致,如热结肠道,或寒凝肠腑。虚证便秘者,多因气血阴阳不足,肠失濡润,推动乏力所致。便秘伴腹胀痛拒按,壮热面赤,口干口渴,舌苔黄燥,为热结便秘;便秘伴面色苍白,手足不温,舌淡,脉沉迟,为寒凝便秘;便秘伴口燥咽干,舌红少苔,脉细数,为阴虚便秘;便秘伴面白无华,少气乏力,头晕目眩,为气血亏虚所致的便秘。

（2）泄泻　指便次增多,便质稀薄,甚至粪如水样。

泄泻有虚实之分。一般新病暴泻者,多属实证;久病缓泻者,多属虚证。如泄泻,伴有食欲不振,腹胀隐痛,身倦消瘦者,多因脾虚失运,水湿下注所致;如黎明前脐腹作痛,肠鸣即泻,泻后则安,伴有形寒肢冷,腰膝酸软者,称为"五更泄",多由脾肾阳虚,寒湿内积所致;如泄泻暴作,伴有急迫腹痛,泻下不爽,肛门灼热者,为湿热蕴结大肠所致;如泻下清稀,伴有腹部冷痛,肠鸣,苔白腻者,为寒湿所致;如泻下臭秽,伴有呕吐酸腐,腹胀纳减者,为食滞内停所致;如腹痛作泻,泻后痛减,伴有情志抑郁,脉弦者,为肝郁乘脾所致。

2. 便质异常

(1)完谷不化 指大便中经常含有较多未消化的食物。多见于脾胃虚寒,或肾虚命门火衰,或食滞胃肠。

(2)溏结不调 指大便干稀不调。大便时干时稀,多为肝脾不调所致;大便先干后稀,多为脾胃虚弱所致。

(3)便血 指血从肛门排出体外,或便中带血,或便血相混,或便后滴血,或全为血便。

便血多因胃、肠脉络受损所致,应注意询问便血的颜色及质地。若便血紫暗,或便黑如柏油,为远血,多因胃肠瘀血伤络,或脾不统血所致;若便血鲜红,粪血不融合,为近血,多为热邪内盛,灼伤肠络,或肛门局部病变所致;若大便中夹有脓血黏液(称为脓血便),多见于痢疾,常为湿热积滞交阻于肠道,脉络受损,气血瘀滞腐败所致。

3. 排便感异常

(1)肛门灼热 指排便时肛门有灼热感。多因湿热下注大肠,或郁热下迫大肠所致。

(2)里急后重 指腹痛窘迫,时时欲便,肛门重坠,便出不爽。多因湿热内阻,肠道气滞所致。

(3)排便不爽 是指便出不畅,有滞涩难尽之感。多因湿热蕴结,肠道气机不畅,或肝气乘脾,肠道气滞;或食滞胃肠,气机不畅所致。

(4)滑泄失禁 又称大便失禁,指大便不能控制,滑出不禁,甚则便出而不自知。若见于久病年老体弱,或久泻不愈者,多因脾肾虚衰,肛门失约所致;若新病腹泻势急而大便未能控制,或神志昏迷而大便自行流出者,虽亦为肛门失约,但多因邪迫大肠,或神失所主而致。

(5)肛门气坠 指肛门有下坠之感,甚则脱肛,常于劳累或排便后加重。多属脾虚,中气下陷,常见于久泻或久痢不愈的患者。

(二)小便

健康成人在一般情况下,日间排尿 3~5 次,夜间 0 或 1 次,每昼夜总尿量 1 000~2 000 mL。尿色淡黄而质清,无特殊气味。尿次和尿量常受饮水、气温、汗出、年龄等多种因素的影响。

小便为津液所化,问小便的情况,可诊察体内津液的盈亏和有关脏腑的气化功能是否正常。问小便一般包括问尿量、尿次、排尿感觉等情况。

1. 尿量异常

(1)尿量增多 指尿次、尿量皆明显超过正常。如小便清长量多,畏寒喜暖者,属虚寒证,因阳气虚衰,气不化津所致;如多尿而伴多饮、多食、消瘦疲乏者,多为消渴病。

(2)尿量减少 指尿次、尿量皆明显少于正常。如尿少而色黄者,为热盛伤津或汗、吐、下太过所致;如尿少而伴有水肿者,为肺、脾、肾功能失常,气化不利,水湿内停所致。

2. 尿次异常

(1)小便频数 指排尿次数增多,时欲小便。小便频数,短赤而急迫者,多属膀胱湿热,气化失职所致;小便频数,量多色清,夜间尤甚者,多因肾阳不足,膀胱失固所致。

（2）癃闭　小便不畅，点滴而出为癃；小便不通，点滴不出为闭，合称癃闭。癃闭的病机有虚实之分。因肾阳亏虚，气化无力者，属虚证；因湿热蕴结膀胱，或肺热气壅，或瘀血、结石阻塞而致者，属实证。

3. 排尿感觉异常

（1）小便涩痛　指小便排出不畅而痛，或伴急迫、灼热等感觉。多因湿热蕴结，膀胱气化不利所致，常见于淋证。

（2）余沥不尽　又称尿后余沥，指排尿后小便仍点滴不尽的症状。多因肾气不固，膀胱失约所致，常见于老年或久病体衰者。

（3）小便失禁　指患者神志清醒，小便失控而自遗。多属肾气不足，下元不固，或下焦虚寒，膀胱失煦所致。若神昏而小便自遗者，属危重证候。

（4）遗尿　俗称尿床，指睡眠中小便自行排出。多因肾气不足，膀胱失约所致，常见于儿童。

七、问情绪

情志，在现代心理学中称为情绪或情感活动。对于患者情绪的诊察，不仅要询问、了解患者的主观体验，还要注意结合观察患者的表情、姿态、动作及讲话的声音、语气等加以判断，并根据情绪反应的强度、持续时间和性质等，确定患者是否存在情绪异常，以及占主导的情绪状态。临床上常见的情绪状态有以下几个类型。

（一）抑郁

抑郁常表现为持续的情绪低落，心境苦闷，寡言少语，愁眉不展，唉声叹气，善悲易哭，兴趣缺乏，甚至意志消沉，悲观绝望，自罪自责，有自杀观念或行为等。

抑郁情绪的发生多责之于肝、心、脾、肾及气血功能的失调，常见于肝气郁结、肝郁脾虚、心脾两虚、脾肾阳虚等证。

（二）情绪高涨

情绪高涨常表现为与环境不相符的过分愉快、欢乐的病态喜悦。如精力充沛，兴奋多语，情绪不稳，讲话时语言高昂，眉飞色舞，喜笑颜开，表情丰富、生动，对一切都非常乐观，对任何事都有兴趣，自负、自信，甚至流于夸大等。情绪高涨多因痰火内扰，或心肾阴虚，虚火内动所致。

（三）焦虑

焦虑是指在缺乏明显客观因素或充分根据的情况下，患者经常担心可能发生和难以预料的某种危险或不幸事件而忧虑不安，紧张恐惧，顾虑重重，以致出现搓手顿足，坐卧不宁，唉声叹气，怨天尤人，若大祸将临，惶惶不可终日的症状，即使多方劝解也不能消除焦虑。有时，患者也可表现为一种突然发生的极端焦虑状态，出现强烈的恐惧感，并伴有心悸胸闷，胸前压迫感，有如将要窒息等。

焦虑情绪的发生多因脏腑亏损，心神失养，或邪热内扰，心神不安所致，常见于心胆气虚、心脾两虚、阴虚内热及胆郁痰扰等证。

（四）恐惧

恐惧是指患者对某种客观刺激产生的一种不合理的情绪反应，表现为紧张、害怕、提心吊胆，并伴有心悸、气促、汗出、颤抖、面色改变等，而且患者明知这种情绪的出现是荒唐的、不必要的，却不能摆脱。

虚实因素均可引发恐惧情绪。如患者表现为胆怯寡断,性情忧郁,遇事善恐,伴胸胁空痛不适,气短乏力等,属于肝胆气虚;表现为善思多虑,触事易恐,伴有心悸健忘,自汗气短,失眠多梦,身倦乏力,面色无华,舌淡苔薄白,脉细弱者,属于心之气血两虚;表现为性急易怒,善惊易恐,眩晕耳鸣,胸胁满闷,失眠多梦,口干口苦,舌红苔黄腻,脉弦滑数者,属于胆郁痰扰。

(五)烦躁

烦躁是指心中烦热不安,手足躁扰不宁。其中"烦"即"心烦",为心中郁烦的一种情绪体验,属于自觉症状;"躁"即"躁扰""躁动",为表现于外部的手足躁扰不宁,属于他觉症状。因为两者常常伴随出现,所以往往并称。

烦躁之发,多属心神异常。属实者,多由邪热、痰火、瘀血为患;属虚者,多为阴虚火旺。表现为烦躁不宁,伴有发热面赤,痰黄黏稠,大便秘结,小便短黄,舌红苔黄腻,脉滑数者,为痰火内扰所致;表现为虚烦不寐,躁扰不宁,伴有心悸怔忡,健忘多梦,手足心热,潮热盗汗,咽干口燥,尿黄便干,舌红少苔,脉细数者,为阴虚火旺所致。

八、问睡眠

睡眠是人体重要的生理活动,与人体卫气的循行、阴阳的盛衰、气血的盈亏及心肾的功能密切相关。正常情况下,卫气昼行于阳经,阳气盛则醒;夜行于阴经,阴气盛则眠。如《灵枢·口问》所说:"阳气尽,阴气盛,则目瞑;阴气尽而阳气盛,则寤矣。"若机体气血充盈,阴平阳秘,则睡眠正常;若机体气血失和,阴阳失调,则可出现睡眠失常。

问睡眠主要通过询问睡眠时间的长短、入睡的难易、是否易醒、有无多梦等情况及其他兼症,以作为辨证的依据。睡眠失常主要分为失眠和嗜睡两类。

(一)失眠

失眠又称不寐或不得眠,是以经常不易入睡,或睡而易醒不能再睡,或睡而不酣时易惊醒,甚至彻夜不眠为特征,且常伴有多梦。

失眠是由阳不入阴,神不守舍所致,其病机有虚实之分。虚者多因阴血亏虚,心神失养;实者多因邪气内盛,心神被扰。不易入睡,甚至彻夜不眠,兼心烦多梦,潮热盗汗,腰膝酸软者,多见于心肾不交;睡后易醒,兼心悸,纳少乏力,舌淡脉虚者,多见于心脾两虚;睡眠时时惊醒,兼眩晕胸闷,胆怯心烦,口苦恶心者,多见于胆郁痰扰;夜卧不安,腹胀嗳气者,多为食滞内停。

(二)嗜睡

嗜睡又称多寐、多睡眠。是以不论昼夜,神疲困倦,睡意很浓,经常不自主地入睡为特征。

嗜睡的病机总属阳虚阴盛。困倦嗜睡,伴头目昏沉,胸闷脘痞,肢体困重者,乃痰湿困脾,清阳不升所致;饭后嗜睡,兼神疲倦怠,食少纳呆者,多由中气不足,脾失健运所致;大病之后,精神疲乏而嗜睡,是正虚未复的表现;嗜睡而精神疲惫,伴有畏寒肢冷,踡卧喜温者,为阳气衰微。

昏睡与嗜睡不同。嗜睡者,神疲困倦,时时欲睡,但呼之即醒,神志清楚,醒后复睡;而昏睡者,日夜沉睡,神志模糊不清,不能正确应答,甚则对外界刺激无任何反应。如温病患者出现高热神昏,昏睡不醒,是热入心包之象;中风患者见昏睡而有鼾声、痰鸣,为痰瘀蒙蔽心神,均属危象。

九、问妇女

妇女在解剖和生理方面的特殊性决定着其可能出现月经、带下、妊娠、产育等方面的病理变化。所以对发育成熟期的女性患者,除上述问诊内容外,还应注意询问经、带、胎、产等方面的情况。其中,妊娠、产育方面的病变,参见《中医妇科学》。妇女在非妊娠期、产育期患病,一般重点询问月经和带下,而妊娠和产育只作为个人生活史的部分内容询问,以了解其是否与所患其他疾病有关。

月经、带下的异常,不仅属于妇科常见疾病,也是全身病理变化的反映。因此,即使患一般疾病,也应注意询问月经、带下的变化。

(一)问月经

月经是指发育成熟的女子胞宫周期性出血的生理现象。因其犹如海水之涨落,每月1次,信而有期,故又称月信、月水。

健康女子月经第一次来潮,称为初潮,多在14岁左右;月经闭止,称为绝经,多在49岁左右。月经周期一般为28天左右,行经3~7天,每次经量一般为50~100 mL,经色正红,经质不稀不稠,不夹血块。在妊娠期及哺乳期月经一般不来潮。由于月经的形成与肾、肝、脾、胞宫、冲任两脉及气血等的关系十分密切,所以通过询问月经的有关情况,可以判断机体脏腑功能的状况及气血的盛衰。

问月经应注意了解月经的周期,行经的天数,月经的量、色、质,有无闭经或行经腹痛,末次月经日期,以及初潮或绝经年龄等。

1. 经期异常

(1)月经先期 指月经周期提前7天以上,并连续提前2个月经周期以上。多因气虚不能摄血,或热扰冲任,血海不宁等所致。

(2)月经后期 指月经周期延后7天以上,并连续错后2个月经周期以上。多因精血亏损、阳气虚衰,血源不足,使血海空虚,不能按时蓄溢,或气滞、寒凝、血瘀,冲任受阻所致。

(3)月经先后无定期 又称月经愆期,指经期不定,月经提前或延后7天以上,并连续发生3个月经周期以上。多因肝气郁滞,或瘀血阻滞,或脾肾虚损,使冲任气血失调,血海蓄溢失常所致。

2. 经量异常

(1)月经过多 指经量较常量明显增多而月经周期、经期基本正常。多因血热,经血妄行;或气虚,冲任不固,经血失约;或瘀阻胞络,络伤血溢等所致。

(2)崩漏 指非行经期间,阴道内忽然大量出血,或持续下血,淋漓不止。一般来势急,出血量多者,称为崩(中);来势缓,出血量少而淋漓不止者,称为漏(下)。其形成多因热伤冲任,迫血妄行;或脾肾气虚,冲任不固;或瘀阻冲任,血不归经所致。

(3)月经过少 指月经周期基本正常,月经量较常量明显减少,甚至点滴即净。多因精血亏少,或气血两虚,血海失充,或寒凝血瘀,冲任不畅所致。

(4)闭经 指女子年逾18周岁,月经尚未来潮;或已行经后又中断,停经3个月以上且未受孕者。多因脾肾亏损,冲任气血不足,血海空虚,或气滞、寒凝而血瘀,或痰湿阻滞胞宫,胞脉不通所致。部分少女初潮后,偶尔出现月经一两次停闭,而又无其他不适反应者,不作闭经论治。

此外,有些妇女终身无月经而同样能受孕者,称为"暗经";有行经前后或行经期经血上逆,见规律性、周期性吐血、衄血或目耳出血者,称为"倒经"。

3. 经色、经质异常:是指月经的颜色与质地发生异常改变。若经色淡红质稀,多属气虚或血少不充;经色深红质稠,多属血热内炽;经色紫暗,夹有血块,兼小腹冷痛者,多属寒凝血瘀。

4. 痛经:是指正值经期或行经前后,出现周期性小腹疼痛,或痛引腰骶,甚至剧痛难忍。若经前或经期小腹胀痛或刺痛,多属气滞或血瘀;经期小腹冷痛,得温痛减者,多属寒凝或阳虚;经期或经后小腹隐痛,多属气血两虚,胞脉失养所致。

(二)问带下

生理性带下是指妇女阴道内的一种少量、白色或透明、无臭的分泌物,具有润泽阴道、防御外邪入侵的作用。经期前后、排卵期或妊娠期,带下量略有增加者,仍属生理现象。若带下量过多,淋漓不断,或伴有颜色、质地、气味等异常改变者,称为病理性带下。问带下时,应注意询问带下的量、色、质和气味等情况。

1. 白带:带下色白、量多、质稀、少臭者,多属脾肾阳虚,寒湿下注所致;带下色白、质稠、状如凝乳,或呈豆腐渣状,气味酸臭,伴阴部瘙痒者,多属湿浊下注所致。

2. 黄带:带下色黄、质黏、气味臭秽者,多属湿热下注所致。

3. 赤白带:白带中混有血液,赤白杂见者,多因肝经郁热,或湿热下注所致。

此外,中老年妇女,带下颜色赤黄略褐,淋漓不断,伴气味臭秽异常者,多属湿热夹毒下注所致,预后多不良,应做妇科检查,以进一步明确诊断。

十、问男子

由于发育成熟期的男子有阴茎勃起、排泄精液等生理特点,可出现阳痿、早泄、遗精等病理变化,所以对男性患者还应注意询问其有无阴茎勃起、排泄精液等方面的异常情况。

(一)阳痿

阳痿是指男子阴茎不能勃起,或勃起不坚,或坚而不久,致使其不能进行房事。

阳痿有虚实之分。一般来说,初病多实,久病多虚;骤发多实,渐发多虚;青壮年多实,老年多虚;继发者多实,原发者多虚。因房劳过度、思虑劳心、忧郁太过而致者,多属命门火衰、阴虚火旺、心脾两虚之虚证;因情志不遂、邪气内停,阻滞宗筋而致者,多属肝郁气结、湿热下注、瘀血阻络之实证。阳痿伴面色㿠白,畏寒肢冷,腰膝酸痛等症者,为肾阳不足,命门火衰所致;阳痿伴有面色无华,心悸少寐,倦怠食少,神疲乏力等症者,为心脾两虚所致;阳痿情志不畅,伴有抑郁寡欢,或急躁易怒,善太息,胁肋胀闷,脉弦等症者,为肝气郁结所致;阳痿伴有小便灼热,或滴白浑浊,少腹不适,睾丸抽痛等症者,为湿热下注;阳痿继发于跌仆金刃,或盆腔、会阴部手术,伴有少腹、睾丸局部刺痛,舌紫暗等症者,属瘀血阻络所致。

(二)阳强

阳强是指阴茎异常勃起,久举不衰。

阴茎异常勃起,胀痛剧烈,伴有急躁易怒,胁肋胀痛,口苦心烦等症者,为肝火内扰所致;阴茎异常勃起,疼痛较轻,勃起持续时间较短,伴有性欲亢进,头晕耳鸣,潮热盗汗,腰膝酸软等症者,为肝肾阴虚,命火妄动所致。

(三)遗精

遗精是指不经性交,而精液自行遗泄。其中,有梦而遗,称为梦遗;无梦而遗,甚至清醒时精液自流者,称为滑精。成年未婚男子,或婚后夫妻分居者,每月遗精1~2次,次日不出现明显不适感觉或其他症状者,属于生理性遗精。

遗精频作,甚至滑精,伴有头昏目眩,耳鸣腰酸等症者,为肾气虚损,精关不固所致;阳强易举,梦中遗精,伴有夜寐不安,五心烦热,心悸怔忡等症者,属心肾不交所致;有梦而遗,伴有面白无华,心悸气短,失眠健忘等症者,为心脾两虚所致;遗精频作,多有梦而遗,伴有尿时有精液外流,或小便赤涩不畅,或阴部潮湿发痒等症者,多属湿热下注所致。

(四) 早泄

早泄是指性交时间极短即精液自泄,不能正常行房事。

早泄,伴有腰酸或冷痛,神疲乏力,舌淡,脉沉弱,两尺尤甚等症者,属肾阳亏虚所致;早泄,伴有阳事易兴,虚烦不寐,腰膝酸软,潮热盗汗等症者,属肝肾阴虚,相火妄动所致。

十一、问小儿

儿科古称"哑科",问诊比较困难,医生主要通过询问陪诊者获得病情资料。小儿在生理上具有脏腑娇嫩、生机蓬勃、发育迅速的特点;在病理上具有发病较快、变化较多、易虚易实的特点。因此,问小儿除一般问诊内容外,还要结合小儿的生理病理特点,着重询问下列几个方面。

(一) 出生前后情况

新生儿(出生至第 28 天)的疾病多与先天因素或分娩情况有关,故医生应着重询问妊娠期及产育期母亲的营养健康状况,有何疾病,曾服何药,分娩时是否难产、早产等,以了解小儿的先天情况。

婴幼儿(1 个月至 3 周岁)发育较快,需要充足的营养供给,但其脾胃功能又较弱,如喂养不当,易患营养不良、腹泻及"五软""五迟"等病,故应重点询问喂养方法及坐、爬、立、走、出牙、学语的迟早等情况,从而了解小儿后天营养状况和生长发育是否符合规律。

(二) 预防接种史、传染病史

小儿 6 个月 ~ 5 周岁之间,从母体获得的先天免疫力逐渐消失,而后天的免疫功能尚未完善,故易感染水痘、麻疹等急性传染病。预防接种可帮助小儿建立后天免疫功能,以减少感染发病。患过某些传染病(如麻疹)的小儿,常可获得终身免疫力,不会再患此病。若密切接触传染病患者,如水痘、丹痧患者等,常可引起小儿感染发病。因此,询问上述情况,可作为确定诊断的重要依据。

(三) 发病原因

小儿脏腑娇嫩,抵抗力弱,调节功能低下,易受气候及环境影响而发病。如小儿易感受六淫之邪而发外感病,出现发热恶寒、咳嗽、咽痛等症;小儿脾胃薄弱,消化能力差,极易伤食,出现呕吐、泄泻等症;婴幼儿脑神经发育不完善,易受惊吓,可见哭闹、惊叫等症。所以要了解小儿发病原因,应注意围绕上述情况进行询问。

【思考题】

1. 问诊的方法和注意事项有哪些?

2. 寒热症状有哪些常见类型?各自的表现特征及临床意义如何?

3. 常见的里证汗出有哪些?各自的表现特征及临床意义如何?

4. 常见的疼痛性质有哪些?临床意义如何?

5. 如何根据头痛的具体部位辨别病变的经脉?

6. 患者渴不欲(多)饮的临床意义如何?

7. 食欲减退、厌食、消谷善饥、饥不欲食各有何临床意义？

8. 常见的口味异常有哪些？临床意义如何？

9. 便秘和泄泻常见的原因有哪些？

10. 常见的排尿感异常有哪些？各有何临床意义？

11. 失眠与嗜睡常见的原因各有哪些？

（祝美珍　王少贤）

数字课程学习……

👤 学习辅导　　✍ 自测题　　⬇ 教学PPT　　📶 拓展资源　　⚥ 典型病例

切　诊

切诊分脉诊和按诊两部分,是医生用手对患者体表某些部位进行触、摸、按、压,从而获得病情资料的一种诊察方法。脉诊是切按患者一定部位的脉搏,按诊是对患者的肌肤、手足、胸腹及其他部位进行触摸按压。

第一节　脉　诊

脉诊即切脉,是医生用手指切按患者的脉搏,感知脉动应指的形象,以了解病情的诊察方法。

传统脉诊是凭借医生手指的灵敏触觉来体会分辨的。因此,学习脉诊既要掌握脉学的基本理论、基本知识,又要掌握切脉的基本技能,勤于实践,悉心体会,才能做到心中明了,指下易辨。

一、脉象形成的原理

脉象是脉动应指的形象。脉象的形成与心脏的搏动、脉道的通利和气血的盈亏直接相关。人体的血脉贯通全身,内连脏腑,外达肌表,运行气血,周流不休,故脉象能反映全身脏腑功能、气血阴阳的整体状况。

(一)心脏搏动是脉象形成的动力

心主血脉,心脏搏动以推动血液在脉管内正常运行,从而形成脉搏。因此,心脏搏动是脉象形成的动力。而心脏的搏动和血液在血管中的运行均由心气所主宰,并为宗气所推动。《灵枢·邪客》说:"宗气积于胸中,出于喉咙,以贯心脉,而行呼吸焉。"指出心之搏动、血之运行虽由心所主宰,但亦为宗气之所司,故心气充沛,宗气贯行心脉,则心脏搏动如常,脉道通利无阻。

(二)气血运行是脉象形成的基础

脉为血府,脉管是气血运行的通道。脉道必赖血液以充盈,因而血液的盈亏直接关系到脉象的强弱;气为血帅,血液的运行全赖于气的推动与固摄,心搏的强弱和节律亦赖气的调节;血为气母,血载气行则周身得养。因此,气血运行是脉象形成的物质基础,脉象可在一定程度上反映气血的状况。若气血充足,则脉象和缓有力;气血不足,则脉象细弱无力;气滞血瘀,则脉象滞涩而不畅。

（三）脏腑协同是脉象正常的前提

血液能在脉管中运行不息，流布全身，除了心脏的主宰、推动作用外，还必须有其他四脏的协调、配合。肺主气，司呼吸，肺脏通过"肺朝百脉"的联系和参与宗气的生成而调节全身气血的运行，即具有助心行血的功能。脾胃受纳、运化水谷精微，为气血生化之源，决定着脉象"胃气"的有无；脾主统血，保障血液在脉管内循行而不溢于脉外。肝藏血，主疏泄，既能调节血量，又可促使气血运行。肾藏精，为元阴、元阳之根，也是脉象之根；肾精可以化血，是血液生成的重要来源之一。可见，正常脉象的形成，有赖于脏腑功能的协同、配合。

二、脉诊的部位、方法和注意事项

（一）脉诊的部位

按照切脉的部位脉诊可分为遍诊法、三部诊法和寸口诊法三种。自晋以来主要用寸口诊法，遍诊法和三部诊法已较少采用，只在危急的病证及两手寸口无脉时才配合使用。

1. 遍诊法：源自《内经》。《素问·三部九候论》曰："人有三部，部有三候，以决死生，以处百病，以调虚实，而除邪疾。"即切脉的部位有头、手、足三部，每部又各分天、地、人三候，合而为九，故又称为"三部九候法"（表 4-1-1、图 4-1-1）。

表 4-1-1　遍诊法切脉部位及临床意义

三部	九候	相应经脉和穴位	诊断意义
上部（头）	天	足少阳经（两额动脉）　太阳穴	候头角之气
	地	足阳明经（两颊动脉）　巨髎穴	候口齿之气
	人	手少阳经（耳前动脉）　耳门穴	候耳目之气
中部（手）	天	手太阴经　寸口部的太渊穴、经渠穴	候肺
	地	手阳明经　合谷穴	候胸中之气
	人	手少阴经　神门穴	候心
下部（足）	天	足厥阴经　足五里穴或太冲穴	候肝
	地	足少阴经　太溪穴	候肾
	人	足太阴经　箕门穴或足阳明冲阳穴	候脾胃

2. 三部诊法：首见于汉代张仲景《伤寒论》，即诊人迎、寸口、趺阳三脉。其中，以寸口候十二经，以人迎、趺阳分候胃气；也有太溪脉，以候肾气者。

3. 寸口诊法：寸口，又称"气口"或"脉口"，位于腕后高骨（桡骨茎突）内侧桡动脉所在部位。寸口诊法，始见于《内经》，详见于《难经》，推广于晋代王叔和的《脉经》。

寸口又分寸、关、尺三部，即以桡骨茎突为标记，其内侧部位即为关，关前（腕端）为寸，关后（肘端）为尺，两手合而为六部脉。寸、关、尺三部又可施行浮、中、沉三候。《难经·十八难》说："三部者，寸、关、尺也；九候者，浮、中、沉也。"由此可见，寸口诊法的三部九候，与遍诊法的三部

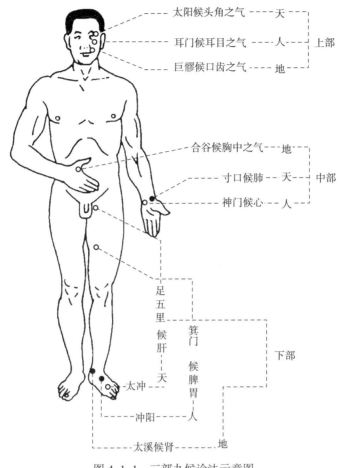

图 4-1-1　三部九候诊法示意图

九候名同而实异。

诊脉独取寸口的原理,一是寸口脉为手太阴肺经原穴太渊所在之处,十二经脉之气汇聚于此,故称为"脉之大会";二是肺朝百脉,因而寸口脉气能够反映五脏六腑的气血状况;三是寸口在腕后,此处肌肤薄嫩,脉易暴露,切按方便。

寸、关、尺分候脏腑首见于《内经》,所叙述的内容为:

左寸外以候心,内以候膻中。右寸外以候肺,内以候胸中。

左关外以候肝,内以候膈。右关外以候胃,内以候脾。

左尺外以候肾,内以候腹中。右尺外以候肾,内以候腹中。

后世对寸、关、尺分候脏腑,多以《内经》为依据而略有变更,参见表 4-1-2。

表 4-1-2　寸口分候脏腑的几种学说比较

文献	寸		关		尺		说明
	左	右	左	右	左	右	
《难经》	心 小肠	肺 大肠	肝 胆	脾 胃	肾 膀胱	肾 命门	大小肠配心肺是表里相属。右肾属火,故命门亦候于右尺
《脉经》	心 小肠	肺 大肠	肝 胆	脾 胃	肾 膀胱	肾 三焦	
《景岳全书》	心 心包络	肺 膻中	肝 胆	脾 胃	肾 膀胱 大肠	肾 三焦 命门 小肠	大肠配左尺,是金水相从;小肠配右尺,是火归火位
《医宗金鉴》	心 膻中	肺 胸中	肝 膈 胆	脾 胃	肾 膀胱 小肠	肾 大肠	小肠配左尺,大肠配右尺,是以部位相配,故又以三焦分配寸、关、尺三部

必须指出,寸口部寸、关、尺分配脏腑,其所候的是五脏六腑之气,而不是脏腑之脉出于何部。

（二）脉诊的方法（ 4-1-1）。

1. 时间:《内经》认为清晨是诊脉的最佳时间,因为患者清晨尚未进食及活动等,体内、外环境都比较安静,气血经脉受到的干扰因素最少,故容易诊得患者的真实脉象。虽然临床实际中不可能都在平旦切脉,但诊脉时使患者处于平静的环境之中,是可以做到的。即诊脉之前,先让患者休息片刻,使呼吸调匀,气血平和,同时诊室保持安静,以利于医生体会脉象。

切脉的操作时间一般在 1 min 以上,以 3~5 min 为宜。诊脉时,医生的呼吸要自然均匀,用自己一呼一吸的时间去计算患者脉搏的次数,此即平息。此外,医生必须思想集中,全神贯注,仔细体会,才能识别指下的脉象。

2. 体位:患者取坐位或正卧位,手臂放平和心脏近于同一水平,直腕,手心向上,并在腕关节背垫上脉枕,以便于切脉。不正确的体位,会影响局部气血的运行而影响脉象,只有采取正确的体位,才能获得比较准确的脉象。

3. 指法:医生面对患者,以左手切按患者的右手,以右手切按其左手。

（1）手指定位与布指　诊脉下指时,首先用中指定关,即医生用中指按在患者掌后高骨内侧关脉部位,接着用食指按关前的寸脉部位,无名指按关后的尺脉部位。三指呈弓形,指头平齐,以指目(即指尖和指腹交界棱起之处,与指甲二角连线之间的部位)按触脉体,因指目感觉较灵敏。布指疏密合适,要和患者的身高相适应,身高臂长者,布指宜疏,身矮臂短者,布指宜密。小儿寸口部位甚短,一般多用一指定关法诊脉,即用拇指统按寸、关、尺三部脉。

（2）总按与单按　三指平布,同时用力按脉,称为总按,目的是总体体会三部九候脉象;分别用一指单按其中一部脉象,重点体会某一部脉象,称为单按。临床上总按、单按常配合使用。

（3）举按寻　是指医生诊脉时运用指力的轻重和挪移，以诊察、辨别脉象的指法。举法：用手指较轻地按在寸口脉搏跳动部位以体察脉象，又称"浮取"或"轻取"；按法：手指用力较重，甚至按到筋骨以体察脉象，又称"沉取"或"重取"；寻法：指力从轻到重，从重到轻，左右前后推寻，以寻找脉动最明显的特征，指力适中，不轻不重，按至肌肉而取脉的方法，又称"中取"。

（三）脉诊的注意事项

1. 环境安静：诊脉时应注意诊室环境安静，避免因环境嘈杂对医生和患者造成干扰。

2. 静心凝神：医生诊脉时应安神定志，集中注意力认真体察脉象。患者须平心静气，如有运动、情绪激动等因素，应让其休息片刻，待其平静后方可诊脉。

3. 体位正确：诊脉时应尽量使寸口与心脏保持在同一水平，不宜将手臂过高抬起、双手握拳，压迫、扭转或低垂上臂等，以免影响局部气血运行，产生与疾病无关的脉象。

三、脉象要素及正常脉象

（一）脉象要素

中医脉象名目繁多，而不同类型的兼脉更难以计数，因此，将脉象按其要素归类论述，可以达到执简驭繁的目的。

脉象要素通常以位、数、形、势四方面进行分析归纳，以四要素统括28脉。

位，指脉搏位置的浅深；数，指脉搏的至数和节律；形，指脉形的粗细、长短，脉管的硬度及脉搏往来的流利度；势，指脉搏力量的强弱，与脉的硬度和流利度也密切相关。任何一种脉象都具有"位、数、形、势"四种属性，即具有脉位（深浅）、至数、脉长（长短）、脉力（强弱）、脉宽（粗细）、流利度、紧张度、均匀度八个方面的特征，这些要素和特征的不同变化及组合，就成为多种多样的脉象。

了解脉象的四大要素和八个方面的特征，将有助于理解和掌握平脉及28脉的脉象，学会在比较中识别各种脉象。

1. 脉位：指脉动显现部位的浅深。脉位表浅为浮脉，脉位深沉为沉脉。

2. 至数：指脉搏的频率。中医以一个呼吸周期为脉搏的计量单位。一呼一吸为"一息"。一息脉来四五至为平脉，一息五至以上为数脉，一息不足四至为迟脉。

3. 脉长：指脉动应指的轴向范围长短。脉动范围超越寸、关、尺三部称为长脉，应指不及寸、尺两部，但见关部或寸部者均称为短脉。

4. 脉力：指脉搏的强弱。脉搏应指有力为实脉，应指无力为虚脉。

5. 脉宽：指脉动应指的径向范围大小，即手指感觉到脉道的粗细（不等于血管的粗细）。脉道宽大的为大脉，狭小的为细脉。

6. 流利度：指脉搏来势的流利通畅程度。脉来流利圆滑者为滑脉；来势艰难，不流利者为涩脉。

7. 紧张度：指脉管的绷紧或弛缓程度。脉管绷紧为弦脉，弛缓为缓脉。

8. 均匀度：包括两个方面，一是脉动节律是否均匀，二是脉搏力度、大小是否一致。一致为均匀，不一致为参差不齐。

（二）正常脉象

1. 正常脉象特征：正常脉象即平脉，表现为三部有脉，一息四至（闰以太息五至，相当于60～90次/min），不浮不沉，不大不小，从容和缓，柔和有力，节律一致，尺脉沉取有一定力量，并随生理活动和气候环境的不同而有相应正常变化。

平脉的特点:有胃、有神、有根。

(1)脉有胃气　胃为水谷之海,后天之本,是气血之源。人以胃气为本,有胃气则生,少胃气则病,无胃气则死;脉亦以胃气为本,充则健,少则病,无则亡。脉象从容、和缓、流利是有胃气的基本特征。即使是病脉,不论浮沉迟数,但有徐和之象,便是有胃气。诊察脉象胃气的盛衰有无,对于判断脾胃的功能、气血的盛衰及疾病的预后有重要的意义。

(2)脉象有神　心主血而藏神,脉为血之府,血、脉为神之基,神为血、脉之用,因此,平人的脉象必然有神。脉象有神的主要表现是柔和有力,节律整齐。即使微弱之脉,微弱之中不至于完全无力者为有神;弦实之脉,弦实之中仍带有柔和之象,且节律整齐者为有神。诊察脉象神之有无,可判断心气之盛衰和全身神的得失。

(3)脉象有根　肾为先天之本,元阴、元阳之所藏,是人体脏腑组织功能活动的原动力。因此,肾气充足,反映于脉象必根基坚实。脉象有根主要表现为沉取应指有力,尺部尤显。病虽重,尺脉尚滑实有力,提示肾气犹存,还有生机。因此,诊察脉象根之有无,可测知肾精的盈亏和肾气的盛衰。

总之,有胃、有神、有根是正常脉象所必备的条件。无论何种脉象,只要有力之中不失柔和,和缓之中不失有力,节律整齐,尺部应指,就是有胃、有神、有根的表现,脉属正常,或虽患病,精气未败,生机犹存,预后尚好。

2. 正常脉象的生理变异:脉象可随人体内外因素的影响而有相应的生理性变化,切脉时应综合考虑这些因素。

(1)四季气候　外界环境的变化时时影响着人体的生命活动,人体适应这种变化的生理性调节可以反映在脉象上。故平人应四时,而有春微弦、夏微洪、秋微浮、冬微沉的脉象变化。此为应时之脉,属无病,反此则病。

(2)地理环境　地理环境也能影响脉象。南方地势低下,气候温热、潮湿,人体肌腠疏松,故脉多细软或略数;北方地势高峻,空气干燥,气候偏寒,人体肌腠紧缩,故脉多沉实。

(3)性别　性别不同,则体质有差异,脉象亦不同。妇女脉象较男子濡弱而略快,妊娠期脉常见滑数而冲和。

(4)年龄　年龄越小,脉搏越快,婴儿每分钟脉搏 120 次;五六岁的幼儿,每分钟脉搏 90~110 次;年龄渐长则脉象渐和缓。青年体壮脉搏有力;老人气血虚弱,精力渐衰,脉搏较弱。儿童脉象较软;老人脉多兼弦。

(5)体格　体型高大的人,脉的显现部位较长;矮小的人,脉的显现部位较短。瘦人肌肉薄,脉常浮;肥胖的人,皮下脂肪厚,脉常沉。运动员脉多缓而有力。

(6)情志　一时的精神刺激也可引起脉象变化。如喜则伤心而脉缓,怒则伤肝而脉急,惊则气乱而脉动等。当情志恢复正常之后,脉象也恢复正常。

(7)劳逸　剧烈运动和远行之后,脉多急疾;入睡之后,脉多迟缓;脑力劳动之人,脉多弱于体力劳动者。

(8)饮食　饭后、酒后脉多数而有力;饥饿时脉象稍缓而乏力。

此外,少数人若脉不见于寸口,而从尺部斜向手背,称为“斜飞脉”;若脉出现在寸口的背侧,称为“反关脉”;还有出现于腕部其他位置的,都是生理特异的脉位,即桡动脉解剖位置的变异,不属病脉。由于禀赋的不同,若六脉沉细等同而无病者,称为“六阴脉”;若六脉洪大等同而无病者,称为"六阳脉",均不属病脉。

四、常见脉象及其临床意义

脉象是通过位、数、形、势四方面来体察的。例如,浮、沉是脉位的不同,迟、数是至数的不同,虚、实是脉势的不同。另有些脉象,则是几个方面相结合而形成的,如洪、细是脉势和脉形两方面的不同。下面介绍28脉的脉象特征和临床意义。

1. 浮脉(🎧 4-1-1)

【脉象特征】轻取即得,重按稍减而不空。其脉位表浅。

【临床意义】主表证,亦主虚证。

【机制分析】邪袭肌腠,卫阳抵抗外邪,则脉气鼓动于外,应指而浮。但久病体虚亦有见浮脉者,多浮大无力,不可误作外感论治。

生理性浮脉可见于形体消瘦而脉位相对表浅者。夏秋之时阳气升浮,脉象也可微浮。

2. 沉脉(🎧 4-1-2)

【脉象特征】轻取不应,重按始得。其脉位深沉。

【临床意义】主里证。有力为里实;无力为里虚。

【机制分析】若邪滞于里,气血被遏,脉气内敛,则脉沉而有力;若脏腑虚弱,或阳虚气陷,无力升发,脉气鼓动无力,则脉沉而无力。

生理性沉脉可见于形体肥胖而脉管相对深沉者。冬季气血收敛沉潜,脉象也可偏沉。

3. 迟脉(🎧 4-1-3)

【脉象特征】脉率减慢,一息不足四至(相当于每分钟脉搏在60次以下)。

【临床意义】主寒证。有力为寒积,无力为虚寒。

【机制分析】若寒凝气滞,困遏阳气,则脉象迟而有力;若阳气虚衰,无力推动气血运行,则脉象迟而无力。

脉迟并非皆为寒证,伤寒阳明病肠热与燥屎互结,阻滞脉气流行,可见脉迟而有力。

生理性迟脉可见于久经锻炼的运动员,脉迟而和缓有力。

4. 数脉(🎧 4-1-4)

【脉象特征】脉率增快,一息五至以上(相当于每分钟脉搏在90次以上)。

【临床意义】主热证,亦主虚证。有力为实热,无力为虚热。

【机制分析】热邪亢盛,气血运行加速,故见脉象数而有力;久病阴虚,虚热内生,脉象细数无力;若虚阳浮越,则脉数大而无力,按之豁然内空。

生理性数脉可见于儿童(每分钟脉搏在110次左右)和婴儿(每分钟脉搏在120次左右)。正常人在运动和情绪激动时,脉率也加快。

5. 洪脉(附大脉)(🎧 4-1-5)

【脉象特征】脉体宽大而浮,充实有力,状若波涛汹涌,来盛去衰。

【临床意义】主气分热盛,亦主邪盛正衰。

【机制分析】内热充斥,脉道扩张,气盛血涌,故脉见洪象;若久病气虚,或虚劳、失血、久泄等病证见洪脉,则多属邪盛正衰的危候。

生理性洪脉可见于夏季,夏季阳气亢盛,脉象稍显洪大。

附:大脉

大脉体宽大,但无脉来汹涌之势。大脉的出现提示病情加重,若脉大而数实为邪实,脉大而无力则为正虚。大脉亦见于健康人,其特点为脉大而和缓、从容,寸口三部皆大,为体魄健壮之征象。

6. 细脉(图4-1-6)

【脉象特征】脉细如线,但应指明显。

【临床意义】主气血两虚,诸虚劳损,亦主湿证。

【机制分析】气虚无力鼓动血液运行,营血亏虚不能充盈脉道,故脉体细小而软弱无力;湿邪阻遏脉道,气血运行不利,亦可见细脉。若温热病神昏谵语而见细数脉,是热邪深入营血或邪陷心包的征象。

生理性细脉可见于冬季,因寒冷外束,脉道收缩,故脉象偏于沉细。

7. 微脉(图4-1-7)

【脉象特征】脉形细小,脉势软弱,按之欲绝,若有若无。

【临床意义】主气血大虚,阳气衰微。

【机制分析】阳衰气微,无力鼓动,营血大虚,脉道失充,故见微脉。轻取之脉象似有似无,为阳气衰;重按之似有似无,为阴气竭。久病脉微,是正气将绝;新病脉微,是阳气暴脱。

8. 散脉(图4-1-8)

【脉象特征】浮散无根,稍按则无,至数不齐。

【临床意义】主元气离散,脏腑之气将绝。

【机制分析】气血衰败,阴阳不敛,元气离散,脉气散乱不收,故轻取浮散而不聚,重按则漫无根蒂,节律紊乱,古人形容其为"散似杨花无定踪"。若散脉出现,提示脏腑之气将绝之危候。

9. 虚脉(图4-1-9)

【脉象特征】三部脉举之无力,按之空虚。

【临床意义】主虚证。

【机制分析】气不足以运其血,故脉来无力;血不足以充其脉,则脉道空虚。因此,虚脉可提示气血两虚及脏腑诸虚。

10. 实脉(图4-1-10)

【脉象特征】三部脉举按均有力。

【临床意义】主实证。

【机制分析】邪气亢盛而正气不虚,正邪相搏,气血壅盛,脉道充盈,故应指有力。

11. 滑脉(图4-1-11)

【脉象特征】往来流利,如珠走盘,应指圆滑。

【临床意义】主痰饮,食滞,实热。

【机制分析】实邪壅盛于内,气实血涌,故脉势往来甚为流利,应指圆滑而无碍滞。

生理性滑脉可见于妇女妊娠期,是气血充盛而调和的表现。正常人脉滑而冲和,是营卫充实之象,亦属平脉。

12. 涩脉(图4-1-12)

【脉象特征】脉细而迟,往来艰涩不畅,如轻刀刮竹。

【临床意义】主伤精、血少,或气滞血瘀、痰食内阻。

【机制分析】若精亏血少,不能充养经脉,气血不畅,脉气往来艰涩,则脉象涩而无力;若气滞血瘀或痰食胶固,气机受阻,血行壅滞,则脉象涩而有力。

13. 长脉(🎬 4-1-13)

【脉象特征】脉形长,首尾端直,超过本位。

【临床意义】主阳热内盛等有余之证。

【机制分析】阳亢、热盛、痰火内蕴,使脉气盈满,脉道充实,故脉象长而满溢,前、后分别超过寸、尺部位。

长脉也可见于正常人。其脉象长而和缓有力,是气血充足,精神健旺之佳象,即所谓"长则气治"。

14. 短脉(🎬 4-1-14)

【脉象特征】首尾俱短,不及三部。

【临床意义】有力为气滞,无力为气虚。

【机制分析】若气虚不足,无力鼓动血行,则脉象短而无力;若气郁血瘀,或痰滞食积,阻碍脉道,以致脉气不伸,则脉象短涩而有力。"短则气病",短脉不可概作不足论,应结合脉之有力无力加以分辨。

15. 弦脉(🎬 4-1-15)

【脉象特征】端直而长,如按琴弦,脉势较强而硬。

【临床意义】主肝胆病,诸痛,痰饮。亦可见于虚劳、胃气衰败。

【机制分析】肝主疏泄,调畅气机,以柔和为贵。若邪气犯肝,肝失疏泄,气机郁滞,或痰饮内阻,诸痛,阻滞气机,脉气因而紧张,则出现弦脉。若虚劳内伤,中气不足,肝木乘脾,亦见弦脉;若脉弦细而劲急,如循刀刃,便是胃气全无,病多难治。

生理性弦脉可见于春季,应自然界生发之气,故脉象微弦而柔和。老年人阴血不足,脉道渐失柔和之弹性,亦可见弦脉。

16. 紧脉(🎬 4-1-16)

【脉象特征】脉势紧张有力,状如牵绳转索,坚搏抗指。

【临床意义】主寒证,痛证,宿食。

【机制分析】寒邪侵袭人体,阻碍阳气运行,正气与寒邪相搏,导致脉道紧张而拘急,而见紧脉。寒邪在表,脉象浮紧;寒邪在里,脉象沉紧。剧痛、宿食之紧脉,亦是因寒邪、食积与正气激烈搏斗,脉失柔和所致。

17. 缓脉(🎬 4-1-17)

【脉象特征】一息四至,来去缓怠。缓脉的脉搏稍慢于平脉而快于迟脉。

【临床意义】主湿证,脾胃虚弱。

【机制分析】湿性黏滞,气机为湿所困,或脾胃虚弱,气血不足,脉道失于充盈鼓动,故脉象缓怠无力,弛纵不张。患病之人脉象转缓,是正气恢复之征。

生理性缓脉指脉来从容不迫,应指均匀,和缓有力,是神气充沛的正常脉象。

18. 芤脉(🎬 4-1-18)

【脉象特征】浮大中空,如按葱管。

【临床意义】主失血,伤阴之际。

【机制分析】因突然失血过多,血量骤减,营血不足以充实脉道,或津液大伤,血失充养,阴伤则阳无所附而散于外。

19. 革脉（☉4-1-19）

【脉象特征】浮而搏指,中空外坚,如按鼓皮。

【临床意义】主亡血,失精,半产,漏下。

【机制分析】由于精血不藏而亏虚,导致气无所恋而浮越于外,因而脉来浮大搏指,如按鼓皮,外强中干,有刚无柔。

20. 牢脉（☉4-1-20）

【脉象特征】沉而实大弦长,坚牢不移。

【临床意义】主阴寒内实,疝气,癥瘕。

【机制分析】因阴寒内积,阳气沉潜于下所致。牢脉主实,有气血之分,癥积、肿块,是实在血分;瘕聚、疝气,是实在气分。若牢脉反见于失血、阴虚等证,当属危重征象。

21. 弱脉（☉4-1-21）

【脉象特征】极软而沉细。

【临床意义】主气血不足,阳气亏虚。

【机制分析】血虚脉道不充,则脉细;阳气亏虚,鼓动乏力,则脉位深沉而软弱无力。病后正虚,见弱脉为顺;新病邪实,见弱脉为逆。

22. 濡脉（☉4-1-22）

【脉象特征】浮而形细势软,不任重按,重按不显。

【临床意义】主诸虚,又主湿。

【机制分析】因阴虚不能敛阳则脉浮软,精血不充则脉细弱;湿邪阻遏脉道,也可见濡脉。

23. 伏脉（☉4-1-23）

【脉象特征】重手推筋按骨始得,甚则伏而不见。

【临床意义】主邪闭,厥证,也主痛极。

【机制分析】因邪气内伏,或气机逆乱而厥,或气机不通而痛,脉气皆不得宣通而见伏脉。伏而无力为气血虚损,阳气欲绝,不能鼓脉于体表所致。若两手脉深伏,同时太溪与趺阳脉都不见者,属险证。

24. 动脉（☉4-1-24）

【脉象特征】脉形如豆,滑数而短,厥厥动摇,关部尤显。

【临床意义】主疼痛,惊恐。

【机制分析】痛则阴阳不和,气为血所阻滞;惊则气血紊乱,脉行躁动不安,阴阳相搏。故脉道随气血冲动而滑数有力,但脉体较短。

25. 促脉（☉4-1-25）

【脉象特征】脉来数而时一止,止无定数。

【临床意义】主阳盛实热,气血、痰饮、宿食停滞;亦主脏气虚弱,阴血衰少。

【机制分析】阳盛热结,阴不和阳,故脉来急数;气血、痰饮、宿食停滞,脉气不相接续而时有歇止。若真元衰惫,脏气虚弱,阴血衰少,以致脉气不相接续,则脉促而细小无力,多属虚脱之象。

26. 结脉（☉4-1-26）

【脉象特征】脉来缓而时一止,止无定数。

【临床意义】主阴盛气结,寒痰血瘀;亦主气血虚衰。

【机制分析】阴盛气结而阳不和,故脉来缓慢;寒痰血瘀,脉气阻滞而时有歇止,且结而有力。久病虚损,阳气微弱,脉气不续,则结而无力。

27. 代脉(🔊 4-1-27)

【脉象特征】脉来时止,止有定数,良久方来。

【临床意义】主脏气衰微。亦主风证,痛证,七情惊恐,跌打损伤。

【机制分析】脏气衰微,气血亏损,元气不足,鼓动乏力,以致脉气不能接续,故脉来时有歇止,良久复还,止有定数。至于风证,痛证,七情惊恐,跌打损伤诸病而见代脉,是因病而致脉气不能接续,脉亦见歇止。

28. 疾脉(🔊 4-1-28)

【脉象特征】脉来急疾,一息七至以上(每分钟脉搏在 120 次以上)。

【临床意义】主阳极阴竭,元气将脱。

【机制分析】伤寒、温病在热邪亢极之时,脉疾而有力,按之益坚,是阳亢无制、真阴垂危之候;若疾而虚弱或散乱,是元气将脱之征。痨瘵病亦可见疾脉,多属危候。

生理性疾脉可见于剧烈运动后,婴儿脉来一息七至也是平脉,不作疾脉论。

五、脉象鉴别、相兼脉和真脏脉

(一)相似脉的鉴别

上述 28 种脉象在位、数、形、势上各具特点,可以鉴别。但有些脉象类似,容易混淆不清,必须在切脉时比较同异,加以区分。

1. 比类法:在近似脉象之间采取同中求异的鉴别方法,称为比类法。现在一般多采用浮、沉、迟、数、虚、实六脉为纲,对 28 脉进行归类,然后在同一类脉象之间加以比较,就能提纲挈领、执简驭繁地鉴别相似脉,并和八纲辨证相呼应(表 4-1-3)。

表 4-1-3　六纲脉比较

脉纲	脉名	脉象	主病
浮脉类	浮	轻取即得,重按稍减而不空	表证,亦主虚证
	洪	指下极大如波涛汹涌,来盛去衰	气分热盛,亦主邪盛正衰
	濡	浮而细软	主诸虚,又主湿
	散	浮散无根,至数不齐	元气离散,脏腑之气将绝
	芤	浮大中空,如按葱管	失血,伤阴之际
	革	浮而搏指,中空外坚,如按鼓皮	亡血,失精,半产,漏下
沉脉类	沉	轻取不应,重按始得	里证
	伏	重手推筋按骨始得	邪闭,厥证,痛极
	牢	沉按实大弦长	阴寒内实,疝气,癥瘕
	弱	极软而沉细	气血不足,阳气亏虚

续表

脉纲	脉名	脉象	主病
迟脉类	迟	脉来迟慢，一息不足四至	寒证
	缓	一息四至，脉来急缓	湿证，脾胃虚弱
	涩	往来艰涩，如轻刀刮竹	精伤血少，气滞血瘀，痰食内阻
	结	脉来缓慢，时见一止，止无定数	阴盛气结，寒痰血瘀，亦主气血虚衰
数脉类	数	一息五至以上	热证，亦主虚证
	促	脉来急数，时见一止，止无定数	阳盛实热，气血、痰饮、宿食停滞，亦主脏气虚弱，阴血衰少
	疾	一息七至以上，脉来急疾	主阳极阴竭，元气将脱
	动	脉形如豆，滑数而短，厥厥动摇，关部尤显	疼痛，惊恐
虚脉类	虚	举之无力，按之空虚	虚证
	微	脉形细小，脉势软弱，按之欲绝，若有若无	气血大虚，阳气衰微
	细	脉细如线，但应指明显	气血两虚，诸虚劳损，亦主湿证
	代	脉来时止，止有定数，良久方来	脏气衰微，风证、痛证、七情惊恐、跌打损伤
	短	首尾俱短，不及三部	有力为气郁，无力为气虚
实脉类	实	三部脉举按均有力	实证
	滑	往来流利，如珠走盘，应指圆滑	痰饮，食滞，实热
	紧	紧张有力，如牵绳转索，坚搏抗指	寒证，痛证，宿食
	长	首尾端直，超过本位	阳气有余，热证
	弦	端直而长，如按琴弦，脉势较强而硬	肝胆病，诸痛，痰饮，亦主虚劳、胃气衰败

依据上表内容，比较任何两个相似之脉，就不难找出它们各自的脉象特征。

（1）浮脉与虚脉、芤脉、散脉　四者脉位均表浅。但浮脉举之泛泛有余，重按稍减而不空，脉形不大不小；虚脉浮取无力，重按空虚；芤脉浮大中空，如按葱管；散脉浮散无力，漫无根蒂，稍用力则消失。

（2）沉脉与伏脉、牢脉　三者脉位均较深，轻取不应。不同的是，沉脉重取乃得；伏脉较沉脉部位更深，着于筋骨，重按亦无，须推筋按骨始得；牢脉沉取实大弦长，坚牢不移。

（3）迟脉与缓脉　均以息计，迟脉一息不足四至；缓脉稍快于迟，一息四至，脉来有冲和徐缓之象。

（4）数脉与滑脉、疾脉　滑脉与数脉俱有脉率快的感觉，但滑脉强调脉的形与势，表现为圆滑流利似数，而数脉仅就至数言。数脉和疾脉都是脉率过快的脉象，但疾脉快于数脉。

（5）实脉与洪脉　两者脉势都充实有力。但洪脉状若波涛汹涌，盛大满指，来盛去衰，浮取明显；而实脉长大坚实，应指力强，举按皆然，来去俱盛。

（6）细脉与微脉、弱脉、濡脉　四者都是脉形细小而软弱之脉。但细脉形虽小却应指明显；

微脉则极细极软,按之欲绝,似有似无,起落模糊;弱脉沉细而无力;濡脉浮细而无力,脉位与弱脉相反,轻取可以触知,重按反不明显。

(7)芤脉与革脉 两脉都有中空之象。但芤脉浮大而中空乏力,如按葱管,显示其脉管柔软;革脉浮大搏指,弦急中空,如按鼓皮,显示其脉管较硬。

(8)弦脉与长脉、紧脉 弦脉与长脉脉形皆长。但长脉超过三部,长而不急;弦脉长而坚硬,如按琴弦。弦脉与紧脉脉气均紧张,但弦脉如按琴弦,端直而长,有锐利坚硬的指感;紧脉如按在拉紧的绳索上,在脉势绷急和脉形宽大两方面超过了弦脉。

(9)短脉与动脉 两者在脉形上均较短。但短脉以脉形不及三部言,常兼涩迟而力弱;动脉其形如豆,常兼滑数有力。

(10)结脉、代脉、促脉 都属于节律失常而有歇止的脉象。但结脉、促脉均为不规则的间歇,歇止时间短;而代脉则是有规则的歇止,且歇止的时间较长。结脉与促脉虽都有不规则的间歇,但结脉是迟(缓)而歇止,促脉是数而歇止。

2. 对举法:在相反脉象之间采取对比的方法鉴别脉象,称为对举法。

(1)浮脉与沉脉 是脉位浅深相反的两种脉象。浮脉脉位表浅、轻取即得,主表属阳;沉脉脉位深沉,轻取不应,重按始得,主里属阴。

(2)迟脉与数脉 是脉率快慢相反的两种脉象。迟脉搏动比正常脉慢,即一息不足四至,主寒;数脉搏动则比正常脉快,即一息五至以上,主热。

(3)虚脉与实脉 是脉的搏动力量强弱相反的两种脉象。虚脉三部举按均无力,主虚证;实脉举按均有力,主实证。

(4)滑脉与涩脉 是脉的流利度相反的两种脉象。滑脉往来流利通畅,指下圆滑;涩脉往来艰难滞涩,极不流利,如轻刀刮竹。

(5)洪脉与细脉 是脉体宽度和气势均相反的两种脉象。洪脉脉体阔大,充实有力,来势盛而去势衰;细脉脉体细小如丝线,脉力较差,但应指明显。

(6)长脉与短脉 是脉气长短相反的两种脉象。长脉的脉气搏动超过寸、关、尺三部,如循长竿;短脉则脉气不及,前达不到寸或后不及尺部。

(7)紧脉与缓脉 是脉的紧张度相反的两种脉象。紧脉紧张有力,如按转绳;缓脉脉势和缓松弛,且一息四至。

(二)相兼脉与主病

在28脉中,有些脉象属单一特征脉,如浮脉、沉脉、迟脉、数脉等;有些脉象本身具有几种单一脉象特征,称为"复合脉"。例如,弱脉由虚脉、沉脉、细脉三脉合成,濡脉由虚脉、浮脉、细脉三脉合成,牢脉由沉脉、实脉、大脉、弦脉、长脉五脉合成。所谓"相兼脉",是指两个或两个以上单一或复合脉象相兼出现。相兼脉的主病,一般等于各组成脉象主病的综合。例如,浮脉主表,数脉主热,浮数脉即主表热;浮脉主表,紧脉主寒,浮紧脉则主表寒。又如,沉迟而有力之脉,主里实寒证;沉迟而无力之脉,主里虚寒证。由于临床病情错综复杂,相兼脉在临床上十分常见。

现将临床上常见的相兼脉及其主病举例如下。

浮紧脉,主外感风寒之表寒证,或风寒湿痹。

浮缓脉,主风邪伤卫,营卫不和,太阳中风的表虚证。

浮数脉,主风热袭表的表热证。

浮滑脉,主表证挟痰或风痰,常见于素体痰盛而又感受外邪者。

沉迟脉,主里寒证,常见于脾肾阳虚、阴寒凝滞。

沉弦脉,主肝郁气滞、寒滞肝脉或水饮内停。

沉涩脉,主血瘀,常见于阳虚而寒凝血瘀者。

沉缓脉,主脾虚而水湿停留。

弦数脉,主肝热证,常见于肝郁化火或肝胆湿热等证。

弦细脉,主肝肾阴虚、血虚肝郁或肝郁脾虚。

弦滑脉,见于肝郁夹痰、风阳上扰或痰饮内停等证。

滑数脉,主痰热、痰火、湿热或食积化热。

洪数脉,主气分热盛,多见于外感热病的中期。

细数脉,主阴虚火旺。

(三) 真脏脉

凡无胃、神、根的脉象,称为"真脏脉",又称怪脉、败脉、死脉、绝脉,多见于疾病的后期,主脏腑之气衰竭,胃气败绝的病证。古代医家将真脏脉归纳为"七绝脉",临床上可能遇到,现简介于下。

1. 釜沸脉

【脉象特征】脉在皮肤,浮数至极,至数不清,如釜中沸水,浮泛无根。

【临床意义】此为三阳热极,阴液枯竭之候,多为临死前的脉象。

2. 鱼翔脉

【脉象特征】脉在皮肤,头定而尾摇,似有似无,如鱼在水中游动。

【临床意义】此为三阴寒极,阳亡于外之候。

3. 虾游脉

【脉象特征】脉在皮肤,如虾游水,时而跃然而去,须臾又来,其急促躁动之象仍如前。

【临床意义】此为孤阳无依,躁动不安之候。

4. 屋漏脉

【脉象特征】脉在筋肉之间,如屋漏水渗,良久一滴,即脉迟而结代,搏动无力。

【临床意义】此为胃气、营卫将绝之候。

5. 雀啄脉

【脉象特征】脉在筋肉间,连连数急,三五不调,止而复作,如雀啄食之状。

【临床意义】此为脾胃衰败,精气已绝于内之象。

6. 解索脉

【脉象特征】脉在筋肉之间,乍疏乍密,如解乱绳状,为时快时慢、散乱无序的脉象。

【临床意义】此为肾与命门元气将绝之象。

7. 弹石脉

【脉象特征】脉在筋肉之下,如指弹石,辟辟顶指,毫无柔软和缓之象。

【临床意义】此为肾气竭绝之象。

当代研究和临床实践表明:真脏脉绝大部分属心律失常的脉象,以心脏器质性病变为主;真脏脉的出现,预示疾病已发展至极严重的阶段,但并非都是不治之证。

六、诊妇人脉与小儿脉

(一) 诊妇人脉

妇人有经、孕、产等特有的生理变化及相关疾病,其脉象亦出现相应改变。

1. 诊月经脉:妇女经期气血调和,则脉现滑数。妇人左关尺脉,忽洪大于右手,口不苦,身不热,腹不胀,是月经将至。寸关脉调和,而尺脉绝不至者,月经多不利。

妇人闭经有虚实之分。尺脉虚细涩,是精血亏损的虚证;尺脉弦涩者,是气滞血瘀的实证;脉象弦滑者,是痰湿阻于胞宫。

2. 诊妊娠脉:妇人婚后月经停止,脉象滑数冲和,尺脉尤显,兼饮食异常,嗜酸或呕吐等症者,为妊娠之候。若午睡初起,脉亦滑疾有力,不可诊为妊娠脉。

妊娠脉须同病脉相鉴别。劳损、积聚等亦可闭经,但劳损之脉多虚细或弦涩,积聚之脉多弦紧涩结或沉伏;而妊娠脉必滑而兼数,且带柔和之象。

3. 诊死胎脉:凡妊娠必阳气动于丹田,脉见沉滑,才能温养胎形。如果脉见沉涩,是精血不足,胎孕便可能受到损害。所以,妊娠期脉象沉而流利有力者,提示阳气和畅,胎孕正常;如脉沉而涩滞乏力,则胎孕可能有损,或是死胎。

4. 诊临产脉:孕妇将分娩时,其脉象亦有所变化。妇人临产之时,一是尺脉转为紧急而数,二是中指顶节两旁脉动较平时明显而剧烈。

(二) 诊小儿脉

小儿脉与成人脉不同,其寸口脉位狭小,难分寸、关、尺三部;而且小儿临诊时常惊动啼哭,脉气随之亦乱,故难于掌握。因此,诊小儿除须望食指络脉及注重四诊合参外,其脉诊也有其特色。

1. 一指三部诊法:用左手握小儿手,对三岁以下的小儿,用右手大拇指按在高骨脉上,分三部以定息数;对四岁以上的小儿,则以高骨中线为关,以一指向两侧转动以寻三部;七八岁可以挪动拇指诊三部;九至十岁以上可以次第下指依寸、关、尺三部诊脉;十五岁可以按成人三部诊法进行诊脉。

2. 小儿脉象主病:三岁以下小儿,一息七八至为平脉;五六岁小儿,六至为平脉,七至以上为数脉,四五至为迟脉。只诊浮沉、迟数、强弱、缓急,以辨别阴阳寒热表里、邪正盛衰,不详求28脉。

浮数为阳,沉迟为阴;强弱可测虚实,缓急可测邪正;数为热,迟为寒;沉滑为痰食,浮滑为风痰;紧急主寒,和缓主湿,大小不齐为积滞。

小儿肾气未充,脉气止于中候。无论何脉,重按多不见。如重按乃见,便与成人的牢实脉同论。

七、脉诊的临床意义

(一) 辨别疾病的病位和病性

疾病的表现尽管极其复杂,但从病位的浅深来说,不在表便在里,而脉象的浮沉,常可以反映病位的浅深。疾病的脏腑定位,可以通过左、右寸关尺三部的脉象变化识别。疾病的性质不外寒热、虚实,而迟脉、紧脉多主寒证,数脉、滑脉多主热证,虚、弱、细、微之类的脉象常提示正气不足的虚证,实、洪、弦、长之类的脉象多提示邪气亢盛的实证。

(二) 推测疾病的病因和病证

《素问·经脉别论》说:"人之居处、动静、勇怯,脉亦为之变乎? ……凡人之惊恐、恚劳、动静,皆为变也。"说明各种病因均可引起脉象的相应变化。例如,长期忧愁,情志不遂,脉象多弦涩;暴饮暴食,食积胃肠,脉象多滑数。同时,有些病证的脉象有其一定的特殊性或倾向性,因而可以从这些脉象推测出具体的病证。例如,《金匮要略·胸痹心痛短气病脉证治第九》曰:"夫脉当取太过不及,阳微阴弦,即胸痹而痛。"文中"阳微"是指关前(寸部)脉微弱,为胸阳不足;"阴弦"指关后(尺部)脉弦急,为阴邪内盛。两者结合,说明上焦阳虚,下焦阴邪乘虚冲逆于上,故导致"胸痹而痛"。又如,《金匮要略·水气病脉证并治第十四》所谓"寸口脉沉而迟,沉则为水,迟则为寒……少阳脉卑,少阴脉细,男子则小便不利,女子则经水不通",皆属以脉测病的例证。

（三）判断疾病的进退和预后

脉象的动态变化对于推断疾病的进退预后有一定的临床价值。如久病而脉渐趋和缓有力,是胃气渐复,病退向愈之佳兆;若虚劳、失血、久泄等病突见洪、实、芤、革等脉,则多属邪盛正衰之危候。外感热病,热势渐退,脉象出现缓和,是将愈之候;若脉急数而见烦躁,则病情加重。又如战汗,汗出脉静,热退身凉,为病退向愈;若脉躁疾而高热不退者,则为病进危候。

脉症合参以辨明病机和证型,能够防止盲目投药造成的"误治""坏病"等情况发生,从而对于临床正确施治具有重要的指导作用。

第二节 按 诊

按诊是医生用手直接触摸或按压患者身体的某些部位,以了解局部的冷热、润燥、软硬、压痛、肿块或其他异常变化,从而推断疾病部位、性质和病情轻重等情况的诊察方法。

运用按诊的方法进行诊病,早在《内经》即有论述,至汉代张仲景在临证中多有实践。张仲景在《伤寒杂病论》中有多处将按诊作为诊断和治疗疾病的重要依据的记载。清代以后,在医学著作中,按诊独立成章,使按诊日益完善。中医按诊与西医诊断中的触法、叩法有许多相通之处,在学习和运用过程中可相互借鉴。

一、按诊的意义

按诊是切诊的重要组成部分,是四诊中不可缺少的一环。按诊能在望、闻、问、脉诊的基础上进一步探明病变的部位、性质和程度,特别是对脘腹部疾病的诊断有着更为重要的作用,可以充实和完善其临床资料,提供客观的依据。如清代俞根初曰:"胸腹为五脏六腑之宫城,阴阳气血之发源。若欲知其脏腑何如,则莫如按胸腹。"后世医家在前人论述基础上不断充实和发展中医按诊,使其成为独具特色又简便易行的诊病方法。

二、按诊的方法

按诊首先要选择好体位,然后充分暴露被检部位。根据检查的目的和部位不同,患者可取坐位或卧位。检查肌肤、手足、腧穴等部位时,患者须采取坐位,医生面对患者而坐或站立,用左手轻扶病体,右手触摸按压某一局部。按胸腹部时,患者须采取仰卧位,头垫低枕,全身放松,两手臂自然放于躯干两侧,两腿自然伸直,医生站在患者右侧,用右手或双手对患者胸腹某些部位进行切按。在切按患者腹内肿块或腹肌紧张度时,可让患者屈起双膝,以使腹肌松弛,便于探查深部情况。

按诊的手法有触法、摸法、按法、叩法四种。

（一）触法（🎞 4-2-1）

触法是医生以手指或手掌轻轻触摸患者局部皮肤，了解肌肤的凉热、润燥等情况的一种检查方法，多用于触摸头额部、四肢及胸腹部的皮肤等。

（二）摸法（🎞 4-2-2）

摸法是医生以手指稍用力寻抚局部，探明局部的感觉情况及肿块、肿胀部位的形态、范围、程度、疼痛情况的一种检查方法。多用于寻抚胸腹、腧穴、浅表肿胀等。

（三）按法（🎞 4-2-3）

按法是医生用手指或手掌重力按压，了解深部组织或肿块的一种检查方法。可以用一手或两手重叠，逐渐压向深部，触到深部脏器或肿块后，用自然并拢的第二、三、四指的掌面贴紧皮肤滑动，以查明指下组织的张力、弹性或肿块的大小、形态、硬软、表面平滑度、压痛及移动度等。也可用第二、三指垂直用力，逐渐加强，以确定骨骼、肌肉、内脏等部位的压痛点。多用于检查胸腹和深部肿块等。

触、摸、按的区别表现在指力轻重不同，所达部位深浅有别。触者轻用力按皮肤，摸者稍用力达肌层，按者重指力诊筋骨或腹腔深部的情况。

（四）叩法

叩法又称叩击法，是医生用手叩击患者身体某部，使之震动，产生叩击音、波动感或震动感，以了解病变情况的一种检查方法。叩法分为直接叩击法和间接叩击法两种。

1. 直接叩击法（🎞 4-2-4）：是医生用手指直接叩击患者体表部位的检查方法。如直接叩诊鼓胀患者腹部，根据叩击音和手感，可辨别气鼓或水鼓。

2. 间接叩击法（🎞 4-2-5）：医生用左手掌平贴在患者体表，以右手叩击左手背，边叩边听取有无叩击音的异常，观察患者的反应，询问被叩击部位的感觉，以推测病情。如腰部有叩击痛，除考虑局部骨骼病变外，还要考虑肾病；右胁有叩击痛，可考虑与肝胆病有关。

临床上，各种按诊手法需综合运用。一般是先触摸，后按压，再叩击，由轻到重，由浅入深，逐层了解病变的情况。患者如有疼痛，可以从疼痛部位的远处或对侧，逐渐向患处逼近，以减少疼痛刺激造成周围组织的紧张。

按诊时，医生要体贴患者，手法要轻柔，要善于运用手指和腕部的力量，避免突然暴力。注意手掌的温度要适宜，防止过冷、过热的刺激。要边检查边观察患者的表情变化，了解其痛苦所在。

三、按诊的内容

按诊的运用范围相当广泛，临床常用的按诊检查有按胸胁、按脘腹、按肌肤、按手足、按腧穴等。兹分别叙述如下。

（一）按胸胁

胸胁即前胸和胁肋部的统称。前胸即缺盆（锁骨上窝）至横膈以上。胁肋部即胸部两侧，由腋下至第11、12肋骨端的区域（图4-2-1）。胸内藏心、肺，胁肋内居肝、胆，所以胸胁按诊，除诊察局部肌肤、骨骼病变之外，主要是诊察心、肺、肝、胆等重要脏腑的病变。按胸胁包括按胸部和按胁部两部分。

1. 按胸部:主要包括对虚里、胸廓及妇女乳房的检查。

（1）按虚里（图4-2-6） 虚里位于左乳下第4、5肋间，乳头下稍内侧，即心尖搏动处，为诸脉之所宗，宗气之外候。按虚里可知宗气之强弱、疾病之虚实、预后之吉凶。按虚里时，患者取仰卧位，医生站其右侧，用右手平抚于虚里部，注意诊察动气之强弱、至数和聚散。

正常情况下，虚里搏动不甚明显，仅按之应手，动而不紧，缓而不怠，动气聚而不散，节律清晰，是平人心气充盛，宗气积于胸中的表现。

虚里按之其动微而弱者为不及，是宗气内虚之征。若动而应衣为太过，是宗气外泄之象。虚里搏动迟弱，或久病体虚而动数者，多为心阳不足。按之弹手，洪大而搏，或绝而不应者，是心气衰绝，证属危候。胸高而喘，虚里搏动散漫而数者，为心肺气绝之兆。孕妇胎前产后，虚里动高者为危候。

此外，若因惊恐、大怒或剧烈运动后虚里动高，休息片刻即能平复如常者，不属病态。肥胖之人因胸壁较厚，虚里搏动不明显，亦属生理。

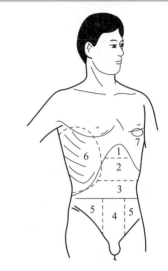

图 4-2-1 胸腹部位的划分
1. 心下 2. 胃脘 3. 大腹 4. 小腹
5. 少腹 6. 胁肋 7. 虚里

（2）按胸廓（图4-2-7） 前胸高起，按之气喘，为肺胀；叩之膨膨然，其音清者，可见于气胸；若按之胸痛，叩之音实者，可为热邪壅肺或饮停胸膈；胸部外伤则见局部青紫肿胀而拒按。

（3）按乳房（图4-2-8） 正常乳房内有数个小结，按诊时可有颗粒感和柔韧感，无触痛。若乳房局部有压痛，伴红肿、灼热，常见于乳痈。当乳房内有肿块时，应注意肿块的数目、部位、大小、外形、硬度、压痛和活动度，以及腋窝、锁骨下淋巴结的情况。若妇女乳房有形如鸡卵的硬结肿块，边界清楚，表面光滑，推之活动而不痛者，为乳核；若乳房肿块呈多发性、扁平形，或串珠状结节，大小不一，质韧而不硬，与周围组织界限不清，病程较长，发展缓慢者，为乳癖；若肿块迅速增大，质地变硬，形状不规则，高低不平，边界不清，腋窝多可扪及肿块，有血性分泌物从乳头溢出，应考虑可能为乳癌。

2. 按胁部（图4-2-9）：肝胆位于右胁内，脾位于左胁，故按胁部可以了解肝、胆、脾的病变。肝上部在锁骨中线处平第5肋，下界与右肋弓下缘一致，故肝在胁下一般不能触及。按胁部既要在胸侧腋下至肋弓部位进行按、叩，也应由上腹部向肋弓方向轻循，并按至肋弓下，以了解胁内脏器状况。胁痛喜按，多为肝虚。胁痛拒按，每遇咳嗽、转体而加剧，为悬饮。右胁胀痛，摸之有热感，手不可按者，可能为肝痈。胁下肿块，刺痛拒按，多为血瘀。右胁下肿块，按之表面凹凸不平，应注意排除肝癌。疟疾后左胁下触及痞块，按之硬者为疟母。

（二）按脘腹

按脘腹是指通过触按胃脘部及腹部，了解局部的冷热、软硬、胀满、肿块、压痛等情况的一种检查方法，可用于推测有关脏腑的病变及证之寒热虚实。

脘腹泛指心下（剑突）至毛际（耻骨联合）的体表部位。大体分为心下、胃脘、大腹、脐腹、小腹、少腹等部分。剑突的下方为心下，反映心、膈功能；心下至脐上为大腹，其上半部为胃脘部；脐周部位为脐腹；脐下至毛际为小腹，为肠、胞宫、膀胱所居；小腹两侧为少腹，主要为肝经所络。

1. 脘腹冷热:脘腹冷,喜暖手按抚者属寒;脘腹灼热,喜冷物按放者属热。

2. 脘腹胀满:有虚实之分。凡腹部按之手下饱满充实而有弹性、有压痛者,多为实满。若腹部虽膨满,但按之手下虚软而缺乏弹性,无压痛者,多为虚满。腹部高度胀大,如鼓之状者,称为鼓胀。鼓胀中气鼓和水鼓的鉴别,可以通过以下方法:两手分置于腹部两侧对称位置,一手轻轻叩拍腹壁,另一手若有波动感(图4-2-10),按之如囊裹水者为水鼓;一手轻轻叩拍腹壁,另一手无波动感,以手叩击如击鼓之膨膨然者为气鼓。肥胖之人腹如鼓,按之柔软,无脐突、无病证表现者,不属病态。

3. 脘腹痞满:是自觉心下或胃脘部痞塞不适和胀满的一种症状。触按心下部按之较硬而疼痛者,多属实证,多因邪实积聚胃脘部;若按之濡软而无疼痛者,则属于虚证,多因胃腑虚弱所致。

4. 脘腹肿块:推之可移,或痛无定处,聚散不定者,为瘕聚,病属气分。凡肿块痛有定处,推之不移者,为癥积,病属血分。大者病多深;生长迅速往往预后不良;形态不规则,表面或边缘不光滑者亦属重证。

5. 脘腹疼痛:左少腹作痛,按之累累有硬块者,为肠中有宿便。右少腹剧痛,按之痛甚,有包块应手者,多为肠痈。

6. 腹中虫块:按诊有三大特征:一是形如筋结,久按之肿块移动;二是细心诊察,觉指下如蚯蚓蠢动;三是腹壁可凹凸不平,按之起伏散聚,往来不定。

(三)按肌肤(图4-2-11)

按肌肤是医生用手触摸患者某些部位的肌肤,通过诊察其寒热、润燥、滑涩、疼痛、肿胀、皮疹、疮疡等情况,以分析病情的寒热虚实及气血阴阳盛衰的诊察方法。

1. 按寒热:按肌肤的寒热可了解人体阴阳的盛衰、表里虚实和邪气的轻重。如肌肤寒冷,为阳气衰少;肌肤寒冷而大汗淋漓、面色苍白、脉微欲绝者,为亡阳之征。肌肤灼热,为阳热炽盛;若汗出如油,四肢肌肤尚温而脉躁疾无力者,为亡阴之证。身灼热而肢厥者,属真热假寒证。身热初按热甚,久按转轻者为热在表;久按热愈甚者为热在里。

2. 按润燥、滑涩:按肌肤的润燥、滑涩可了解患者汗出情况和气血津液盛衰。皮肤湿润者,为有汗;皮肤干燥者,为无汗,或津液不足。肌肤滑润为气血充盛;肌肤枯涩为气血不足。肌肤甲错为瘀血日久,血虚不荣。

3. 按肿胀:用手按压肌肤肿胀之处,以辨水肿、气肿和热肿。如皮色不变,以手按之有凹陷,不能即起者为水肿。如皮色不变,以手按之凹陷,皮肤粗厚,举手即起,按之无压痕者为气肿。如皮肤红肿,以手按之凹陷,举手即起,无压痕者为热肿。

4. 按疮疡:触按疮疡局部的软硬及有无灼手之感,可辨阴阳及是否成脓。凡疮疡按之肿硬而不热,根盘平塌漫肿者,为阴证;红肿灼手,根盘紧束者,为阳证。按之硬而热不甚者,为无脓;按之边硬顶软有波动感而热甚者,为有脓;轻按即痛者为脓在浅表,重按方痛者是脓在深部。按之陷而不起者,为脓未成;按之有波动感者,为脓已成。

(四)按手足(图4-2-12)

按手足是通过触摸患者手足部位的冷热程度,以判断病情的寒热虚实及表里内外顺逆的一种检查方法。手足背热甚者,多为外感发热;手足心热甚者,多为内伤发热。若阳虚之证,四肢犹温,为阳气尚存;若四肢厥冷,多病情深重。热证见手足热者,属顺候;热证反见手足逆冷者属逆候,多为阳盛格阴于外,且热深厥亦深。

（五）按腧穴（📽 4-2-13）

腧穴是脏腑经络之气转输之处,是脏腑病变在体表的反应点。按腧穴是按压身体某些特定穴位,通过探查穴位局部的某些变化来判断内脏病变的方法。

按腧穴要注意发现穴位上是否有结节或条索状物,有无压痛或其他敏感反应,然后结合望、闻、问诊所得的资料综合判断内脏疾病。如肺俞穴摸到结节,或按中府穴有压痛者,为肺病的反应;按阑尾穴有明显压痛者,为肠痈（阑尾炎）的表现等。临床上诊断脏腑病变的常用腧穴有:

肺病:中府、肺俞、太渊。

心病:巨阙、膻中、大陵。

肝病:期门、肝俞、太冲。

脾病:章门、太白、脾俞。

肾病:气海、太溪。

大肠病:天枢、大肠俞。

小肠病:关元。

胆病:日月、胆俞。

胃病:胃俞、足三里。

膀胱病:中极。

【思考题】

1. 平脉有哪三个特点? 其意义何在?

2. 浮、散、芤三脉有何异同?

3. 试述细脉、微脉、弱脉、濡脉脉象特征的异同?

4. 叩法有几种? 简述其手法要领。

5. 癥瘕积聚按诊时各有什么不同特点?

（陈家旭　陈　锐）

数字课程学习⋯⋯

👤 学习辅导　　📝 自测题　　🖥 教学 PPT　　📡 拓展资源　　🔑 典型病例

第五章

八 纲 辨 证

八纲,指表、里、寒、热、虚、实、阴、阳八个基本纲领。

八纲辨证,是将四诊所获得的病情资料,运用中医基础理论进行分析,以表、里、寒、热、虚、实、阴、阳八类证候概括病变部位、疾病性质、邪正力量对比及病证类别等情况的辨证方法。

"八纲"一词最早出现于民国时期祝味菊著《伤寒质难》中。但八纲辨证的概念和方法源于《内经》,当时《内经》已将阴阳、表里、寒热、虚实作为相互对立、相互统一的病证范畴,并强调阴阳之辨在其他辨证之上。张仲景在《伤寒论》中明确了"表里、虚实、寒热、阴阳"辨证的基本范畴,并将其用于临床。明清以后,八纲辨证逐步臻于明确和完善。如明代张三锡的《医学六要》将阴、阳、表、里、寒、热、虚、实看作是治病的八种大法。明代张介宾《景岳全书》提出"凡诊脉施治,必先审阴阳,乃为医道之纲领""六变者,表里寒热虚实也,是即医中之关键。明此六者,万病皆指诸掌矣。"清代程钟龄著《医学心悟》,书中有"寒热虚实表里阴阳辨"专篇,后来,吴谦主编《医宗金鉴》也强调"证详表里阴阳虚实寒热,方按君臣佐使性味功能。"祝味菊在《伤寒质难》中总结:"所谓'八纲'者,阴、阳、表、里、寒、热、虚、实是也。古昔医工观察各种疾病之证候,就其性能之不同,归纳于八种纲要,执简驭繁,以应无穷之变。"至此,"八纲"这一具有重要指导意义的辨证纲领完全形成。

八纲是从各种具体证的个性中抽象出来的带有普遍规律的纲领证。表、里,是用以辨别疾病病位浅深的基本纲领;寒、热、虚、实,是用以辨别疾病性质的基本纲领;阴、阳则是区分疾病类别的纲领,并可作为八纲的总纲,概括表、里、寒、热、虚、实六纲。运用八纲辨证,可找出疾病的关键,掌握其要领,确定其类型,推断其趋势,为治疗指明方向。因此,八纲辨证是用于分析各种疾病共性的辨证方法,是其他辨证方法的基础,在诊断过程中能起到执简驭繁、提纲挈领的作用。

然而,八纲辨证对疾病本质的认识尚不够深刻、具体。如八纲中的里证,还不能明确病变所在的具体脏腑;寒与热不能概括湿、燥等邪气的病理性质;虚证与实证所涵盖的各种具体证型的内容尚未论及等。因此,八纲毕竟只是"纲",八纲辨证的结果是比较笼统、抽象的,临床不能只满足于对八纲的分辨,而应结合其他辨证分类方法,对疾病的表现进行更为深入的分析判断,才能为论治提供全面、可靠的依据。

八纲辨证是从四个方面对疾病本质做出纲领性的辨别,他们之间既相互区别,又相互联系而不可分割。八纲之间的关系可概括为相兼、错杂、转化及真假等。因此,对于八纲辨证的内容,既要掌握八纲的基本证型,又要熟悉八纲之间相互组合形成的各种复合证型。

第一节 八纲辨证的基本内容

一、表里辨证

表里是辨别疾病位置的外内浅深和病势趋向的两个纲领。

表与里是相对的概念，如体表与脏腑相对而言，体表为表，脏腑为里；脏与腑相对而言，腑属表，脏属里；皮肤与筋骨相对而言，皮肤属表，筋骨属里等。

在辨证时，表里有着特定的含义。从病位而论，通常身体的皮毛、肌腠、经络为外，属表；脏腑、骨髓、血脉为内，属里。但临床辨别表里证候时，并非机械地将表里当作固定的解剖部位来理解，而是以临床表现为依据，得出表里病位的判断。一般将外邪侵袭肌表引起的证称为表证，病位深在脏腑、气血、骨髓者称为里证。

辨别表里对于外感病的诊治有着非常重要的意义。内伤杂病一般多属里证范畴，故主要区别"里"的具体脏腑病位。而外感病通常具有由表入里、由浅入深、由轻转重的传变过程，因此表里辨证有助于察知外感病的浅深轻重及病变趋势。病邪由表入里，是病渐加重，病势进；病邪由里出表，是病渐减轻，病势退。因而前人有"病邪入里一层，病深一层；出表一层，病轻一层"之说。辨表里病证可以掌握疾病的演变规律，取得治疗上的主动权，为确定解表或攻里等治法提供依据。

（一）表证

表证是指六淫、疫疠等邪气经皮毛、口鼻侵入机体，正气（卫气）抗邪所表现的一类轻浅证候。表证多见于外感病的初期阶段，具有起病急、病位浅、病情轻、病程短的特点。

【病因】外感六淫、疫疠之邪，主要是六淫，即风、寒、暑、湿、燥、火（热）所致。《景岳全书·传忠录》说："表证者，邪气之自外而入者也，凡风寒暑湿火燥，气有不正，皆是也。"

【临床表现】恶寒（或恶风）发热，头身疼痛，鼻塞流涕，喷嚏，咽喉痒痛，微有咳嗽，舌淡红苔薄白，脉浮。

【证候分析】外邪客于肌表，阻遏卫气的宣发，失其"温分肉"的功能，肌表不得温煦，故见恶风寒；卫气与邪相争，郁而化热，故发热；外邪郁滞经络，气血运行不畅，以致头身疼痛；肺主皮毛，鼻为肺窍，邪气影响及肺，肺失宣肃，肺系不利，出现鼻塞流涕、喷嚏、咽喉痒痛、微有咳嗽等症；邪未入里，舌象尚无明显变化，仍为淡红舌薄白苔；外邪袭表，正气奋起抗邪，脉气鼓动于外，故脉浮。

【辨证要点】本证以新起恶寒发热，苔薄白，脉浮为辨证要点。

（二）里证

里证泛指病位深在脏腑、气血、骨髓所表现的一类证候。里证相对于表证，其概念较为笼统，范围非常广泛，概括地说，凡非表证及半表半里证，均属于里证的范畴，即所谓"非表即里"。里证可见于外感病的中、后期阶段，或见于内伤杂病之中，具有起病较缓、病位较深、病情较重、病程较长的特点。

【病因】一是外邪袭表，继而传里，形成里证；二是外邪直接侵犯脏腑、气血、骨髓，即"直中"；

三是情志、饮食、劳倦等内伤因素直接损伤脏腑气血精津,或致脏腑气血精津紊乱而成。《景岳全书·传忠录》曰:"里证者,病之在内、在脏也。凡病自内生,则或因七情,或因劳倦,或因饮食所伤,或为酒色所困,皆为里证。"

【临床表现】里证病因复杂,病位广泛,临床表现复杂多变,很难全面概括。其基本特征是没有新起恶寒发热,以脏腑症状为主要表现。具体详见后文相关辨证中。

附:半表半里证

半表半里证是指病位既非完全在表,又未完全入里,处于表里进退变化之中所表现的证候。

【病因】外感病邪在由表入里的过程中,邪正分争,少阳枢机不利。

【临床表现】寒热往来,胸胁苦满,心烦喜呕,默默不欲饮食,口苦,咽干,目眩,脉弦。

【证候分析】多属六经辨证中的少阳病证,详见"少阳病证"。

【辨证要点】本证以寒热往来,脉弦为辨证要点。

(三) 表证与里证的鉴别要点

辨别表证和里证,主要应审察寒热、舌象、脉象等症状。《医学心悟·寒热虚实表里阴阳辨》云:"一病之表里,全在发热与潮热,恶寒与恶热,头痛与腹痛,鼻塞与口燥,舌苔之有无,脉之浮沉以分之。假如发热恶寒,头痛鼻塞,舌上无苔(或作薄白),脉息浮,此表也。假如潮热恶热,腹痛口燥,舌苔黄黑,脉息沉,此里也。"外感病中,恶寒发热同时并见者,属表证;但寒不热或但热不寒者,属里证。表证多有头身疼痛及轻微肺系症状,其他脏腑症状不明显;而里证以脏腑症状为主要表现。表证舌苔少变化,多为淡红舌薄白苔,里证舌苔多有变化。表证多见浮脉,里证多见沉脉或其他多种脉象。此外,辨别表证和里证还应结合起病的缓急、病情的轻重、病程的长短等综合分析。具体鉴别见表5-1-1。

表 5-1-1 表证与里证的鉴别要点

鉴别要点	表证	里证
恶寒发热	恶寒发热	但寒不热或但热不寒
脏腑症状	头身疼痛及轻微肺系症状	以脏腑症状为主
舌象	舌淡红苔薄白	多有变化
脉象	浮脉	沉脉或其他多种脉象
起病	急	较缓
病情	轻	较重
病程	短	较长

二、寒热辨证

寒热是辨别疾病性质的两个纲领。

寒证与热证反映机体的阴阳盛衰,阴盛或阳虚的表现为寒证,阳盛或阴虚的表现为热证。《素问·阴阳应象大论》曰:"阳胜则热,阴胜则寒。"《素问·调经论》言:"阳虚则外寒,阴虚则内热。"张景岳曰:"寒热乃阴阳之化也。"

寒证、热证与恶寒、发热的概念不同。恶寒、发热是常见的症状，是疾病的现象；而寒证、热证则是辨证的结论，反映疾病的本质。一般情况下，疾病的本质和现象大多相符，热证多见热象，寒证多见寒象。但某些特殊情况下，出现寒象或热象时，疾病的本质不一定就是寒证或热证。因此，在寒热辨证时不能孤立地根据个别症状做出判断，而是应该全面综合分析四诊资料进行辨识。

寒热辨证，在治疗上具有重要指导意义。《素问·至真要大论》说"寒者热之""热者寒之"，即寒证要用温热法治疗，热证要用寒凉法治疗，两者的治法迥然不同。

（一）寒证

寒证是由于机体感受阴寒之邪，或阳虚阴盛所表现的一类证候。

【病因】寒证的发生多因外感阴寒邪气；或内伤久病，阳气耗伤；或过服生冷寒凉，阴寒内盛所致。

【临床表现】各类寒证的证候表现不尽一致，常见的有：恶寒、畏寒喜暖，肢冷蜷卧，面色白，口淡不渴，或喜热饮，痰、涎、涕清稀，小便清长，大便溏薄，舌淡苔白润滑，脉迟或紧等。

【证候分析】寒邪所伤或阳气不足，不能温煦形体，故见形寒肢冷喜暖，蜷卧，面色白；阴寒内盛，津液不伤，故口淡不渴；阴盛阳虚，欲得热助，故见渴喜热饮；寒邪伤阳，或阳虚不能温化水液，以致痰、涎、涕、尿等分泌物、排泄物皆为澄澈清冷；寒邪伤脾，或脾阳久虚，则运化失司而见大便溏薄；寒湿内盛，阳虚不化，则舌淡苔白而润滑；寒凝气滞，困遏阳气，或阳气虚弱，鼓动血脉运行之力不足，故脉迟；寒主收引，受寒则脉道收缩而拘急，故见紧脉。

由于形成寒证的原因有感受寒邪或阳虚的不同，故寒证有实寒证和虚寒证之分，具体详见后文相关辨证中。

【辨证要点】本证以恶寒、畏寒喜暖，口淡不渴，排出物清稀，舌淡苔白，脉迟或紧为辨证要点。

（二）热证

热证是由于感受火热之邪，或阴虚阳亢所表现的一类证候。

【病因】热证多因外感火热之邪，或寒邪化热入里；或七情过极，郁而化热；或过服辛辣温热之品；或房室劳伤，劫夺阴精，阴虚阳亢所致。

【临床表现】各类热证的证候表现不尽一致，常见的有：发热恶热喜冷，面红目赤，烦躁不宁，口渴喜冷饮，痰、涕黄稠，吐血衄血，小便短赤，大便干结，舌红苔黄而干燥，脉数等。

【证候分析】阳热偏盛，则发热恶热喜冷；火性上炎，则见面红目赤；热扰心神，则烦躁不宁；热盛伤津，津伤须引水自救，故口渴喜冷饮；津液被火热煎熬，则痰、涕等分泌物黄稠；火热之邪灼伤血络，迫血妄行，则吐血衄血；火热伤阴，津液被耗，故小便短赤；肠热津亏，传导失司，势必大便干结；舌红苔黄而干为热盛伤阴；阳热亢盛，气血运行加速，故见脉数。

由于形成热证的原因有感受热邪或阴虚的不同，故热证亦有实热证和虚热证之分，具体详见后文相关辨证中。

【辨证要点】本证以发热恶热喜冷，口渴，排出物稠浊，舌红苔黄而干，脉数为辨证要点。

（三）寒证与热证的鉴别要点

寒证与热证是机体阴阳偏盛与偏衰的反映，是疾病性质的主要表现。所以辨别寒证与热证不能孤立地根据某一症状做判断，应对疾病的全部表现进行综合观察，尤其是寒热的喜恶、四肢的温凉、面色的赤白、口渴与不渴、二便、舌象、脉象等方面。寒证常见恶寒喜温，热证常见恶热喜凉。寒证大多不渴,热证常见渴喜冷饮。寒证多见面白肢冷,热证常见面红肌肤灼热。寒证常见大便稀溏,小便清长;热证常见大便秘结,小便短黄。寒证常见舌淡苔白润,脉迟或紧;热证多见舌红苔黄燥,脉数。一般寒证以"冷、白、稀、润、静"为特点,而热证以"热、红(黄)、稠、干、动"为特点。具体鉴别见表5-1-2。

表5-1-2　寒证与热证的鉴别要点

鉴别要点	寒证	热证
寒热喜恶	恶寒喜温	恶热喜凉
口渴	不渴	渴喜冷饮
面色	白	红
四肢	冷	热
大便	稀溏	秘结
小便	清长	短黄
舌象	舌淡苔白润	舌红苔黄燥
脉象	迟或紧	数

三、虚实辨证

虚实是辨别邪正盛衰的两个纲领。

虚证与实证反映疾病发展过程中正邪斗争的两个方面。虚指正气不足,实指邪气盛实。《素问·通评虚实论》谓:"邪气盛则实,精气夺则虚。"

由于邪正斗争是贯穿于疾病全过程的根本矛盾,而阴阳盛衰及其所形成的寒热证候亦存在着虚实之分,所以分析疾病过程中的邪正关系,是临床辨证的基本要求之一,故《素问·调经论》有"百病之生,皆有虚实"之说。

通过虚实辨证,我们可以掌握患者邪正盛衰的情况,为采用补法或泻法提供基本依据。实证宜攻,虚证宜补,只有辨证准确才能攻补适宜,免犯实实虚虚之误。

(一)虚证

虚证是指正气不足所表现的一类证候。因人体正气虚弱明显,而邪气并不亢盛,临床表现以不足、不固、衰退为基本特点,多见于慢性疾病或疾病的后期,病程较长。

【病因】虚证形成的原因,有先天不足和后天失调两个方面,但以后天失调为主,如饮食失调,后天之本不固;七情劳倦,内伤脏腑气血;房室过度,耗伤肾脏精气;或久病失治误治,损伤正气等。

【临床表现】正气虚弱包括阴、阳、气、血、津液、精、髓及脏腑虚损。各种虚证的表现不一,各脏腑虚证的表现也不尽相同,因而很难全面概括。临床一般久病、势缓者多虚证,耗损过多者多虚证,体质素弱者多虚证,故《难经·四十八难》有"缓者为虚""出者为虚"的说法,《类经·疾病类》说:"内出之病多不足,如七情伤气;劳倦伤精之类也。"根据正气虚损的程度不同,临床可有不足、亏虚、虚弱、虚衰、亡脱之类模糊的定量描述。

（二）实证

实证是指邪气亢盛所表现的一类证候。实证虽邪气壅盛而正气未虚，临床表现以有余、停聚、亢盛为基本特点。

【病因】实证的成因有两方面：一是风寒暑湿燥火、疫疠及虫毒等邪气侵入人体的初期和中期，邪气壅盛而正气未虚，邪正斗争剧烈，形成实证；二是脏腑功能失调，以致痰、饮、水、湿、瘀血、食积、虫积、脓等有形病理产物停留于体内。因此，风邪、寒邪、暑邪、湿邪、燥邪、火热之邪、疫疠、虫毒为病，痰阻、饮停、水泛、湿阻、血瘀、食积、虫积、脓毒等病理改变，一般都属实证的范畴。

【临床表现】由于感邪性质的差异，气血阴阳失调后的病理产物不同，以及病邪侵袭、停聚部位的差别，实证有着迥然不同的证候表现，很难以几个症状作为实证的代表。临床一般新起、暴病多实证；病情急剧者多实证；体质壮实者多实证。故《难经·四十八难》有"急者为实""入者为实"的说法，《类经·疾病类》亦说："凡外入之病多有余，如六气所感，饮食所伤之类也。"

实证包括的内容很多，不但有各脏腑经络之分，而且还有不同病因及气血津液变化之别。有关脏腑经络的具体证候，将在病位辨证的有关章节中讨论。

（三）虚证与实证的鉴别要点

辨别虚证与实证，主要是观察患者的形体盛衰，精神萎振，声息强弱，疼痛喜按与拒按，以及舌象和脉象等。一般说来，患者形体虚弱，精神萎靡，声低息微，痛处喜按，胸腹胀满时减，畏寒，或低热，舌质娇嫩，舌淡少苔或无苔，脉无力者属虚证；患者形体壮实，精神亢奋，声高气粗，痛处拒按，胸腹胀满不减，恶寒，或高热，舌质苍老，舌苔厚腻，脉有力者属实证。此外，辨别虚证和实证还应结合起病的缓急、病程的长短等。具体鉴别见表5-1-3。

表5-1-3 虚证与实证的鉴别要点

鉴别要点	虚证	实证
起病	较缓（久病）	较急（新病）
病程	较长	较短
体质	多虚弱	多壮实
精神	多萎靡	多亢奋
声息	声低息微	声高气粗
疼痛	喜按	拒按
胸腹胀满	按之不痛，胀满时减	按之疼痛，胀满不减
发热	多为低热	多为高热
恶寒	畏寒	恶寒
舌象	舌质嫩，苔少或无	舌质老，苔厚腻
脉象	无力	有力

四、阴阳辨证

阴阳是归类病证类别的两个纲领。

阴阳是辨别病证的基本大法。阴、阳分别代表事物相互对立的两个方面,它无所不指,也无所定指,故疾病的性质、证的类别及临床表现,一般都可用阴阳进行概括或归类。《素问·阴阳应象大论》曰:"善诊者,察色按脉,先别阴阳。"《类经·阴阳类》说:"人之疾病……必有所本,故或本于阴,或本于阳,病变虽多,其本则一。"《景岳全书·传忠录》亦说:"凡诊病施治,必须先审阴阳,乃为医道之纲领。阴阳无谬,治焉有差? 医道虽繁,而可以一言蔽之者,曰阴阳而已。"由此可见阴阳在辨证中的重要性。

阴阳是八纲中的总纲。表证与里证、寒证与热证、虚证与实证反映了病变过程中既对立又统一的矛盾现象。此三对证分别从不同的侧面来概括病情,只能说明疾病在某一方面的特征,而不能反映出疾病的全貌。六类证相互之间虽然有一定的联系,但既不能相互概括,也不能相互取代,六者在八纲中的地位是平等的。为了对病情进行更高层面或总的归纳,可以将其归属于阴阳,即表证、热证、实证属阳,里证、寒证、虚证属阴,因此,阴阳两纲可以统帅其他六纲而成为八纲中的总纲。

由于中医学中的阴阳不仅是抽象的哲学概念,而且已经有了具体的实质内容,如阳气、阴液、心阴、脾阳等,都是有实际所指的中医学概念,所以阴阳辨证又包含有具体的辨证内容,主要有阴盛证、阳盛证、阴虚证、阳虚证及亡阴证、亡阳证等。所谓阴盛证实际是指实寒证,阳盛证实际是指实热证。

(一)阴证与阳证

临床根据阴阳学说中阴与阳的基本属性将疾病划分为阴证与阳证。凡临床表现具有兴奋、亢进等特征的,一般可归属为阳证的范畴;临床表现具有抑制、低下等特征的,一般可归属为阴证的范畴。

阴证与阳证的划分是相对而言的。如与表证相对而言,里证属于阴证,但里证又有寒热、虚实之分,相对于里寒证与里虚证而言,里热证与里实证则又归于阳证的范畴。因此,临床在对具体病证归类时常常存在阴中有阳、阳中有阴的情况。

(二)阴虚证与阳虚证

1. 阴虚证:是指由于体内阴液亏虚,不能制阳所致的虚热证候,又称虚热证。

【病因】因热病伤阴,或五志过极,或过服温燥之品,或房劳太过,或久病暗耗,或衰老以致阴液匮乏。

【临床表现】咽干口燥,形体消瘦,潮热盗汗,两颧潮红,五心烦热,小便短赤,大便干结,舌红少苔,脉细数。

【证候分析】阴液不足,肌体失却滋养润泽,则见口咽干燥,形体消瘦;阴虚不能制阳,阳亢而虚热内生,故见潮热盗汗,五心烦热,两颧潮红;阴虚火旺,膀胱化源不足,则见小便短赤;大肠失润即见大便干结;舌红少苔,脉细数为阴虚火旺之征。

【辨证要点】本证以潮热盗汗,颧红,咽干口燥,舌红少苔,脉细数为辨证要点。

2. 阳虚证:是指由于体内阳气虚衰,不能制阴所致的虚寒证候,又称虚寒证。

【病因】因久病体弱,或久居寒冷之处,或过服苦寒清凉之品,或过度劳倦,或年高命门火衰以致阳气匮乏。

【临床表现】畏寒肢冷,面色㿠白,口淡不渴,或渴喜热饮,神疲乏力,少气懒言,自汗,大便溏薄,小便清长,或浮肿尿少,舌淡胖嫩,苔白滑,脉沉迟无力。

【证候分析】阳气虚衰,机体失却温煦,虚寒内生,故见畏寒肢冷;阳虚推动无力,则见神疲乏力,少气懒言;阳虚不能温化和蒸腾津液,故见口淡不渴,或渴喜热饮,大便溏薄,小便清长;阳气亏虚,固摄无权,则见自汗;阳虚不能输布津液,水气泛溢,可见面色㿠白,浮肿尿少;舌淡胖嫩,苔白滑,脉沉迟无力为阳虚阴盛之象。

【辨证要点】本证以畏寒肢冷,神疲乏力,舌淡,脉沉迟无力为辨证要点。

(三)亡阴证与亡阳证

1. 亡阴证:是指阴液大量耗损而欲竭所表现的危重证候。

【病因】多在久病阴液亏虚的基础上进一步发展而成,或因高热伤阴、大汗不止、剧烈吐泻、大量出血、严重烧伤等而致阴液暴伤。

【临床表现】汗出黏热而咸、如珠如油,神情烦躁或昏愦,面色潮红,肢温身热,唇焦,口渴欲饮,目眶凹陷,皮肤皱瘪,小便极少,呼吸急促,舌红而干,脉细数疾。

【证候分析】残余之阴精外亡,故汗出黏热而咸,如珠如油;阴液消亡,津不上承,则口渴欲饮;组织器官失于充盈和润泽,故见目眶凹陷,皮肤皱瘪,唇焦,舌干枯;阴液欲竭,膀胱化源不足,则小便极少;阴液大量脱失,阳气无所依附而浮越,故见神情烦躁不安,呼吸急促;阴竭阳亢,虚火内炽,则面色潮红,肢温身热,舌红,脉细数疾而按之无力。

亡阴所涉及的脏腑以心、肝、肾为主,临床一般不再逐一区分。亡阴若不及时救治,阳气亦随之衰亡。

【辨证要点】本证以汗出如油,身热烦渴,面赤唇焦,脉细数疾无力为辨证要点。

2. 亡阳证:是指体内阳气极度衰微而欲脱所表现的危重证候。

【病因】一般在阳气虚衰的基础上进一步恶化而成,也可因阴寒之邪极盛而致阳气暴伤,或因大汗、剧烈吐泻、大出血等致阳随阴脱,或因中毒、严重外伤、瘀痰阻塞心窍等而使阳气暴脱。

【临床表现】冷汗淋漓、汗质稀淡,精神疲惫,表情淡漠,面色苍白,肌肤不温,四肢厥冷,口不渴或渴喜热饮,呼吸微弱,舌质淡润,脉微欲绝。

【证候分析】阳气暴脱,其温煦、固摄功能丧失,故冷汗淋漓、汗质稀淡,肌肤不温,四肢厥冷;阳亡推动无力,机体及神气失却温养,故精神疲惫,表情淡漠;阳气暴脱,推动气血运行乏力,面舌不得荣润,则面色苍白,舌质淡;阳气虚衰,无力司呼吸,则呼吸浅表且微弱;阳衰阴盛,津液输布不均,欲得热助,故口不渴或渴喜热饮;阳气消亡,鼓动无力,故脉微欲绝。

临床所见的亡阳证,一般是指心肾阳气虚脱。由于阳阳存在着互根的关系,故阳气衰微欲脱,可使阴液亦随之消亡。

【辨证要点】本证以冷汗淋漓,四肢厥冷,面色苍白,呼吸微弱,脉微欲绝为辨证要点。

3. 亡阴证与亡阳证的鉴别要点:亡阴证、亡阳证是疾病的危重证候,辨证一差,或救治稍迟,极易导致死亡。一般在病情危重的情况下,突然出现大汗淋漓,往往是亡阴证或亡阳证之兆,根据汗质的黏热如油或稀冷如水,结合病情,身热恶热或身凉畏寒、四肢温热或四肢厥冷、面红或面白、气粗或息微、舌干红无苔或舌淡苔白润、脉细数疾或脉微欲绝等,通常不难辨别亡阴证与亡阳证。具体鉴别见表5-1-4。

表 5-1-4　亡阴证与亡阳证的鉴别要点

鉴别要点	亡阴证	亡阳证
汗液	黏热如油、味咸	稀冷如水、味淡
寒热	身热恶热	身冷畏寒
四肢	温热	厥冷
面色	潮红	苍白
气息	气粗	气微
口渴	渴喜冷饮	不渴或喜热饮
舌象	舌干红无苔	舌淡苔白润
脉象	细数疾而无力	微欲绝

第二节　八纲证候间的关系

表、里、寒、热、虚、实、阴、阳八纲分别反映疾病某一方面的病理本质，而在临床上疾病的本质常常是由多因素组成，一般多表现为表里、寒热、虚实交织的情况；同时，八纲证候之间也不是静止不变的，它们伴随疾病的发展而发生诸多变化，从而出现多种复杂证候。因此在临床辨证时，不仅要熟悉八纲单因素"纲"证候的辨别，更要注意八纲之间的联系，掌握八纲复合因素"纲"证候的辨别，以全面、准确地认识证候的本质。八纲证候之间的关系主要有相兼、错杂、转化、真假四种情况。

一、证候相兼

证候相兼有广义和狭义之分，广义是泛指疾病某一时期各种不同的证候同时出现，而本处狭义是特指疾病某一时期八纲中不具相对性的两纲或两纲以上的证候同时出现。

疾病的本质一般是由多因素所构成的，而表里、寒热、虚实正是从疾病的部位、性质、邪正盛衰三个不同方面去反映构成疾病本质的相关要素，三者之间相互联系、不可替代，所以在临床上表里、寒热、虚实证候常常相互交织在一起。如辨别病位在表在里时，要进一步辨明寒热虚实；辨别病性属寒属热时，需要明确病位在表或在里，辨清是正虚还是邪实，只有这样才能全面、准确地揭示疾病的本质。

临床上常见的证候相兼有表寒证、表热证、表虚证、里实寒证、里实热证、里虚寒证、里虚热证。

（一）表寒证

表寒证是指寒邪侵犯肌表所表现的证候。

【临床表现】恶寒重，发热轻，头身疼痛，无汗，鼻塞流涕，苔薄白润，脉浮紧。

【证候分析】寒邪束表，卫阳失和，不能温煦肌表则恶寒；邪正相争，卫阳被遏则发热；寒为阴邪，故恶寒重而发热轻。寒性凝滞，经脉不利，则见头身疼痛。寒主收引，腠理闭塞则无汗。寒邪外袭,皮毛受邪,内舍于肺,肺气失宣,肺系不利,故鼻塞流涕。寒袭于表,脉道紧束而拘急,故脉浮紧。

（二）表热证

表热证是指热邪侵犯肌表所表现的证候。

【临床表现】发热,微恶风寒,头痛,咽喉痒或痛,鼻塞流浊涕,口干微渴,或有汗,舌边尖红,苔薄黄,脉浮数。

【证候分析】热邪犯表,卫气被郁,故发热恶寒。热为阳邪,故发热重而恶寒轻。热邪上扰,则头痛,咽喉痒或痛,鼻塞流浊涕。热邪伤津,则口干微渴。热性升散,腠理疏松则汗出。舌边尖红,苔薄黄,脉浮数为热邪客表之征。

（三）表虚证

表虚证包含两种情况,一是指外感风邪所导致的表证,以恶风、汗出、脉浮缓为特征,称为外感表虚证。二是指肺脾气虚,卫气不固,肌表疏松,经常汗出,易被外邪侵袭的表虚证,称为内伤表虚证。

【临床表现】

外感表虚证:恶风,发热,汗出,头痛,项强,舌苔薄白,脉浮缓。

内伤表虚证:自汗,易感冒,兼面色淡白,短气,动则气喘,神疲乏力,纳少便溏,舌淡白,脉细弱等气虚表现。

【证候分析】外感表虚证是因风邪侵袭肌表所致的表证,因风邪外束太阳经,故头痛,项强;风邪侵袭肌表,营卫不和,阳气外浮与邪相争而发热;风性开泄,肌腠疏松,玄府不固,故汗出恶风;风邪在表,故脉浮缓。

内伤表虚证,主要因肺脾气虚,卫表不固,腠理失密,故自汗出,易感冒。肺脾气虚,则见面色淡白,短气,动则气喘,神疲乏力,纳少便溏,舌淡白,脉细弱等气虚表现。

（四）里实寒证

里实寒证是指阴寒之邪内盛所表现的证候。

【临床表现】恶寒肢冷,面色白,口淡不渴,咳喘,痰稀色白,腹冷痛拒按,大便溏薄,小便清长,舌苔白润,脉沉迟或紧。

【证候分析】寒邪内侵,损伤阳气,机体失于温煦,故恶寒肢冷,面色白;寒邪客肺,则咳喘,痰稀色白;寒凝气滞,不通则痛,故腹冷痛拒按;寒邪内伤脾阳,运化失职,故见大便溏薄;寒为阴邪,不伤津液,故口淡不渴,小便清长;舌苔白润,脉沉迟或紧为阴寒内盛之象。

（五）里实热证

里实热证是指阳热之邪内盛所表现的证候。

【临床表现】壮热恶热喜冷,面红目赤,口渴喜冷饮,烦躁,大便秘结,小便短赤,舌红苔黄燥,脉洪数或滑数。

【证候分析】热邪亢盛,充斥于外,则见壮热恶热喜冷;火热之邪上炎,故见面红目赤;热邪扰乱心神,心神不宁则烦躁;热盛伤津,则口渴喜冷饮,大便秘结,小便短赤;舌红苔黄燥,脉洪数、滑数均为里热亢盛之征。

（六）里虚寒证

里虚寒证是指阳气虚衰,不能制阴所表现的证候,也称为阳虚证。其临床表现和证候分析参见阴阳辨证中的阳虚证。

（七）里虚热证

里虚热证是指阴液亏虚,不能制阳所表现的证候,也称为阴虚证。其临床表现和证候分析参见阴阳辨证中的阴虚证。

二、证候错杂

证候错杂是指疾病某一时期八纲中相对的两纲或两纲以上并存所表现的证候。

证候错杂主要有表里同病、寒热错杂、虚实夹杂三种情况。

（一）表里同病

表里同病是指疾病某一时期表证与里证并存所表现的证候。

表里同病主要因感受外邪,表证未罢,外邪又入里;或外感表证未愈又有七情、饮食、劳役等原因造成内伤里证;或内伤里证未愈,复感外邪等所致。

表里同病的出现,往往与寒热、虚实互见,临床常见的有表里俱寒证、表里俱热证、表寒里热证、表热里寒证、表里俱实证、表里俱虚证、表实里虚证、表虚里实证等类型。现举例说明如下。

1. 表里俱寒证:可因素体阳虚,复感风寒之邪;或外感寒邪而内伤饮食生冷而致。可见恶寒发热,无汗,头痛,咳嗽,痰白清稀,喘息不得卧,或腹部冷痛,大便溏泄,或肢体浮肿,口淡不渴,舌淡苔白而润,脉浮紧等症。

2. 表里俱热证:可因素有内热,又感风热之邪;或外感风热入里,而表邪未尽而成。可见发热微恶寒,头痛,咽喉肿痛,口渴,心烦,失眠,小便短黄,舌红苔黄,脉数等症。

3. 表寒里热证:常由于表寒未解,邪已入里化热;或本有内热证,又外感寒邪而成。可见恶寒发热,无汗,头身疼痛,烦躁,口渴,苔薄黄,脉浮紧等症。

4. 表热里寒证:常由于表热证误治伤阳,而表热之邪未解;或素有里寒证,复感风热之邪而形成。可见发热微恶寒,头痛,咽喉肿痛,腹部隐痛,大便溏泄,小便清长,舌尖红等症。

5. 表里俱实证:可因体内有痰、瘀、宿食、虫积等邪气,复感外邪所致。可见恶寒发热,头痛眩晕,咽喉不利,口苦口干,小便短黄,大便秘结,舌苔黄腻,脉滑数等症。

6. 表里俱虚证:常由于脏腑气血亏虚,又卫虚伤风所致。可见自汗恶风,鼻塞喷嚏,眩晕心悸,食少便溏,神疲乏力,脉虚浮等症。

7. 表实里虚证:多由素体虚弱,复感外邪所致。可见恶寒较甚,微热,无汗,头身疼痛,神疲乏力,气短,舌淡苔白,脉弱等症。

8. 表虚里实证:常由于体内有痰瘀食积等邪,又卫虚伤风所致。可见自汗恶风,鼻塞喷嚏,喘急痰涌,脘腹胀痛拒按,尿少便秘,舌暗苔厚等症。

表里同病辨证的关键在于分清表里之缓急。表急里缓者,重在治表;里急表缓者,重在治里。

（二）寒热错杂

寒热错杂是指疾病某一时期寒证与热证并存所表现的证候。

寒热错杂主要有上寒下热证、上热下寒证、表寒里热证、表热里寒证之不同。有关表寒里热证、表热里寒证已在表里同病中讨论,现仅举例说明上寒下热证、上热下寒证。

1. 上寒下热证:是指患者在某一时间内,上部表现为寒,下部表现为热的证候,是阴盛于上,阳盛于下所致。可见胃脘冷痛,呕吐清涎,尿频,尿急,尿痛,小便短赤等症。

2. 上热下寒证:是指患者在某一时间内,上部表现为热,下部表现为寒的证候,是阳盛于上,阴盛于下所致。可见胸中烦热,频欲呕吐,腹冷痛,大便溏薄等症。

寒热错杂辨证重在分清寒热孰多孰少。寒多热少者,寒为主,重在治寒,兼顾热证;热多寒少者,热为主,重在治热,兼顾寒证。

(三)虚实夹杂

虚实夹杂是指疾病某一时期虚证与实证并存所表现的证候。

虚实夹杂反映在病位上主要有表实里虚、表虚里实、上实下虚、上虚下实;反映在邪正力量对比方面主要有虚证夹实、实证夹虚、虚实并重。

由于证候有虚实夹杂,所以治疗上便有攻补兼施法。但在攻补兼施中,关键是要分清虚实的主次,从而用药就有轻重之别。现将虚证夹实、实证夹虚、虚实并重三种情况分述如下。

1. 虚证夹实:基本特点是以正虚为主,邪盛为次。常见于邪实深重,迁延日久,正气大伤,余邪未尽的患者;也可见于素体大虚,复感较轻邪气的患者。如春温病后期的肾阴亏虚证,是邪热劫烁肝肾之阴而呈现邪少虚多的证候,症见低热不退,口干,耳鸣,神倦,舌质红绛,脉虚数等,此时治疗以滋阴养液、扶正为主,兼清余邪。

2. 实证夹虚:基本特点是以邪盛为主,正虚为次。常见于实证过程中邪气极盛,正气受损较轻的患者;也可见于体质较弱而新感外邪的患者。如外感伤寒,经发汗,或吐、下之后,心下痞硬,噫气不除,这是胃有痰湿、浊邪而胃气受损的实中夹虚之证,治疗当以化痰除湿祛邪为主,兼以益气和胃。

3. 虚实并重:基本特点是正虚和邪盛均明显,病情较重。常见于原为严重的实证,迁延时日,正气大伤而邪气未减者;也可见于素体正气甚弱,又感受较重邪气的患者。如小儿疳积,大便溏薄,完谷不化,腹部膨大,形瘦骨立,午后烦躁,贪食不厌,苔厚浊,脉细稍弦。这是病起于饮食积滞,日久损伤脾胃,虚实并见,治应消食化积与健脾同用。

虚实夹杂辨证的关键在于分清虚实的先后、轻重、缓急。虚证夹实者,治以补虚为主,兼以祛邪;实证夹虚者,治以攻邪为主,兼以扶正。

三、证候转化

证候转化是指在疾病的发展过程中,八纲中的一种证候转变为对立的另一种证候。证候转化,一般是指证候的本质与现象均已变化,但在证候转化这种质变之前,常有一个量变的过程,所以在证候完全转化之前,也可以暂时出现相兼、错杂之类的证候。

证候转化主要有表里出入、寒热转化、虚实转化三种情况。

(一)表里出入

表里出入是指在疾病发展过程中病邪由表入里,或由里出表的疾病发展或转归的趋势。

1. 表邪入里:是指先有表证,后有里证,里证出现之后,表证消失,表明外邪由浅入深、病情加重的一种病势,多由邪气过盛,或护理不当,或失治、误治造成机体抗邪能力降低所致,常见于外感病的早、中期阶段。如患者先有恶寒发热,脉浮等表证之象,后恶寒自罢,出现不恶寒但发热,口渴,舌红苔黄,脉数等症,说明表邪已入里化热,形成里热证。

2. 里邪出表:是指在里病邪向外透达,表明邪有出路、病情好转的一种趋势,多为治疗护理得当,正气恢复,抗邪能力增强的结果。如麻疹患儿热毒内闭,则疹不出而见发热、喘咳、烦躁,若麻毒外透,则疹出而烦热喘咳消除;内热者身热烦躁,咳逆胸闷,经治疗后汗出热解等,都是病邪由里达表的表现。里邪出表虽可出现部分皮毛、肌腠的症状,但其实质是在里病邪有向外透达之机,不能理解为里证转化为表证,正如《景岳全书·传忠录》所说:"病必自表而入者,方得谓之表证。若由内以及外,便非表证矣。"

表里出入主要取决于邪正双方斗争的情况。表邪入里,多因邪气过盛,或机体抗邪能力降低而致;里邪出表,则多为正气恢复,机体抗邪能力增强而成。所以,表邪入里,表示病势加重;里邪出表,反映邪有出路,病势减轻。因此,掌握病势的表里出入变化,对于预测疾病的发展转归有着重要的意义。

(二)寒热转化

寒热转化是指在疾病发展过程中出现了寒证转化为热证,或热证转化为寒证的病理变化。

1. 寒证化热:是指先为寒证,后出现热证,而寒证随之消失的病变,多由治疗不当,过用温燥之品;或失治,寒邪未能及时温散,而体内的阳气偏盛,寒邪从阳化热所致。例如病初患者表现为恶寒重,发热轻,苔薄白,脉浮紧等表寒证,由于误治、失治患者出现壮热,不恶寒反恶热,咳喘,吐黄痰,舌红苔黄,脉滑数等里热证的表现,这表示证候已由寒证转化为热证。

2. 热证转寒:是指先为热证,后出现寒证,而热证随之消失的病变,多由失治、误治,损伤阳气;或因邪气极盛,耗伤正气,正不胜邪,机能衰退所致。这种转化有突变者,如高热患者,由于大汗不止,阳从汗泄,或吐泻太过,阳随津脱,而出现体温骤降,四肢厥冷,面色苍白,脉微欲绝的亡阳证;也有病情迁延,日久不愈而渐变者,如热痢病久不愈,阳气日耗,转化为虚寒痢。这些都是由热证转化为寒证的表现。

寒证与热证互相转化,是由邪正的力量对比所决定,其关键在于人体阳气的盛衰。一般而言,寒证转化为热证,说明机体正气尚盛,阳气较旺盛,邪气从阳化热;热证转为寒证,是邪气虽衰而正气不支,阳气耗伤并处于衰败状态,提示正不胜邪,病情险恶。

(三)虚实转化

虚实转化是指在疾病的发展过程中出现了实证转化为虚证,或虚证转化为实证的病理变化。实证转虚在临床中常见,为疾病转变的一般规律;虚证转实在临床中少见,常常是因虚致实,形成虚实夹杂证。

1. 实证转虚:是指先有实证,后出现虚证,而实证随之消失的病变,多因邪气久留,或失治、误治,损伤人体正气而转为虚证。如患者开始可表现为高热,咳喘,吐黄稠痰,胸痛,舌红苔黄腻,脉滑数等里实热之象,因失治、误治,日久不愈,患者出现咳喘无力,呼多吸少,动则喘盛,神疲乏力,少气懒言,面白,舌淡,脉弱等正气亏虚之象,而实证消失,即实证转为虚证。

2. 虚证转实:虚证患者由于积极的治疗、修养、锻炼等,使正气来复,体质增强,虚证消失,当再次感受邪气而发病,可表现为实证。临床上多见的是因虚致实,即由于正气不足,脏腑功能减退,导致痰、湿、水饮、瘀血等病理产物停积于体内,而成因虚致实。因虚致实不能理解为虚证转化为实证,而应理解为由虚证转化为虚实夹杂证,或本虚标实证。如阳虚水停、脾虚生湿、阴虚便秘、气虚血瘀等都属于因虚致实,虽然此时可能实证较虚证更突出,但根据治病求本的原则,治疗往往仍以扶正为主,或急则治标,标本兼顾。

四、证候真假

证候真假是指在疾病的危重阶段,可出现一些与疾病本质相反的假象。临床上应认真辨别证候真假,才能去伪存真,抓住疾病的本质,对病情做出正确的诊断。

(一)寒热真假

寒热真假是指疾病发展到寒极或热极的阶段,有时会出现一些与疾病本质相反的"假象"症状和体征,如"寒极似热""热极似寒",即所谓真寒假热、真热假寒。

1. 真寒假热证:是指疾病本质为寒证,却见某些假热象表现的危重证候。

【临床表现】症见四肢厥冷,胸腹欠温,下利清谷,小便清长,舌淡苔白等一派寒象的同时,或有身热,但反欲盖衣被;或面赤,却两颧浮红如妆,时隐时现,游移不定;或口渴,但不欲饮,或不多饮或喜热饮;或咽喉痛,但不红肿;或脉大,但按之必无力等假热之象。

【机制】主要是由于阴寒极盛,壅阻于内,格阳于外,使阴阳之气不相顺接,相互格拒而成;也可因下元真阳极度虚衰,阴不制阳,偏盛之阴盘踞于内,逼迫衰极之阳浮越于上,阴阳不相维系而形成。二者均属"阴盛格阳证",但后者又称"戴阳证"。

2. 真热假寒证:是指疾病本质为热证,却见某些假寒象表现的危重证候。

【临床表现】症见高热恶热不恶寒,胸腹灼热,烦渴饮冷,口鼻气热,咽干口臭,甚则神昏谵语,小便短赤,大便燥结或热痢下重,舌红苔黄而干,脉滑数有力等一派热象的同时,又出现四肢厥冷,或脉沉迟等假寒之象。

【机制】由于阳热内盛,导致阳气郁闭于内而不能布达于外所致,又称"阳盛格阴证",其内热愈盛则肢冷愈严重,即所谓"热深厥亦深"。

3. 寒热真假的鉴别:辨别寒热真假,一般可从以下三个方面诊察。

(1)了解疾病发展全过程。在一般情况下,假象常见于疾病的后期或危重阶段,而真象则贯穿疾病全过程。

(2)假象出现的部位多在四肢、肌肤、面色等方面,而脏腑、气血、津液等方面的内在变化表现,则能反映疾病的本质,故辨证时应以里证、舌象、脉象等为诊断的依据。

(3)假象与真象在临床表现方面有区别。如假热的面赤是面色白、晦暗,而仅有两颧颊浅红娇嫩,时隐时现,而真热的面赤是满面通红;假寒常表现为四肢厥冷,但胸腹部却为灼热,或虽觉周身寒冷而反不欲近衣被,而真寒却是身卧,欲得衣被。

(二)虚实真假

虚实真假是指虚证或实证发展到复杂或严重的阶段,出现某些与疾病本质相反的"假象"症状和体征。《内经知要》所谓"至虚有盛候""大实有羸状",就是指证候的虚实真假。

1. 真实假虚证:是指疾病本质为实证,却见某些假虚羸表现的复杂证候。

【临床表现】假虚之象因人而异,临床可有神情默默,倦怠懒言,大便泄泻,脉沉细等表现。但仔细观察,患者虽神情默默,懒言,但语声高亢气粗;虽倦怠乏力却动之觉舒;虽泻下稀水黑便,泻后反觉腹部爽快;脉沉细,但按之有力。

【机制】由于热结胃肠,痰湿壅滞,痰热内闭,湿热内蕴,瘀血停蓄等邪气大积大聚,以致经脉阻滞,气血不通所致,临床虽出现一些类似虚证的表现,但因疾病本质属实,这些"虚"象是在一派邪盛之象中伴随出现,并与常规虚证有不同之处。正如《顾氏医镜》所云:"聚积在中,按之则痛,色红气粗,脉来有力,实也;甚则默默不欲语,肢体不欲动,或眩晕昏花,或泄泻不实,是大实有赢状。"

2. 真虚假实证:是指疾病本质为虚证,却见某些假盛实表现的复杂证候。

【临床表现】假实之象因人而异,临床可有腹满、胀痛,呼吸喘促,大便秘结,脉弦等表现。患者虽腹胀满,却时有减轻,按之痛减,按之柔软;虽喘促但气短息弱;虽大便秘结但腹部不甚硬满;脉虽弦却重按无力。

【机制】多因脏腑虚衰,气血不足,运化无力,气机不畅而致。故虽见一些类似邪实之征,却因疾病本质属虚,这些"实"象通常是在一派虚弱之象中伴随出现,并有与常规实证不同之处。也正如《顾氏医镜》所云:"心下痞痛,按之则止,色悴声短,脉来无力,虚也;甚则胀极而不得食,气不舒,便不利,是至虚有盛候。"

3. 虚实真假的鉴别:鉴别虚实真假,关键在于辨别脉象有力无力、有神无神,其中尤以沉取之象为真谛;并要注意观察舌质的嫩胖与苍老,语声的高亢与低怯,胀痛的程度、久暂及是否拒按;同时结合患者体质的强弱、发病的原因、病程的长短、治疗经过等进行综合辨析。

【思考题】

1. 临床如何鉴别表证与里证?

2. 为何阳虚证既可见口淡不渴,又可见渴喜热饮;既可见小便清长,又可见浮肿尿少?

3. 何谓真寒假热证? 请解释其机制。

4. 临床如何鉴别寒热真假?

5. 临床如何鉴别虚实真假?

(徐　征　邹小娟)

数字课程学习……

👤 学习辅导　　📝 自测题　　⬇ 教学 PPT　　🖥 拓展资源　　⚤ 典型病例

第六章

病 因 辨 证

病因,是指导致疾病发生的原因,可分为外感、内伤和其他三大类。具体包括六淫与疫疠外袭、情志过激、饮食不调、劳倦失度、外伤、虫兽伤,以及病理产物痰饮、瘀血等。病因辨证是通过分析疾病的症状、体征及病史等,来推断病因的思维过程和辨证方法,亦称"辨证求因"或"审证求因"。

第一节 六淫、疫疠辨证

六淫、疫疠病邪属于外感病因,辨证的重点是辨识邪气的具体种类,不同邪气的致病特点及临床表现大不相同。外感病因以六淫为主体,疫疠邪气的致病特点和临床表现大体上类似于六淫,不同的是疫疠的传染性强,病情较急剧而危重,本节分述六淫和疫疠的证候特点。

一、六淫辨证

六淫,是风、寒、暑、湿、燥、火六种外感病邪的统称。

六淫致病,多与季节气候、工作和居住环境等有关。

六淫侵犯人体多从皮肤或口鼻而入,因其从外侵入人体致病,故又称为"外感六淫"。六淫病邪,可以单独致病,亦可合而致病。如伤风、风寒、风湿热痹等。六淫病邪的特性各不相同,故其致病的证候特点与转归各有差异。六淫侵犯人体后,在一定的条件下可以发生转化,如风寒入里可以化热,湿邪也可以化热,火热可以化燥伤阴,热极可以化火等。

(一)风淫证

风淫证是指外感风邪所表现的证候,亦称外风证。

【病因】感受外界风邪。

【临床表现】恶风,微发热,汗出,鼻塞流涕,喷嚏,咽喉痒痛,或伴咳嗽,舌苔薄白,脉浮缓;或突发皮肤瘙痒、瘾疹;或突发颜面麻木不仁,口眼㖞斜;或肌肉强直、痉挛,抽搐,角弓反张;或肢体关节游走性疼痛;或新起面睑、肢体浮肿等。

【证候分析】风为阳邪,其性轻扬、开泄,善行数变,具有发病迅速,变化快,游走不定的致病特点,风邪侵袭肌表,伤及卫气,卫气不固,腠理疏松,故见恶风微热,汗出,苔薄白,脉缓。风邪袭肺,肺气失宣,鼻咽不利,则咳嗽,鼻塞流涕,喷嚏,咽喉痒痛。风邪客于肌腠,营卫郁滞不畅,则引起皮肤瘙痒或瘾疹。风邪或风毒侵袭经络,经气阻滞不通,轻者局部麻木、口眼㖞斜,重者肌肉强直、痉挛,抽搐,角弓反张。风与寒合邪,痹阻经络,流窜关节,则表现为肢体关节游走性疼痛。风水相搏,肺失宣降,通调水道功能失常,则见浮肿突发于颜面、眼睑,然后遍及全身。

【辨证要点】恶风、汗出、喉痒、脉浮缓,或突起丘疹、瘙痒,肢体关节游走性疼痛等。

（二）寒淫证

寒淫证是指外感寒邪所表现的证候,属于实寒证。

【病因】停留于冰雪严寒户外或室内温度低,或淋雨涉水,或食生冷等。

【临床表现】恶寒重,发热轻,无汗,头身疼痛,鼻塞流涕,或痰鸣喘嗽,脉浮紧;或腹痛,呕吐,肠鸣,腹泻;或局部冷痛拘急,或四肢厥冷,面色苍白,口淡不渴,或渴喜热饮,小便清长,舌苔白润,脉紧或沉迟有力。

【证候分析】寒为阴邪,其性清冷、凝滞、收引,易伤阳气,阻碍气血运行。寒邪束表,腠理闭塞,卫气不能宣发,故恶寒发热,无汗;寒性凝滞、收引,经脉不利,则见头身疼痛;寒邪外袭,皮毛受邪,内舍于肺,肺气失宣,肺系不利,故鼻塞流涕,痰鸣喘嗽;寒袭于表,脉道紧束而拘急,故脉浮紧。寒邪直犯伤及胃肠,络脉拘急,胃失和降,则腹痛,呕吐,大肠传导失司,则肠鸣,腹泻;寒主收引,寒凝经脉,收缩挛急,则见局部冷痛拘急;寒邪凝结,阳气不达四肢,则四肢厥冷;寒凝而阳气不能上荣于面,则面色苍白;阴寒内盛,津液未伤,故口淡不渴,或渴喜热饮,小便清长。舌苔白润,脉紧或沉迟有力为阴寒内盛之征。

【辨证要点】新病突起,病势较剧,恶寒肢冷,局部冷痛,口淡面白,苔白润,脉紧或迟有力等。

【证候鉴别】寒邪致病有寒邪在表和寒中于里之分。寒邪在表所致证候亦称风寒束表证、表寒证、寒邪束表证、太阳表实证、太阳伤寒证等。临床表现为恶寒重,发热轻,无汗,头身疼痛,鼻塞,流清涕,苔薄白,脉浮紧。寒中于里指寒邪直接侵入脏腑、气血,遏制阳气,阻滞脏腑气血运行所表现的里实寒证。因寒邪所犯脏腑的不同,临床常见寒邪犯肺证、寒滞胃肠证、寒凝肝脉证、寒滞心脉证等。表现为咳喘,咳吐白痰;或脘腹冷痛,呕吐,腹泻;或少腹、前阴、巅顶冷痛;或心胸憋闷疼痛剧烈;疼痛均遇寒加重,得温则舒,伴四肢厥冷,小便清长,面唇色白或青,舌苔白,脉紧或沉弦等。

（三）暑淫证

暑淫证是指夏月炎暑之季,外感暑邪所表现的证候。

【病因】感受外界暑邪。

【临床表现】发热恶热,汗出,口渴喜饮,气短神疲,肢体困倦,小便短黄,舌红,苔白或黄,脉虚数;或发热,猝然昏倒,汗出不止或无汗,口渴,气急,甚或昏迷惊厥,舌绛干燥,脉细数。

【证候分析】暑邪的性质与火热同类,但暑邪致病有严格的季节性,其病机、临床表现也与一般火热证有一定的差别。暑为阳邪,具有炎热升散,耗气伤津,易夹湿邪等致病特点。暑性炎热升散,蒸腾津液,故见发热恶热,汗出,气急,尿黄等症;暑闭气机,则无汗;暑邪伤津耗气,则见口渴喜饮,气短神疲,脉虚数;暑夹湿邪,可见肢体困倦,苔白或黄;暑热上扰清窍,扰乱神明,因而猝然昏倒;暑闭心神,引动肝风,则见昏迷惊厥;暑热炽盛,营阴受损,故见舌绛干燥,脉细数。

【辨证要点】夏月有发热,口渴喜饮,汗多,气短神疲,尿黄等。

【证候鉴别】暑邪致病有伤暑和中暑之别。伤暑为感受暑邪较轻,因暑热或暑湿侵袭人体而致,以烦热、口渴、汗出、疲乏等为主要表现。中暑是感受暑邪较重,系因夏令在高温或烈日之下劳作过久,或处于气候炎热湿闷的环境,暑热或暑湿秽浊之邪卒中脏腑,热闭心神,或热盛津伤,引动肝风,或暑闭气机等所引起,以猝然昏倒,神志昏迷,不知人事,牙关紧闭,身热肢厥,气粗如喘,汗出或无汗,烦躁,口渴,抽搐等临床表现为特征。

（四）湿淫证

湿淫证是指外感湿邪所表现的证候,又称外湿证。

【病因】气候潮湿,或居处潮湿,或以水为事,或冒受雾露,或淋雨涉水等。

【临床表现】头重如裹,肢体困重,关节酸痛、重着、屈伸不利,或皮肤湿疹、瘙痒;或胸闷,脘痞,口腻不渴,纳呆,恶心欲呕,困倦嗜睡,大便溏稀,妇女带下量多,面色晦垢,舌苔白厚腻,脉濡缓或细。

【证候分析】湿为阴邪,其性重浊、黏滞、趋下,易阻滞气机,损伤阳气。湿性重浊,湿邪停聚肌肤、筋骨、关节,气机不畅,则见头重如裹,肢体困重,关节酸痛、重着、屈伸不利;湿邪黏滞,内蕴困阻中焦气机,清阳不升,则见胸闷,脘痞,口腻不渴,困倦,嗜睡;脾胃纳运升降失职,则见纳呆,恶心欲呕,大便溏稀;湿邪易侵袭阴位,下注则见妇女带下量多。舌苔白厚腻,脉濡缓或细为湿浊内盛之征。

【辨证要点】肢体困重,胸闷脘痞,关节酸楚,舌苔腻浊,脉濡缓或细等。

【证候鉴别】湿淫证为外湿证,有湿伤于表、湿浸肌腠、湿流关节和湿蕴于里等几类表现。湿伤于表、湿浸肌腠以肢体困重、酸痛为主症,或见皮肤湿疹、瘙痒等,由湿郁肌表,阻滞经气而致。湿流关节则见关节酸痛、重着。湿蕴于里则因湿邪内蕴,阻碍中焦气机所致。

因饮食不节、劳倦内伤,致脾失健运、湿浊内生而致"内湿证",以脘腹痞胀、恶心呕吐、便溏等症为主,病位偏重于内脏。然而,湿证常是内外合邪而为病,故其证候表现常涉及内外征象。

（五）燥淫证

燥淫证是指外感燥邪所表现的证候,又称外燥证。

【病因】秋令干燥,或居气候干旱少雨之处等。

【临床表现】口燥咽干,唇裂,鼻燥少涕,恶寒发热,干咳少痰,痰黏难咳,口渴欲饮,皮肤干燥,大便干结,小便短黄,舌苔干燥,脉浮。

【证候分析】燥邪其性干燥,易伤津液,易伤肺脏。燥邪外侵,损伤肺津,肺失滋润,清肃失职,故见干咳少痰,痰黏难咳;肺系失润,则见口燥咽干,鼻燥少涕;燥邪合热邪或寒邪侵袭卫表,阻遏卫气,则恶寒,卫气郁滞或邪正相争则发热;燥邪伤津,津伤失润,故见口渴欲饮,唇裂,皮肤干燥,大便干结,小便短黄,舌苔干燥等一派干燥少津之象。

【辨证要点】秋季干咳,口、鼻、咽、唇、皮肤干燥等。

【证候鉴别】燥淫证有温燥和凉燥之分。温燥多见于初秋季节,因初秋气候尚热,炎暑未消,气偏于热,燥热迫于肺卫,故多伴见发热微恶风寒,少汗,舌干苔黄,脉象浮数等风热表证。凉燥多见深秋季节,因秋令肃杀,气寒而燥,故除有干燥少津之征外,尚见恶寒微发热,无汗,脉浮紧等类似于寒邪外束之表寒症状。

在疾病过程中,由于血虚、阴津亏损等病理变化,以致机体失于濡润,也可表现为干燥的症状,属于"内燥"范畴,可参见阴虚证与津液不足证。

（六）火淫证

火淫证是指外感火热之邪所表现的实热证候。

【病因】外感火热邪气，或因其他外邪郁积化热。

【临床表现】壮热喜冷，面红目赤，渴喜冷饮，汗多，烦躁或神昏谵语，大便秘结，小便短赤，吐血，衄血，痈肿疮疡，舌质红或绛，苔黄而干或灰黑干燥，脉洪滑数。

【证候分析】火、热、温邪同属一类性质，仅有轻重之别。温为热之渐，火为热之极，故常有火热、温邪并称。火、热、温邪为阳邪，其性燔灼迫急，伤津耗气，具有炎上，生风动血，易致疮疡的特点。火热炽盛，充斥于外，故见壮热喜冷；火热上炎，则面红目赤；热扰心神，轻则烦躁，重则神昏谵语；邪热逼津外泄，可见汗多；热盛伤津，故口渴饮冷，大便秘结，小便短赤。热盛动血，血液妄行，故见吐血、衄血；火热郁结不解，局部气血壅滞，肉腐血败，则发为痈肿疮疡。舌红绛，苔黄而干或灰黑干燥，脉洪滑数均为火热炽盛之象。

【辨证要点】壮热，渴喜冷饮，出血，局部红肿热痛，舌红绛，苔黄而干，脉数有力等。

二、疫疠辨证

疫疠是由疫疠病邪引起的具有强烈传染性和广泛流行性的一类急性疾病的总称，又称"疫病""瘟病""瘟疫病"。疫疠病邪又称"疫气""疠气""异气"等。按照病邪性质，疫疠常包括湿热疫、燥热疫、寒疫和杂疫等，其中湿热疫、燥热疫属于温疫范畴，其病机具有温热的性质特点，寒疫具有风寒的病性特点，杂疫有特殊的症状和体征表现，如大头瘟、烂喉痧等。由于各种疫疠的临床表现丰富多样，故在此仅就疫气致病的基本特点及临床表现作简要介绍。

【致病特点】

（1）具有特异的致病因素　疫疠之邪不同于六淫邪气，故有"异气""戾气""杂气"之名，随着科技的发展，人们对病原体的认识越来越清晰，依据临床表现、形态结构、感染靶器官等对病原体进行命名，像流行性感冒病毒、乙型脑炎病毒、变异冠状病毒、新型冠状病毒等，均属于疫疠之气。

（2）传染性强，易于流行　疫气具有强烈的传染性，染病者常通过空气、疫水、蚊虫叮咬、饮食物或不洁性接触等多种传播方式传染他人，引起流行。

（3）特异性强，症状相似　不同类别的疫气对人及动物的感染有一定选择性，一种疫气常导致一种疫病发生，有较为相似的临床特征和传变规律。

（4）发病急骤，病情危笃　疫气致病力强，起病急，传变快，病情复杂多变。某些疫病预后不良，死亡率高。

【病机特点及临床表现】湿热疫以湿遏热伏，邪阻膜原，三焦气滞，脾胃运纳失常，清阳被遏为病机特点，其传变多端，症见初起憎寒发热，后但热不寒，午后热甚，头胀痛，胸闷脘痞，恶心呕吐，腹胀泄泻，或猝发黄疸，或神昏谵语，或痰喘肿胀，舌红或绛，苔浊腻或见积粉苔，脉濡数。

燥热疫以热毒充斥表里、脏腑，津血大亏为病机特点，症见初起憎寒发热，后高热，头痛如劈，两目昏瞀，鼻干唇燥，尿赤便干，或热结旁流，或狂躁谵妄，或四肢抽搐，或吐衄发斑疹，甚或猝然仆地，不省人事，舌绛苔焦或生芒刺，脉浮大而数，或沉数。

若兼头面、颈部红肿疼痛，咽喉剧痛者，为大头瘟；若兼咽痛喉烂，全身遍布猩红色皮疹者，为烂喉痧；若咽喉肿痛，覆盖白膜，咳声嘶哑如犬吠，吞咽、呼吸困难者，为疫喉；若兼里急后重，下利赤白脓血者,为疫毒痢。

寒邪与疠气合而为病,为寒疫,初起见憎寒壮热,无汗,头身疼痛,口不渴,苔白。若兼湿邪,可见胸闷气短,脘痞纳差,呕恶腹泻,大便黏腻不爽,舌质淡胖,苔多白而厚腻或腐,脉滑或濡,甚者伤阳,或化热,生燥,伤阴,致瘀,或发生闭证、脱证等变证。

第二节　情志病辨证

情志,是机体对外界环境刺激的不同情绪反应。其中有代表性的七种正常情志活动喜、怒、忧、思、悲、惊、恐称为"七情",《养性延命录》曰:"喜怒无常,过之为害。"《三因极一病证方论》则将喜、怒、忧、思、悲、恐、惊列为致病内因。

《素问·阴阳应象大论》说:"人有五脏化五气,以生喜怒悲忧恐。"说明情志变化以五脏精气为物质基础,故称"内伤七情"。不同情志过激会引起不同的病机,产生不同的证候特点,如《素问·阴阳应象大论》所说:"怒伤肝""喜伤心""思伤脾""忧伤肺""恐伤肾"。

一、喜伤证

喜伤证是指由于过喜而导致心气涣散,心神失常的证候。

【病因】突发的过喜。

【临床表现】喜笑不休,精神涣散,心神不安,甚至神志恍惚,语无伦次,举止失常等。

【证候分析】喜为心志,适度喜乐能使人心情舒畅。若喜乐无制,则可损伤心神,使心气涣散而不藏,轻则导致喜笑不休,精神涣散,心神不安;重则可致神志恍惚,语无伦次,举止失常等。

【辨证要点】喜笑不休,心神不安,精神涣散等。

二、怒伤证

怒伤证是指由于过怒而导致肝气上逆,疏泄功能失常的证候。

【病因】动怒过度。

【临床表现】烦躁易怒,胸胁胀闷,头胀头痛,面红目赤,眩晕,甚至呕血、发狂、昏厥等。

【证候分析】怒为肝志,怒则气上。大怒使肝失疏泄,肝经气滞不畅,则见烦躁易怒,胸胁胀闷;肝失疏泄,气火上逆,则见头胀头痛,面红目赤,眩晕;血随气涌,则致呕血;气火上逆,蒙蔽清窍,则见昏厥;火扰神魂,则见发狂。

【辨证要点】烦躁易怒,胸胁胀闷,头痛目赤,呕血,神昏等。

三、忧思伤证

忧思伤证是指由于忧思太过,导致肺、心、脾气机结聚,功能失常的证候。

【病因】思虑过度,日久伤心脾;或忧愁日久不解,影响脾肺。

【临床表现】忧愁不解,失眠多梦,怔忡健忘,倦怠乏力,腹胀胸闷,食欲减退等。

【证候分析】思虑过度,日久伤心脾,心神失养,则忧愁不解,失眠多梦,怔忡健忘;忧虑过度,气机不畅,肺气不得舒畅则胸闷;脾运失健,则见腹胀,食欲减退,精微化生不足,形体失养,可见倦怠乏力等。

【辨证要点】忧愁,失眠,怔忡,腹胀胸闷,食欲减退、倦怠乏力等。

四、悲伤证

悲伤证是指由于悲伤太过,元气消耗,肺气不足导致功能失调所表现的证候。

【病因】悲伤过度。

【临床表现】善悲易哭,吁叹不已,面色淡白,精神萎靡,少气懒言,倦怠乏力等。

【证候分析】悲易伤肺,使元气消耗,故见悲伤易哭,吁叹不已,面色淡白,精神萎靡,少气懒言,倦怠乏力等。

【辨证要点】悲伤易哭,吁叹不已,精神萎靡等。

五、惊恐伤证

惊恐伤证是指由惊恐太过,伤及心、肾所表现的证候。

【病因】极度恐骇,突然临危或因恐惧受到惊吓等。

【临床表现】恐惧易惊,心神不宁,心悸失眠,常有恶梦,甚则神志错乱,二便失禁,四肢瘫软,遗精滑精等。

【证候分析】惊恐常易伤及心、肾两脏。恐惧过甚,以致心气逆乱,神无所附,故可见恐惧易惊,心神不宁,心悸失眠,常有恶梦,甚则神志错乱等;惊恐伤肾,肾气陷于下,故可见二便失禁,四肢瘫软,遗精滑精等。

【辨证要点】恐惧易惊,心神不安,遗精滑精等。

第三节

其他病因辨证

本节所述的其他病因包括临床上常见的劳逸伤、食积、虫积和外伤。

一、劳逸伤证

劳逸伤证是指因劳力过度、劳神过度、房劳过度及过逸少动等原因所致的证候。

【病因】劳力过度包括体力劳动或体育运动持续时间过长、强度过大等;劳神过度包括思虑等脑力活动过度;房劳过度包括性生活频繁,或早婚手淫,或多产堕胎等;过逸少动包括长期不劳少动,坐卧闲逸过度等。

【临床表现】劳力过度可见神疲懒言,嗜睡体倦,自汗气喘,心悸怔忡,食欲不振等,或见腰背、四肢关节或全身酸软、胀痛、不适等;劳神过度可见头晕眼花,视力下降,心悸健忘,神思恍惚,心烦失眠,食少纳呆,脘痞嗳气,便秘或便溏等;房劳过度可见腰膝酸软疼痛,眩晕耳鸣,神疲健忘,齿摇发脱,尿频,夜尿多,或尿后余沥不尽,或遗精滑精、阳痿早泄,或月经不调、滑胎不孕等;过逸少动可见肢软乏力,自汗气喘,或胸闷腹胀,四肢胀痛、麻木、酸软,肢体活动不便,形体肥胖或沉重等。

【证候分析】劳力过度伤及诸脏之气,气虚则推动、固摄功能下降,则见神疲懒言,嗜睡体倦,自汗气喘；心气耗则悸，肺气损则喘，脾气虚则食欲不振；若劳力致筋骨损伤，则出现局部或全身不适。劳神过度则暗耗心血，损伤脾气，致心血不足，心神失养，脾失健运而出现诸症。房劳过度致肾精亏损、肾气耗伤而见各症。过逸少动可致虚、实两种病理变化，一是致脾气虚而运化无力，见肢软乏力，自汗气喘；二是致气血运行迟缓，渐至气滞血瘀，痰湿内停，经络痹阻，则见体胖，胸闷，肢体活动不便等症。

【辨证要点】表现多样，辨证时抓住以下三点：有过劳或过逸的经历；起病缓慢而症状逐渐显现；不同劳伤病因的病机、证候重点不同，劳力过度致诸脏气虚及筋骨损伤的证候，劳神过度致心血不足和脾失健运的证候，房劳过度致肾虚的证候，而过逸少动致气血虚弱及气滞、血瘀、痰湿内阻的证候。

二、食积证

食积证是指因饮食不节或脾胃受纳腐熟运化失常，以致宿食停滞胃肠所表现的证候。

【病因】暴饮暴食，过食肥甘厚腻，饮酒无度；或脾胃素弱，运化失健等。

【临床表现】脘腹胀满疼痛，嗳腐吞酸，或呕吐酸腐食物，纳呆厌食，矢气，大便酸腐臭秽，或夹有未消化的食物，舌苔厚腻，脉滑。

【证候分析】宿食停积，胃肠气滞，不通则痛，故见脘腹胀满疼痛；食积化腐，腐浊之气随胃气上逆，则见嗳腐吞酸，或呕吐酸腐食物；宿食内停，脾运化功能、胃受纳、腐熟失职，故纳呆厌食；食积肠道，气机阻滞，大肠传导不利，故见矢气，大便酸腐臭秽，或夹有未消化的食物；胃中浊气上腾，则舌苔厚腻。脉滑乃食积之征。

【辨证要点】有饮食不节史，症见脘腹胀痛，嗳腐吞酸，厌食，苔厚腻等。

三、虫积证

虫积证是指蛔虫等寄生虫侵入人体，导致脏腑功能失调，气机阻滞，营血耗损所表现的一类证候。

虫积实际可为病类概念，它是一类疾病的总称。具体的疾病虽有多种，但中医学主要对虫寄居肠道致病的认识较为具体，特别是蛔虫、蛲虫引起的病证。

【病因】进食被虫卵污染的水、食物，或皮肤接触寄生虫。

【临床表现】腹痛时作，或绞痛，或攻痛，腹部可触及条索状物，或呕吐蛔虫，大便排虫；肛门瘙痒；面色淡白或萎黄，形体消瘦，唇舌色淡，脉细弱或弦。

【证候分析】虫居肠道，扰乱气机，故腹痛时作；蛔虫钻窜，聚而成团，阻于肠道或胆道，气机逆乱，故出现腹部绞痛、攻痛，腹部可触及条索状物，呕吐蛔虫；虫积肠道，随大便而出，则大便排虫；蛲虫寄居肠道，夜窜肛门周围产卵，则肛门瘙痒；虫居肠道，耗损营血，故见面色淡白或萎黄，形体消瘦，唇舌色淡，脉细弱，弦脉主痛。

注意"虫毒"是指有毒的虫类（如蜈蚣、蜂、蝎、蚊等）所含的毒素。虫毒侵袭肌肤可出现皮肤瘙痒、疼痛、红肿、溃烂，或形成疮、疔、癣、疖等病变。所致证候虽与虫有关，但辨证重点为"毒"，不属虫积证。

【辨证要点】腹痛，面黄体瘦，大便排虫等。

四、外伤证

外伤证是指因金刃伤、跌扑伤、烧烫伤、冻伤、虫兽咬蜇伤、雷电击伤等,造成人的组织、器官、脏腑等损伤表现出的证候。

【病因】金刃枪弹伤、跌打堕坠伤、撞击扭压伤、烧烫伤、冻伤、虫兽咬蜇伤、雷电击伤等。

【临床表现】不同原因所致外伤的临床表现不同,伤及不同组织、脏器表现出的症状程度差异较大。若软组织挫伤,可见疼痛、肿胀、青紫、活动受限、压痛等症状;若体表创伤,可见浅深不等的伤口、流血、疼痛,或伴局部红肿热痛、化脓、溃烂而难愈合,或见抽搐,角弓反张等;若脱臼或骨折,可伴局部肿痛、拒按,功能障碍或关节固定;若脏腑及其血管损伤,较轻者局部有疼痛、压痛,少量出血,有关脏腑功能轻度障碍,重者可致大出血、呼吸困难、神昏等。

【证候分析】外伤后,受伤局部气滞血瘀,故见疼痛、肿胀、青紫、活动受限、压痛等症;若受热毒或湿热侵袭,气血壅滞,则局部红肿热痛、化脓、溃烂;若风毒内侵,邪郁动风,则见抽搐,角弓反张;若出血过多,则可致气随血脱,故见神昏,甚者死亡。

【辨证要点】一般有明确的外伤史,伤后即刻或很快发病;受伤处多有疼痛,活动受限,或见青紫、肿胀,或见伤口、流血,或神昏。而脱臼、骨折、脏腑内伤等可借助影像学检查确诊。

【思考题】

1. 试述六淫病邪的致病特点。
2. 试述七情致病的特点。
3. 为什么说湿邪致病常"内外合邪"?

（薛晓琳）

数字课程学习……

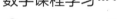 学习辅导　 自测题　📥教学 PPT　📶拓展资源　⚥典型病例

第七章

气血津液辨证

气血津液辨证是在中医学理论的指导下,对诊法所收集的各种病情资料进行分析、综合,从而确定疾病当前病理变化本质是否存在着气血津液病证的一种辨证方法。

气血津液是构成和维持人体生命活动的基本物质,其生成与运行有赖于脏腑功能活动的正常,而脏腑功能活动也依赖于气血津液的推动与荣养。因此,当脏腑功能失调时,就必然影响气血津液的生成、输布与运行,从而产生气血津液的病变;反之,气血津液的病变也会导致脏腑功能的失常。两者在生理上相互依存,相互促进,在病理上相互影响。故气血津液辨证与脏腑辨证必须互相结合,互为补充。

气血津液辨证主要内容包括气病辨证、血病辨证、气血同病辨证、津液病辨证。其证候的分类,一方面为气血津液的亏虚,另一方面为气血津液的运行失常。

第一节　气　病　辨　证

一、气虚类证

气虚类证包括气虚证、气陷证、气不固证和气脱证。

(一)气虚证

气虚证是指元气不足,脏腑组织功能减退所表现的虚弱证候。

【病因】久病体虚,劳累过度,年老体弱,先天不足,后天饮食失调等。

【临床表现】少气懒言,神疲乏力,头晕目眩,自汗,活动时诸症加剧,舌淡苔白,脉虚无力。

【证候分析】元气亏虚,脏腑组织功能减退,故见少气懒言,神疲乏力;气虚清阳不升,不能温养头目,则头晕目眩;卫气虚弱,腠理疏松,卫外不固则自汗;劳则耗气,故活动时诸症加剧;气虚无力鼓动血脉,血不上荣于舌,而见舌淡苔白;气虚运血无力,故脉按之无力。

【辨证要点】本证以神疲乏力,少气懒言,自汗,活动时诸症加剧,脉虚为辨证要点。

(二)气陷证

气陷证是气虚无力升举,清阳之气下陷所表现的虚弱证候。

【病因】气陷证是气虚病变的一种,可见于气虚证进一步发展;或由劳累用力过度,损伤某一脏气;或久病失养等原因所致。

【临床表现】头晕目眩,少气倦怠,便意频频,久泄久痢,形体消瘦,腹部有坠胀感,脱肛,子宫脱垂,舌淡苔白,脉弱。

【证候分析】本证多由气虚证进一步发展而来,故兼见头晕目眩,少气倦怠,舌淡苔白,脉弱等症状;若中气亏虚,脾失健运,清阳不升,气陷于下,则便意频频,久泄久痢;气虚化源不足,机体失却精微物质的滋养,故见形体消瘦;气虚无力,失其升举之能,以致不能维持腹内脏器固有的位置,故觉腹部坠胀。胃下垂多见脐腹中部坠胀,饱食后尤甚;肾下垂多见少腹两侧坠胀,久行久立后见著。脱肛是中气下陷之象,但也有因小儿正气未充,或大便干燥,排便时用力过度而致者。子宫脱垂为气虚下陷常见之症,若因产后过早、过重的劳累而致子宫脱垂并兼有全身气虚症状者,同样可诊断气陷。

【辨证要点】本证以腹部坠胀,或脱肛,或子宫脱垂兼有气虚为辨证要点。

（三）气不固证

气不固证是指因气虚而导致气对精、血、津液等的固摄功能减退所表现的虚弱证候。

【病因】气不固证也是气虚病变的一种,多见于气虚证进一步发展,或因劳力过度,或因久病失养所致。

【临床表现】神疲乏力,少气懒言,声低息弱,动则加剧,面白少华,舌淡,脉虚;自汗不止;涎、唾、涕、泪清稀量多;尿频清长,或尿后余沥不尽,或遗尿,或二便失禁;各种慢性出血;男子遗精,滑精,早泄;女子月经、白带量多,或滑胎、小产等。

【证候分析】本证多由气虚证进一步发展而来,故有气虚证的一般表现,即神疲乏力,少气懒言,声低息弱,动则加剧,面白少华,舌淡,脉虚等,并以气对精、血、津液等的固摄功能减退为主要表现。气虚固摄功能减退,气不摄津,机体可表现为自汗不止,或涎、唾、涕、泪清稀量多,或白带量多;气虚不能固摄二便,则尿频清长,或尿后余沥不尽,或遗尿,或二便失禁;气虚不能统摄血液,血溢脉外,则见月经量多,崩漏及各种慢性出血;气虚不能固精,则见遗精,滑精,早泄;气虚胎元不固,则见滑胎,小产。

【辨证要点】本证以自汗,或出血,或二便失禁,或津液、精液、胎元等不固兼有气虚为辨证要点。

（四）气脱证

气脱证是指元气亏虚已极,气息奄奄欲脱所表现的危重证候。

【病因】可由气虚证进一步发展而来;或因大汗、剧烈吐泻、大出血而致;或因长期饥饿、极度疲劳、暴邪骤袭等所致。

【临床表现】呼吸微弱而不规则,汗出不止,面色苍白,口开目合,手撒身软,神识朦胧,昏迷或昏仆,二便失禁,舌质淡白,苔白润,脉微欲绝。

【证候分析】元气亏虚至极,肺无力司呼吸,故呼吸微弱而不规则;气脱无以养心,则神失所养而见神识朦胧,昏迷或昏仆;气脱失于固摄,则汗出不止,二便失禁;气脱无力运血,血不上荣,故见面色苍白;元气亏虚欲脱,脾气外泄,故见口开目合,手撒身软;气脱无以鼓动血脉,故见脉微欲绝。

气脱常由气虚、气不固发展而来。因大失血所致者,为"气随血脱"。气脱常与亡阳同见,气脱以气息微弱欲绝为主要特征,亡阳以肢厥身凉为必有症,二者其余症状基本相同,故临床常并称阳气虚脱。

【辨证要点】本证以气息微弱欲绝,汗出不止,二便失禁,手撒身软等为辨证要点。

二、气滞类证

气滞类证包括气滞证、气逆证和气闭证。

(一) 气滞证

气滞证是指人体某一部位,或某一脏腑、经络的气机阻滞,运行不畅所表现的证候,又称气郁证、气结证。

【病因】七情郁结,各种病邪内阻,脏气虚弱,运行无力等,均能导致气机郁滞。

【临床表现】胸胁、乳房、脘腹等处胀闷或疼痛,或窜痛,或攻痛,疼痛时轻时重,痛无定处,按之无形,痛胀常随嗳气、矢气、叹息或情绪好转而减轻,或随忧思恼怒而加重,脉象多弦,舌象可无明显变化。

【证候分析】人之气机以通顺为贵,一有郁滞,运行不畅,轻则胀闷,重则疼痛。随着病变部位的不同而有限于局部的胀闷疼痛,或攻窜疼痛的不同表现,故以“胀痛”“窜痛”“攻痛”为气滞疼痛的特征。由于气聚散无常,故其痛时轻时重,痛无定处,按之无形。嗳气、矢气、叹息或情绪舒畅时,气机暂时得以通畅,故胀、痛可缓解;情绪不舒时,气机郁滞加重,故症状加剧。

【辨证要点】本证以胀闷、疼痛为辨证要点。

(二) 气逆证

气逆证是指气机升降失常,逆而向上所表现的证候。临床上以肺、胃之气上逆和肝气升发太过的病变为多见。

【病因】多因外邪或某些病理产物侵犯肺胃;或情志异常、恼怒伤肝所致。

【临床表现】咳嗽,喘息,呃逆,嗳气,恶心,呕吐,头痛,眩晕,甚至昏厥、咯血,以及气从少腹上冲于胸咽。

【证候分析】肺失肃降,肺气上逆发为咳喘;胃失和降,胃气上逆而为呃逆、嗳气、恶心、呕吐;肝气升发太过,气火上逆而见头痛、眩晕,甚至昏厥、咯血,气从少腹上冲于胸咽。

气逆证不是一个完整的证名,也并非只属实证,临床上应注意结合病因、病位综合分析,方可构成完整的辨证诊断。

【辨证要点】本证以咳喘,呃逆,嗳气,呕吐为辨证要点。

(三) 气闭证

气闭证是指邪气阻闭脏器、官窍,以突发昏厥或绞痛为主要表现的危重证候。

【病因】大怒、暴惊,忧思过极闭阻气机,或瘀血、砂石、蛔虫、痰浊阻塞脉络、管腔。

【临床表现】突然昏仆或晕厥,四肢厥冷,或见绞痛,二便不通,并有呼吸气粗,声高,舌暗苔厚,脉沉实有力。

【证候分析】过度精神刺激,导致气机逆乱,心窍闭塞,故见突然昏仆或晕厥;气机闭塞,肺气不宣,息道不通,则呼吸气粗、声高;瘀血、砂石、蛔虫、痰浊等有形之邪突然阻塞脉络、管腔,导致气机闭塞不通,从而突发绞痛,二便不通;气机闭塞,阳气内郁,不能外达,则四肢厥冷。舌暗苔厚,脉沉实有力为实邪内阻之征。

【辨证要点】本证以突然昏厥,绞痛,二便不通,呼吸气粗为辨证要点。

第二节

血病辨证

一、血虚类证

血虚类证包括血虚证和血脱证。

（一）血虚证

血虚证是指血液亏少，脏腑、经络、组织失于濡养所表现的虚弱证候。

【病因】先天禀赋不足；或脾胃虚弱，生化乏源；或各种急慢性出血；或久病不愈；或思虑过度，暗耗阴血；或瘀血阻络，新血不生；或肠寄生虫，影响脾胃运化，以致血乏化源等。

【临床表现】面白无华或萎黄，眼睑、口唇、爪甲淡白，头晕眼花，心悸失眠，手足发麻，妇女月经量少色淡、后期甚或闭经，舌淡苔白，脉细无力。

【证候分析】血液亏虚，机体组织失于濡养荣润，故面、唇、爪甲、舌体皆呈淡白色；血虚脑髓失充，目睛失滋，故头晕眼花；心主血脉而藏神，血虚心失所养则心悸，神失滋养则失眠；血液亏虚，经络失滋致手足发麻；女子以血为用，血液充盈，月经按期而至，血海空虚，冲任失充，故经量减少，经色变淡，经期迁延，甚至闭经；血虚而脉道失充则脉细无力。

【辨证要点】本证以面、唇、睑淡白，头晕眼花，心悸失眠，舌淡脉细为辨证要点。

（二）血脱证

血脱证是指突然大量出血或长期反复出血，以致血液亡脱所表现的危重证候。

【病因】血脱证的主要原因是突然大量出血，如呕血、便血、崩漏、外伤失血等；也可因长期反复出血，血虚进一步发展而成。

【临床表现】面色苍白无华，头晕目眩，心悸怔忡，气微而短，四肢厥冷，甚至昏厥，不省人事，舌色淡白，脉芤或脉微欲绝。

【证候分析】血液大量耗失，血脉空虚，气血不能外荣，故见面色苍白无华，舌色淡白，脉芤；气血不能上荣，则见头晕目眩，血液亡脱，心神失养，可见心悸怔忡；气随血脱，阳气失却温煦、推动，则见四肢厥冷，气短；血为气之母，血脱则阳气也随之亡脱，故见气微而短，四肢厥冷，甚至昏厥，不省人事，脉微欲绝等气脱、亡阳之表现。

【辨证要点】本证以有严重失血病史，面色苍白，脉芤或微，甚至气脱、亡阳为辨证要点。

二、血实类证

血实类证包括血瘀证、血寒证和血热证。

（一）血瘀证

凡离经之血未能及时排出或消散，停留于体内；或血液运行不畅，壅积于脏腑、器官、组织之内，失去正常生理功能者，均属瘀血。凡由瘀血内阻产生的证候，即为血瘀证。

【病因】产生血瘀证的原因很多，主要有五：一是外伤、跌仆等损伤造成体内出血，离经之血未能及时排出或消散，蓄积在体内形成瘀血；二是气滞导致血行不畅而形成瘀血；三是血寒而致血脉凝滞；四是血热而致血液壅聚、血液受煎熬浓缩而成瘀血；五是气虚推动无力导致血行缓慢而形成瘀血。

【临床表现】疼痛如针刺、刀割，痛有定处、拒按，常在夜间加重。肿块在体表者，常呈青紫色；在体内者，呈坚硬而按之不移的肿块，称为积。出血反复不止，呈紫暗色，血中多夹有血块，或大便色黑如柏油状，妇女崩漏。面色黧黑，肌肤甲错，唇甲青紫，皮下瘀斑，或皮肤丝状红缕，或腹壁青筋怒张，妇女闭经，舌质紫暗，或有瘀点瘀斑，舌下络脉曲张，脉细涩或结代，或无脉。

【证候分析】瘀血为有形之邪，停积于内，络脉不通，气机受阻，不通则痛，故疼痛如针刺、刀割，拒按，部位固定；夜间阳气入脏，阴气用事，阴血凝滞更盛，故夜间疼痛加重；瘀血凝聚局部，日久不散，在体表呈青紫色，在体内形成坚硬而按之不移的肿块；瘀血阻滞血脉，血不循经而外溢，故见各种出血并反复不止；瘀血内阻，气血运行不利，肌肤失养，故见面色黧黑，唇甲青紫，肌肤甲错；瘀血阻滞皮下及脉络，故见皮下瘀斑，皮肤丝状红缕，腹壁青筋暴露，舌质紫有瘀点瘀斑，舌下络脉曲张，脉涩等症；瘀血内阻，新血不生，则妇女可见闭经。

【辨证要点】本证以痛如针刺，痛有定处，肿块，出血，唇舌爪甲瘀斑青紫，脉涩等症为辨证要点。

（二）血寒证

血寒证是指寒邪客于血脉，凝滞气机，血行不畅所表现的实寒证候。

【病因】主要因寒邪侵犯血脉；或阴寒内盛，凝滞脉络而成。

【临床表现】手足、巅顶、少腹、小腹等处冷痛拘急，得温则痛减，遇寒则加剧，皮肤紫暗发凉，形寒肢冷，妇女月经后期，经色紫暗，夹有血块，舌淡紫苔白，脉沉迟涩或紧。

【证候分析】寒为阴邪，其性收敛凝滞，易损阳气，寒邪侵犯血脉，脉道收引，血行不畅，致手足络脉瘀滞，气血不得畅达，故见手足冷痛拘急，皮肤紫暗发凉；血得温则行，得寒则凝，故见喜暖怕冷，得温则痛减；寒滞肝脉，则见巅顶、少腹冷痛拘急；寒凝胞宫，则见妇女小腹冷痛，月经后期，经色紫暗，夹有血块；寒邪伤阳，肌肤失却温煦，故形寒肢冷。舌淡紫苔白，脉沉迟涩或紧为阴寒内盛，血行不畅的表现。

【辨证要点】本证以局部冷痛拘急，肤色紫暗，形寒肢冷，脉沉迟涩或紧为辨证要点。

（三）血热证

血热证是指火热内炽，侵犯血分所表现的实热证候。

【病因】外感温热之邪；其他邪气化热；情志过极，气郁化火；过食辛辣燥热之品等致火热内炽。

【临床表现】咳血、吐血、衄血、尿血、便血、月经过多、崩漏等急性出血症，血色鲜红质稠，身热，面红，口渴，心烦，失眠，或局部疮疡，红、肿、热、痛，舌红绛，脉滑数或弦数。

【证候分析】热为阳邪，其性燔灼蒸腾而煎熬津液，火热炽盛，内迫血分，损伤脉络，致血液妄行而溢于脉外，故见各种急性出血症，血色鲜红质稠，由于所伤脏腑不同，故出血部位有别；火热内炽，灼伤津液，则身热，面红，口渴；血热上扰心神，故见心烦，失眠；火热邪毒积于局部，灼血腐肉，使局部血液壅聚，故见局部疮疡，红、肿、热、痛。舌红绛，脉滑数或弦数为血热炽盛的表现。

血热证常见于外感温热病中，即卫气营血辨证中的血分证，也可见于外科疮疡病、妇科月经病、其他杂病之中。

【辨证要点】本证以急性出血，血色鲜红质稠，身热，口渴，局部红肿热痛，舌红绛，脉数有力为辨证要点。

第三节

气血同病辨证

一、气血两虚证

气血两虚证是指气虚和血虚同时存在所表现的虚弱证候。

【病因】多由久病不愈,气虚不能生血;或血虚无以化气所致。

【临床表现】头晕目眩,少气懒言,神疲乏力,自汗,面色淡白或萎黄,唇甲淡白,心悸,失眠,形体消瘦,舌淡嫩,脉细无力。

【证候分析】因气虚故见少气懒言,神疲乏力,自汗等症。血虚不能养心,则见心悸,失眠;不能外荣,可见唇甲淡白;不能充盈脉络,脉细无力。气血两虚不能上荣于头面、舌体,则见头晕目眩,面色淡白或萎黄,舌淡嫩;不能外养肌肉则见形体消瘦。

【辨证要点】本证以气虚证和血虚证共见为辨证要点。

二、气虚血瘀证

气虚血瘀证是指气虚运血无力,而致血行瘀滞所表现的证候。

【病因】多因素体气虚,或病久气虚,或年老体虚,气虚运血无力,血行不畅而瘀滞,进而导致气虚、血瘀互见。

【临床表现】面色淡白或晦暗或青灰,神疲乏力,少气懒言,胸胁或其他部位刺痛,痛处不移而拒按,或见青紫,或可触及肿块而质硬,舌淡紫或淡暗,或有瘀点、瘀斑,脉细涩无力。

【证候分析】元气不足,脏腑功能减退,故神疲乏力,少气懒言,脉细无力;气虚推动血行无力,血不上荣于面、舌,则面色淡白,舌淡;气虚运血无力,血行迟缓,脉络瘀滞,故亦可见面色晦暗或青灰,舌淡紫或淡暗,或有瘀点、瘀斑,或局部青紫;瘀血内阻,经络不通,不通则痛,则胸胁或其他部位刺痛,痛处不移而拒按,脉涩;血瘀日久,结聚日深,可逐渐形成肿块而质硬。

【辨证要点】本证以气虚证和血瘀证共见为辨证要点。

三、气不摄血证

气不摄血证是指气虚不能统摄血液而见出血所表现的虚弱证候。

【病因】多由久病气虚;或慢性失血,气随血耗,进而气虚不能统摄血液所致。

【临床表现】吐血,便血,皮下瘀斑,崩漏,鼻衄,气短,神疲乏力,面白无华,舌淡,脉细弱。

【证候分析】气虚统摄无权,血离经而外溢,溢于胃肠,即为吐血,便血;溢于肌肤,则见皮下瘀斑;溢于鼻内,便为鼻衄。气虚统摄无权,冲任不固,可见月经过多或崩漏。气虚则气短,神疲乏力,血虚则面白无华。舌淡,脉细弱皆为气血不足之象。

【辨证要点】本证以出血证和气虚证共见为辨证要点。

四、气随血脱证

气随血脱证是指由于大量失血而引起气随之暴脱的危重证候。

【病因】多因大量失血,如外伤,或肝、胃、肺等脏器本有宿疾,或妇女血崩、产后等突然大量出血,进而引发气无所依附而外脱所致。

【临床表现】大量出血(如咯血、吐血、便血、崩漏、产后大出血、创伤出血等)的同时,出现面色苍白,气少息微,神情淡漠,甚至晕厥,四肢厥冷,大汗淋漓,舌淡,脉微欲绝。

【证候分析】大量失血,血亡气脱,气血不能上荣于面,故面色苍白;气脱致宗气不足,则气少息微;神随气散,神无所主,则神情淡漠,甚至晕厥;气脱亡阳,失于温煦,则四肢厥冷;津随气泄,则大汗淋漓;血失气脱,正气大伤,舌体失养,脉道失充,故见舌淡,脉微欲绝。

气随血脱证与血脱证有着密切的联系,气随血脱证是血脱证中大失血的结果。

【辨证要点】本证以大出血的同时出现气脱征象为辨证要点。

五、气滞血瘀证

气滞血瘀证是指由于气滞导致血行瘀阻,或由于血瘀导致气机郁滞所表现的证候。

【病因】多由情志不遂,或跌仆闪挫,或外邪侵袭,致气机郁滞,血行不畅而成。

【临床表现】胸胁、脘腹等局部胀满疼痛,或窜痛,或刺痛,疼痛固定、拒按;或肿块坚硬,局部青紫肿胀;或情志抑郁,急躁易怒,或面色紫暗,皮肤青筋暴露;或女子乳房胀痛,或痛经,经色紫暗夹血块,或闭经;舌质紫暗或有瘀点、瘀斑,脉弦涩。

【证候分析】气机郁滞,则胸胁、脘腹等局部胀满疼痛或窜痛;瘀血内停,则刺痛,疼痛固定、拒按;瘀血内阻,积滞成块,则肿块坚硬,局部青紫肿胀;情志不遂,肝失疏泄条达则情志抑郁,急躁易怒;气血不畅,脉络阻滞,瘀血之征外现,则面色紫暗,皮肤青筋暴露;肝郁气滞,瘀血阻滞胞脉,气血运行不畅,则女子乳房胀痛,或痛经,经色紫暗或夹血块,甚或闭经;舌质紫暗或有瘀点、瘀斑,脉弦涩,均为气滞血瘀之象。

【辨证要点】本证以气滞证和血瘀证共见为辨证要点。

第四节　津液病辨证

一、津液亏虚证

津液不足证是指由于津液亏少,导致脏腑、组织、器官失其滋养润泽所表现的虚弱证候。

津液损伤程度较轻者,一般称为伤津、津亏;津液损伤程度较重者,一般称为脱液、液耗,但临床多通称而不严格区分。津液不足,失其滋润作用,多从燥化,故该证候可属燥证范畴。津液是体内阴液的重要组成部分,津液不足可发展成为阴虚,故又可将其归属于阴虚。

【病因】形成原因有生成不足与丧失过多两方面:脾胃虚弱,运化无权,致津液生化减少,或因过分限制饮食及某些疾病,引起长期进食减少,使津液化生之源匮乏,导致津液生成减少;或因高热、大汗、吐泻太过、燥热伤津等导致津液大量丧失。

【临床表现】口燥咽干,渴欲饮水,唇焦而裂,鼻孔干燥,皮肤干枯无泽,目眶凹陷,小便短少,大便干结,舌红少津,脉细数。

【证候分析】津液亏耗,上不能滋润口咽鼻,则口燥咽干,唇焦而裂,鼻孔干燥;外不能润泽肌肤,则皮肤干燥枯槁;下不能化生尿液、滋润大肠,则小便短少,大便干结;津液亏少,不能制阳,故舌红少津,脉见细数。

【辨证要点】本证以口、咽、唇、鼻、舌、皮肤干燥,尿少便干为辨证要点。

二、水液内停证

凡外感六淫,内伤七情,影响肺、脾、肾三脏的正常输布与排泄者,皆可形成水液内停证。水液内停的病理产物包括痰、饮、水、湿四种。因湿已在前面讨论,故此处仅介绍痰、饮、水所导致的证候。

(一)痰证

痰是由水液内停而凝聚所形成的病理产物,其质黏稠。因痰浊停聚或痰浊流窜于脏腑、经络、组织之间而表现的证候即为痰证。

【病因】因外感六淫、内伤七情、饮食不当、情志刺激、过逸少劳、过劳体虚等影响肺、脾、肾的气化功能,致水液不能正常输布而停聚凝结为痰。

【临床表现】胸闷,咳喘,痰多黏稠,喉中痰鸣,脘痞,纳呆,恶心,呕吐痰涎,头晕目眩,表情淡漠,神昏神乱,肢体麻木,半身不遂,瘰疬、气瘿、痰核、乳癖,喉中异物感,舌苔白腻,脉滑。

【证候分析】痰浊阻于肺,宣降失常,肺气上逆,则咳喘,咳痰。气为痰阻,肺气不利则胸闷。痰阻气道,痰随气逆,则见喉中痰鸣。痰浊滞于胃,胃失和降则脘痞,纳呆。胃气上逆则恶心呕吐,痰涎随之升越。痰可随气升降,流窜全身,如痰蒙清窍,则头晕目眩;痰迷心窍,心神受蒙,可见表情淡漠,神昏神乱;痰浊停聚或流窜经络,气血运行不利,可见肢体麻木,半身不遂;痰结皮下、肌肉,局部气血不畅,凝聚成块,在颈多见瘰疬、气瘿,在肢体多见痰核,在乳房多见乳癖,在咽喉多见梅核气,即喉中有异物梗阻感,吞之不下,吐之不出。苔白腻,脉滑为痰浊内阻之征。

【辨证要点】本证以咳吐痰多,胸闷脘痞,呕恶,苔腻,脉滑为辨证要点。

(二)饮证

饮是由体内水液停积而形成的病理产物,其质清稀。因饮邪停滞于胃肠、胸胁、心肺、四肢等处所表现的证候即为饮证。

【病因】因外邪侵袭,或中阳素虚,或饮食劳倦等,以致水液转输、输布发生障碍,从而停聚为病。

【临床表现】脘腹痞满,沥沥有声,泛吐清水;咳嗽气喘,痰多清稀,喉中有哮鸣音,胸闷心悸,甚或咳逆倚息不得平卧;或胸胁饱满,支撑胀痛,痛随呼吸、咳嗽、转身而加剧;小便不利,肢体浮肿、沉重。头晕目眩,苔白滑,脉弦或滑。

【证候分析】《金匮要略》根据饮邪停积的部位不同,而将饮证分为四种:痰饮,悬饮,支饮,溢饮。饮邪停于胃肠,阻滞气机,胃失和降,则见脘腹痞满,沥沥有声,泛吐清水,谓之痰饮。饮邪停于胸胁,悬结不散,阻遏肺气,可见胸胁饱满,支撑胀痛,痛随呼吸、咳嗽、转身而加剧,谓之悬饮。饮邪停于心肺,心阳被遏,肺失肃降,气道不利,则咳嗽气喘,痰多清稀,喉中有哮鸣音,胸闷心悸,甚或咳逆倚息不得平卧,谓之支饮。饮邪留滞于四肢肌肤,则见小便不利,肢体浮肿、沉重,谓之溢饮。饮邪内阻,清阳不升,则头晕目眩。苔白滑,脉弦或滑为饮邪内停的表现。

【辨证要点】本证以咳痰清稀量多,呕吐清水痰涎,胃脘有振水音,胸胁积水,苔滑,脉弦为辨证要点。

（三）水停证

水邪又称水气，是体内水液停聚所形成的最清稀而善流动的病理产物。因水邪内停所致的证候即为水停证。

【病因】因风邪外袭，或湿邪内侵，或劳倦内伤，或房室不节，或久病伤肾，过用攻伐，瘀血内阻等，影响肺、脾、肾的输布、运化、排泄功能，使水液停聚而泛溢，形成水停证。

【临床表现】头面、肢体，甚或全身浮肿，按之凹陷不能即起，或腹部膨隆胀满，叩之呈浊音或移动性浊音，按之如囊裹水，小便不利，身体困重，舌体胖大，苔白滑，脉沉弦。

【证候分析】水液停聚，泛溢肌肤，故见局部或全身浮肿，按之凹陷不能即起，身体困重；水液停积于腹腔，则见腹部膨隆胀满，叩之呈浊音或移动性浊音，按之如囊裹水；膀胱气化失司，故见小便不利。舌体胖大，苔白滑，脉沉弦为水邪内停之征。

【辨证要点】本证以浮肿，小便不利，舌体胖大，苔白滑为辨证要点。

【思考题】

1. 气血津液的病变有什么特点？
2. 气虚可导致哪些病理变化？气虚类证包括哪些类型？
3. 何谓血瘀证？试述血瘀证的病因、临床表现及辨证要点。
4. 饮证可为哪几种类型？各有何临床表现？

（林雪娟）

数字课程学习……

👤 学习辅导　　📝 自测题　　⬇ 教学 PPT　　📶 拓展资源　　⚤ 典型病例

第八章

脏 腑 辨 证

脏腑辨证，是在认识脏腑生理功能、病变特点的基础上，对四诊所收集的症状、体征及有关病情资料进行综合分析，从而判断疾病所在的脏腑部位、病因、病性等，是为临床治疗提供依据的辨证归类方法。简言之，脏腑辨证即以脏腑为纲，对疾病进行辨证，是中医辨证体系中重要的组成部分。

脏腑辨证归类方法形成很早，《内经》已提出了按脏腑进行辨证的观点。如《灵枢·本神》言："必审五脏之病形，以知其气之虚实，谨而调之也。"《素问·脏气法时论》《素问·气厥论》和《灵枢·邪气脏腑病形》等篇分别归类了五脏、六腑各自的病状，并对脏腑的相互传变有所论述。东汉·张仲景所著《金匮要略》确立了以脏腑病机立论进行辨证的方法。《中藏经》有专论五脏六腑虚实寒热、生死顺逆脉证诸篇，从而使脏腑辨证初具系统性。孙思邈《千金要方》、钱乙《小儿药证直诀》、张元素《医学启源》、李东垣《脾胃论》等，均在《内经》的基础上对脏腑辨证有较大的充实和发展。至此，脏腑辨证在各种辨证方法中的重要地位已经确立。明清时代，张景岳、汪绮石、李中梓、王泰林、叶天士等医家亦极重视脏腑辨证，他们主要是从不同脏腑病证分别进行研究而卓有成就。中华人民共和国成立后，在广大中医工作者的共同努力下，通过对历代医籍的整理、总结，形成了较为完善的脏腑辨证理论体系，并较早被编入了中医院校教材，迅速在全国得到推广应用。

中医用于临床的辨证方法较多，脏腑辨证是中医临床各科辨证的必备基础，除此以外还包括八纲辨证、六经辨证、卫气营血辨证及三焦辨证等。尽管每种辨证方法各具特色，各有侧重，但无一不与脏腑密切相关，而且脏腑辨证的内容比较系统、完整，生理、病理概念均较确切，纲目清楚，内容具体，有利于对辨证思维的指导，也有利于对其他辨证方法所述证候实质的理解。

脏腑辨证主要运用于内、外、妇、儿等科的内伤杂病，因此具体应用时尚应与其学科特点相结合，与辨病相结合。

第一节　心与小肠病辨证

心居于胸中，心包络护卫于外。心主神明，又主血脉。心在体合脉，其华在面，开窍于舌，在志为喜，在液为汗。手少阴心经循臂内侧后缘，下络小肠，心与小肠相表里。小肠主受盛化物、泌别清浊。

心的病变主要反映在主血脉功能及心神的异常。心病的常见症状有心悸、心痛、胸闷、心烦、健忘、失眠、多梦、神昏、神识错乱、脉结或代或促等。小肠的病变以泌别清浊功能失司为主，临床可见小便赤涩灼痛、尿血等。

心病的证候有虚实之分。虚证多因先天禀赋不足、思虑劳神、久病伤正、年老体弱等因素，导致心气虚、心阳虚、心阳暴脱、心阴虚、心血虚等证；实证多由痰阻、血瘀、寒凝、气滞、火扰等原因，导致心脉痹阻、心火亢盛、痰蒙心窍、痰火扰神及瘀阻脑络等证。小肠病的证候则为小肠实热证，多为心火下移所致。

一、心气虚证（ 8-1-1）

心气虚证是指心气不足，鼓动乏力所表现的证候。

【病因】本证多由先天不足，或素体虚弱，或久病失养，或年老脏气衰弱等因素所致。

【临床表现】心悸，胸闷，神疲乏力，气短懒言，自汗，动则尤甚，面色淡白，舌淡苔白，脉虚。

【证候分析】心气虚衰，鼓动乏力，轻则惊悸，重则怔忡；心气虚亏，功能活动减弱，故神疲乏力；心气不足，宗气运转乏力，故气短懒言、胸闷；心在液为汗，气虚卫外不固，故自汗；动则气耗，活动劳累后心气更虚，则诸症加剧；气虚运血无力，血失充荣，故见面色淡白，舌淡苔白，脉虚。

本证进一步发展，气虚及阳，可见心阳虚证，兼见畏寒、肢冷、胸痛等。心气虚而行血无力，可致气虚血瘀证，兼见面色暗淡、舌有瘀斑、瘀点等。心气亏虚，病久及血，则见气血两虚证，兼见失眠、多梦、口唇淡白等。

【辨证要点】本证以心悸、胸闷与气虚症状共见为辨证要点。

二、心阳虚证（ 8-1-2）

心阳虚证是指心阳虚衰，温运无力，虚寒内生所表现的证候。

【病因】本证多因心气虚进一步发展，或禀赋素弱，或久病阳虚，或年老脏腑阳气虚衰，或阴寒内生伤及心阳，或其他脏腑阳虚波及心阳所致。

【临床表现】心悸，心胸憋闷疼痛，神疲乏力，气短，自汗，形寒肢冷，面色㿠白，或面唇青紫，舌质淡胖或紫暗，苔白滑，脉迟，或弱，或结代。

【证候分析】心阳亏虚，鼓动无力，心动失常，则见心悸；心阳亏虚，阴寒内生，心脉痹阻不通，则见心胸疼痛；心阳虚弱，宗气衰减，胸阳失展，故心胸憋闷、气短，神疲乏力；阳虚卫外不固，则见自汗；阳虚温煦失职，则见形寒肢冷；阳虚内寒，温运乏力，血行不畅，故见面唇青紫、舌质紫暗；阳虚寒盛，水气不化，则见面色㿠白，舌质淡胖，苔白滑；阳虚阴盛，推动血行乏力，鼓脉无力，或脉气不续，则见脉迟，或弱，或结代。

本证进一步发展，病情加剧，可发展为心阳暴脱证，患者可见突然冷汗淋漓，四肢厥冷，呼吸微弱等。心阳亏虚，温运无力，血行不畅，则见阳虚血瘀证，兼见心胸憋闷，疼痛频繁、剧烈等。心阳虚日久，阳损及阴，可见阴阳两虚证，兼见五心烦热、潮热等。

【辨证要点】本证以心悸、心胸憋闷疼痛与阳虚症状共见为辨证要点。

三、心阳暴脱证（ 8-1-3）

心阳暴脱证是指心阳衰极，阳气暴脱所表现的危重证候。

【病因】本证常是心阳虚证进一步发展的结果,亦可因寒邪暴伤心阳,阻滞心脉,或痰瘀痹遏心阳,闭阻心脉,或因亡血失津,心阳外脱所致。

【临床表现】在心阳虚证的基础上,突然冷汗淋漓,面色苍白,四肢厥冷,呼吸微弱,或心悸,心胸剧痛,神志模糊或昏迷,口唇紫暗,舌质青紫,脉微欲绝。

【证候分析】心阳衰亡,不能固外,则冷汗淋漓;阳气外脱,不能温运血行,脉道失充,故面色苍白;阳衰不能温煦肢体,故四肢厥冷;心阳大衰,宗气外泄,不能走息道行呼吸,故呼吸微弱;心阳虚衰,心神失养,可见心悸;血运不畅,血脉瘀阻,可见口唇紫暗;阳气衰竭,阴寒内盛,血行不畅,闭阻心脉,则见心胸剧痛;阳衰外脱,神散不收,则见神志模糊,甚则昏迷;阳气暴脱,而见脉微欲绝。

本证属于危急重症,提示患者生命垂危,如不能及时抢救,必致其心阳完全衰竭或全身阳气亡绝,阴阳离决而死亡。

【辨证要点】本证以心悸,胸痛,冷汗淋漓,肢厥,脉微欲绝等表现为辨证要点。

心气虚证、心阳虚证、心阳暴脱证的鉴别见表8-1-1。

表8-1-1 心气虚证、心阳虚证、心阳暴脱证鉴别

证候	相同症状	不同症状	舌象、脉象
心气虚证		面色淡白	舌淡苔白,脉虚
心阳虚证	心悸,胸闷,气短,乏力,自汗,动则尤甚	心胸憋闷疼痛,形寒肢冷,面色㿠白,或面唇青紫	舌质淡胖或紫暗,苔白滑,脉迟,或弱,或结代
心阳暴脱证		突然冷汗淋漓,四肢厥冷,面色苍白,呼吸微弱,心胸剧痛,神志模糊或昏迷,口唇紫暗	舌质青紫,脉微欲绝

四、心阴虚证(🔊8-1-4)

心阴虚证指心阴亏虚,虚热内扰所表现的证候。

【病因】本证多因思虑劳神太过,暗耗心阴,或热病日久,灼伤心阴,或肝肾阴亏,累及于心,或禀赋不足,心阴亏虚,或年老体衰,阴液衰减等所致。

【临床表现】心烦,心悸,失眠,多梦,口燥咽干,手足心热,午后潮热,两颧潮红,盗汗,形体消瘦,便干溲黄,舌红少苔,脉细数。

【证候分析】阴液亏虚,心失濡养,心动失常,故见心悸;心失所养,虚热扰心,心神不安,神不守舍,可见心烦、失眠、多梦;阴液亏少,阴不制阳,则见手足心热、潮热、盗汗、颧红;阴虚失濡,故口燥咽干、便干溲黄、形体消瘦;舌红少苔,脉细数,亦为阴虚内热之象。

心阴虚证日久,阴虚及气,则见气阴两虚,可兼见少气乏力、自汗、动则尤甚。阴损及阳,则见阴阳两虚证,可兼见胸闷、气短、畏寒等症。

【辨证要点】本证以心烦,心悸,失眠与阴虚症状共见为辨证要点。

五、心血虚证(🔊8-1-5)

心血虚证是指心血不足,心失濡养所表现的证候。

【病因】本证多因禀赋不足,心血亏虚,或思虑过度,阴血暗耗,或脾失健运,生化无源,或失血、久病伤及营血等所致。

【临床表现】心悸,失眠,多梦,健忘,头晕眼花,面色淡白或萎黄,口唇淡白,舌淡苔白,脉细。

【证候分析】血液不足,心失所养,心动不安,故见心悸;血不养心,神失濡养,心神不安,则失眠、多梦、健忘;血虚不能上荣于头、面,故见头晕眼花、面色淡白或萎黄、唇舌色淡;血液亏虚,脉道失充,故见脉细。

气血互根互用,故心血虚日久,亦可及气,致心气血两虚证,可兼见疲乏无力、少气懒言、自汗等症。

【辨证要点】本证以心悸、失眠、多梦与血虚症状共见为辨证要点。

心血虚证与心阴虚证鉴别见表8-1-2。

表8-1-2 心血虚证与心阴虚证鉴别

证候	相同症状	不同症状	舌象、脉象
心血虚证	心悸,失眠,多梦	头晕眼花,面色淡白或萎黄,唇、甲、舌色淡等血虚表现	舌淡苔白,脉细
心阴虚证		心烦,口燥咽干,手足心热,两颧潮红,潮热盗汗,形体消瘦,便干溲黄等阴虚内热表现	舌红少苔,脉细数

六、心火亢盛证(🔊8-1-6)

心火亢盛证是指心火炽盛,上炎下移,热扰心神所表现的证候。

【病因】本证多因七情郁结化火,或火热之邪内犯,或过食辛辣温补之品,内蕴化火,内炽于心所致。

【临床表现】心烦失眠,发热汗出,面赤口渴,便秘溲黄,舌尖红绛,苔黄,脉数有力。本证或见口舌生疮、赤烂疼痛,或见吐血、衄血,或见小便短赤、灼热涩痛,甚或见狂躁谵语、神识不清。

【证候分析】心火炽盛,扰乱心神,神不守舍,故心烦失眠,甚或狂躁谵语、神识不清;里热炽盛,蒸达于外,故发热汗出;心火内炽,火热炎上,故面赤,口舌生疮、赤烂疼痛,舌尖红绛;热邪内盛,伤灼津液,故口渴,便秘溲黄;心火炽盛,血热妄行则见吐血、衄血。心火炽盛,气血运行加速,则脉数有力。心火循经下移于小肠,故见小便短赤、灼热涩痛。若以口舌生疮、赤烂疼痛为主者,常为心火上炎证;若兼小便短赤、灼热涩痛者,常为心火下移证;若以狂躁谵语,神识不清为主症者,常为热扰心神证。

【辨证要点】本证以心烦,舌赤生疮,尿赤灼痛等症为辨证要点。

七、痰蒙心窍证(🔊8-1-7)

痰蒙心窍证是指痰浊内盛,蒙蔽心窍所表现的证候,又名痰蒙心神证。

【病因】本证多因嗜食肥甘,痰湿内蕴,阻遏气机;或情志不遂,气郁生痰;或脏腑功能失调,痰浊内伏,肝风夹痰,蒙蔽心窍所致。

【临床表现】神情痴呆,意识模糊,朦胧昏昧,甚则昏不识人,或精神抑郁,表情淡漠,喃喃独语,多疑善虑,举止失常,或突然昏仆,不省人事,口吐涎沫,喉中痰鸣,并见面色晦滞,胸闷痰多,脘痞,呕恶,舌苔白腻,脉滑。

【证候分析】痰浊上蒙心窍,神明失司,故见神情痴呆,意识模糊,朦胧昏昧,甚则昏不识人;情志不畅,气郁生痰,痰气蒙蔽心窍,故见精神抑郁,表情淡漠,喃喃独语,多疑善虑,举止失常;肝风夹痰,蒙蔽心神,则可表现为突然昏仆,不省人事,口吐涎沫;痰浊内蕴,浊气上泛,气血不畅,故面色晦滞;痰随气升,气过痰声,故喉中痰鸣;痰浊内阻,气机阻滞,胸阳失展,胃失和降,则胸闷痰多,脘痞,呕恶。舌苔白腻,脉滑,均为痰浊内盛之象。

【辨证要点】本证以精神抑郁、朦胧昏昧与痰浊内蕴症状共见为辨证要点。

八、痰火扰神证(8-1-8)

痰火扰神证是指痰火内盛,扰乱心神所表现的证候。

【病因】本证多因精神刺激或情志抑郁,气郁生痰,久郁化火,或气郁化火,灼津为痰,痰火内盛,或外感温热邪气,灼津为痰,痰火阻闭心窍所致。

【临床表现】心烦失眠,烦躁不安,甚则神昏谵语,或狂躁妄动,胡言乱语,不避亲疏,打人毁物,哭笑无常,或发热面赤,咳吐黄痰,喉中痰鸣,口干喜饮,胸闷气粗,便秘溲黄,舌红,苔黄腻,脉滑数。

【证候分析】痰火壅盛,扰乱心神,轻则心烦失眠,烦躁不安,重则神昏谵语,或狂躁妄动,打人毁物,不避亲疏,胡言乱语,哭笑无常。痰火内蕴,故见吐痰黄稠,或喉间痰鸣;痰火内盛,里热蒸腾,故见发热面赤,呼吸气粗;热灼津伤,故见口干喜饮,便秘溲黄;痰阻气机,则胸闷不舒;舌红,苔黄腻,脉滑数,均为痰火内盛之象。

【辨证要点】本证以心烦、狂躁、神昏谵语与痰火内盛症状共见为辨证要点。若患者仅见火热证候而无痰,则为热扰心神证。

九、小肠实热证(8-1-9)

小肠实热证是指小肠里热炽盛所表现的证候。

【病因】本证多由心火亢盛,下移小肠所致。

【临床表现】小便短赤、灼热、涩痛,或尿血,心烦,失眠,面赤,口渴喜饮,口舌生疮,舌红苔黄,脉数。

【证候分析】心火炽盛,下移小肠,故小便短赤、灼热、涩痛;心火内盛,热扰心神,则心烦,失眠;小肠热盛,灼伤阴络,故见尿血;心火内炽,火热炎上,故面赤,口舌生疮;热邪内盛,津为热灼,故口渴喜饮;舌红苔黄,脉数均为里热之象。

【辨证要点】本证以小便短赤、灼热、涩痛或尿血与心火亢盛症状共见为辨证要点。

十、心脉痹阻证(8-1-10)

心脉痹阻证是指由于瘀血、痰浊、阴寒、气滞等因素闭塞心脉,不通则痛所表现的证候。根据病因病机的不同,心脉痹阻证在临床又有瘀阻心脉证、痰阻心脉证、寒凝心脉证、气滞心脉证之分。

【病因】本证多因年老体衰,心阳不振,因虚致实,阻滞心脉;或寒邪内侵,痹阻气机,凝滞心脉;或情志不遂,气机失畅,气滞胸中,心脉不畅;或过食肥甘厚味,脾失运化,痰浊内生,阻闭心脉所致。

【临床表现】心胸憋闷疼痛,痛引肩背内臂,甚则胸痛彻背、背痛彻胸,可伴心悸,气短,喘息不能平卧。疼痛可以刺痛为主,夜间为甚,患者面色青灰,舌质紫暗,或有瘀斑、瘀点,脉细涩或结代;疼痛或以心胸憋闷疼痛为主,患者体胖痰多,身重困倦,舌暗苔白腻,脉沉滑或沉涩;或疼痛剧烈,遇寒加重,得温痛减,患者畏寒肢冷,舌淡暗苔白,脉沉迟或沉紧;疼痛或以胀痛为主,与情志变化有关,患者胁胀,善太息,舌淡暗苔白,脉弦。

【证候分析】瘀血、痰浊、阴寒、气滞等因素痹遏胸阳,阻滞心脉,故心胸憋闷疼痛,甚则胸痛彻背,背痛彻胸。手少阴心经之脉横出腋下,循肩背、内臂后缘,故痛引肩背内臂。心阳不振,心神失养,故见心悸。胸中气机痹阻不畅,故见气短,喘息不能平卧。

瘀阻心脉的疼痛,以刺痛为特点,伴见夜间发作,或疼痛加剧,面色青灰,舌质紫暗,或有瘀斑、瘀点,脉细涩或结代等瘀血内阻的症状。

痰阻心脉的疼痛,以心胸憋闷疼痛为特点,患者多伴体胖痰多,身重困倦,舌暗苔白腻,脉沉滑或沉涩等痰浊内盛的症状。

寒凝心脉的疼痛,以痛势剧烈,遇寒加重,得温痛减为特点,患者伴见畏寒肢冷,舌淡暗苔白,脉沉迟或沉紧等寒邪内盛的症状。

气滞心脉的疼痛,以胀痛为特点,发作常与情志变化有关,患者常伴见胁胀,善太息,舌淡暗苔白,脉弦等气机郁滞的症状。

心脉痹阻证四证鉴别见表8-1-3。

表8-1-3 心脉痹阻证四证鉴别

证候	病因病机	相同症状	不同症状	舌象、脉象
心脉痹阻证	瘀阻心脉	心胸憋闷疼痛,痛引肩背内臂,甚则胸痛彻背,背痛彻胸,可伴心悸,气短,喘息不能平卧	刺痛、夜间发作,或疼痛加剧,面色青灰	舌质紫暗,或有瘀斑、瘀点,脉细涩或结代
	痰阻心脉		体胖痰多,身重困倦	舌暗苔白腻,脉沉滑或沉涩
	寒凝心脉		痛势剧烈,遇寒加重,得温痛减,伴见畏寒肢冷	舌淡暗苔白,脉沉迟或沉紧
	气滞心脉		胀痛,发作常与情志变化有关,伴见胁胀,善太息	舌淡暗苔白,脉弦

【辨证要点】本证以心胸憋闷疼痛,痛引肩背内臂,甚则胸痛彻背、背痛彻胸为辨证要点。由于致痛之因有别,故应分辨疼痛特点及兼症以审证求因。

十一、瘀阻脑络证

瘀阻脑络证是指瘀血阻滞脑络所表现的证候。

【病因】本证多由头部外伤,或久病入络,瘀血内停,上犯脑部,阻塞脑络所致。

【临床表现】头晕,头痛,痛如锥刺,痛处固定,经久不愈,或头部外伤后,短暂性昏不知人,或健忘,失眠,心悸,面色晦暗,舌质紫暗,或有瘀斑、瘀点,脉细涩。

【证候分析】瘀血内停,阻滞脑络,不通则痛,故见头痛如锥刺、痛处固定或昏不知人;脑络阻塞,气血不得正常输布,脑失所养,则头晕;瘀血内阻,心神失养,故见健忘,失眠,心悸等;瘀血停滞,血不荣面,故面色晦暗;舌质紫暗,或有瘀斑、瘀点,脉细涩,均为瘀血内阻之象。

【辨证要点】本证以头痛、头晕与瘀血内阻症状共见为辨证要点。

第二节　肺与大肠病辨证

肺居胸中,为华盖,上连气道、咽喉,开窍于鼻;外合皮毛,与大肠互为表里。肺的主要生理功能是主气,司呼吸,以行清浊之气的交换,吸入之清气,积于胸中,参与宗气的生成,贯注心脉以运行全身,故有"肺为气之主"的说法。肺又主宣发、肃降,通调水道,输布津液,滋润皮毛,水道得以通调,故有"肺为水之上源"之说。大肠主传导、排泄糟粕。

肺的病变范围主要为呼吸功能和水液代谢失常。肺病的常见症状为咳嗽、气喘、咳痰、胸闷痛等,其中尤以咳喘多见。大肠传导功能失常,主要表现为便秘与泄泻。

肺的病证有虚实之分,虚证多见气虚和阴虚,实证多为风、寒、燥、热、湿、痰等邪气侵袭所致。大肠病证有湿热内侵、津液不足及阳气亏虚等。

一、肺气虚证(🅟 8-2-1)

肺气虚证是指肺的功能减弱,其主气、卫外功能失职所表现的证候。

【病因】多因久病咳喘、劳累过度,耗伤肺气,或脾虚气血化生不足,肺失充养所致。

【临床表现】咳喘无力,咳痰清稀,少气懒言,语声低怯,自汗、动则益甚,畏风,易感冒,神疲体倦,面色淡白,舌淡苔白,脉弱。

【证候分析】肺气亏虚,宗气不足,肺失宣肃,气逆于上,故咳喘无力;动则耗气,则咳喘益甚。肺气不足,津液不布,聚而为痰,则咳痰清稀。肺气虚,宗气生成不足,呼吸功能减弱,故少气懒言,语声低怯。肺气虚,不能宣发卫气于肌表,腠理不密,卫表不固,故见自汗,畏风,且易受外邪侵袭而反复感冒。面色淡白,神疲体倦,舌淡苔白,脉弱,均为气虚之象。

【辨证要点】本证以咳喘无力、咳痰清稀及气虚证见症为辨证要点。

二、肺阴虚证(🅟 8-2-2)

肺阴虚证是指由于肺阴不足,失于清肃,虚热内生所表现的证候。

【病因】多因燥热伤肺,或痨虫蚀肺、耗伤肺阴,或汗出伤津、阴津耗泄,或久咳不愈、耗损肺阴,渐致肺阴亏虚。

【临床表现】干咳少痰,或痰少而黏,不易咳出,或痰中带血,口燥咽干,形体消瘦,五心烦热,午后潮热,盗汗,颧红,声音嘶哑,舌红少津,脉细数。

【证候分析】肺为娇脏,性喜柔润,职司清肃,肺阴不足,虚火内生,灼肺伤津,以致肺热叶焦,失于清肃,则气逆于上,表现为干咳无痰,或痰少而黏,不易咳出;虚火灼伤肺络,络伤血溢,则痰中带血;肺阴亏虚,虚热内炽,故午后潮热,五心烦热,两颧发红;热扰营阴则盗汗;阴液不足,失于滋养,则咽喉失润,以致口燥咽干,声音嘶哑;阴虚失养则形体消瘦。舌红少津,脉细数,为阴虚内热之象。

【辨证要点】本证以干咳或痰少而黏和阴虚内热见症为辨证要点。

三、风寒犯肺证（ 8-2-3）

风寒犯肺证是指由于风寒之邪侵袭肺表,肺卫失宣所表现的证候。

【病因】多因外感风寒之邪,侵袭肺卫,肺气失宣。

【临床表现】咳嗽,痰稀色白,鼻塞,流清涕,微恶风寒,发热,喉痒,或见身痛无汗,舌苔薄白,脉浮紧。

【证候分析】肺合皮毛,且为娇脏,外感风寒,袭表犯肺,肺气被束,失于宣降,则肺气上逆,故咳嗽;肺津不布,聚成痰饮,随肺气逆于上,故咳吐痰液清稀;肺窍不利,则鼻塞流涕;肺主气属卫,风寒犯表,卫阳被束,肌表失于温煦,故见微恶风寒,正气抗邪则发热;寒邪凝滞经络,经气不利,故身痛;寒性收引,腠理闭塞,故见无汗。舌苔薄白,脉浮紧,为感受风寒之征。

【辨证要点】本证以咳嗽、痰液清稀和风寒表证并见为辨证要点。

四、风热犯肺证（ 8-2-4）

风热犯肺证是指风热之邪侵袭肺系,肺卫受病所表现的证候。

【病因】多因外感风热,侵犯肺卫所致。

【临床表现】咳嗽,痰稠色黄,鼻塞,流浊涕,发热微恶风寒,口微渴,或咽喉疼痛,舌尖红,苔薄黄,脉浮数。

【证候分析】风热袭肺,肺失清肃,肺气上逆,故咳嗽;风热阳邪,灼津为痰,故痰稠色黄;肺气失宣,鼻窍不利,津液为热邪所熏,故鼻塞,流浊涕;风热上扰,咽喉不利,故咽喉疼痛;肺主气属卫,肺卫受邪,卫气抗邪则发热;卫气郁遏,肌表失于温煦,故恶寒;热伤津液则口微渴。舌尖红,苔薄黄,脉浮数,为风热袭表犯肺之征。

【辨证要点】本证以咳嗽、痰黄和风热表证并见为辨证要点。

五、燥邪犯肺证（ 8-2-5）

燥邪犯肺证是指外界燥邪侵犯肺卫,肺系津液耗伤所表现的证候,亦称肺燥(外燥)证。据偏热、偏寒之不同,肺燥又有温燥、凉燥之分。

【病因】多因感受燥邪,耗伤肺津,肺卫失和。

【临床表现】干咳少痰,或痰黏难咳,或痰中带血,胸痛,或见咯血,口、唇、鼻、咽干燥,发热,微恶风寒,便干溲少,无汗或少汗,舌苔薄而干燥少津,脉浮数或浮紧。

【证候分析】肺喜润恶燥,职司清肃,燥邪犯肺,易伤肺津,肺失滋润,清肃失职,故干咳少痰,或痰黏难咳,甚则咳伤肺络,而见胸痛、咯血。燥邪伤津,失于滋润,则口、唇、鼻、咽干燥;肠道失润,故大便干燥;津液耗伤则溲少;燥袭卫表,卫气失和,故见发热,微恶风寒。若燥与寒并,寒主收引,腠理闭塞,故见无汗,脉浮紧;燥与热合,腠理开泄,则见少汗,脉浮数。苔薄而干燥少津,为燥邪袭表犯肺之象。

【辨证要点】本证以干咳或痰少难咳,口、鼻、唇、咽干燥和表证并见为辨证要点。

六、肺热炽盛证

肺热炽盛证是指热邪内盛,肺失宣降所表现的证候。

【病因】多因外感风热之邪入里,或风寒之邪入里化热,蕴结于肺所致。

【临床表现】咳嗽气喘,胸闷胸痛,气息灼热,咽喉红肿疼痛,发热面赤,口渴欲饮,尿黄便秘,舌红苔黄燥,脉洪数有力。

【证候分析】肺热炽盛,肺失清肃,宣降失司,气逆于上,故见咳嗽气喘;热灼肺伤,肺气不利,气机不畅,则胸闷胸痛,气息灼热;肺热上熏于咽喉,气血壅滞,则咽喉红肿疼痛;里热炽盛,火热炎上,则发热面赤;热盛伤津,则口渴欲饮,尿黄便秘;舌红苔黄燥,脉洪数有力,为热邪内盛之象。

【辨证要点】本证以咳喘、胸痛、咽喉红肿疼痛与里实热见症为辨证要点。

七、痰热壅肺证(▧ 8-2-6)

痰热壅肺证是指邪热内盛,痰热互结,壅闭于肺所表现的肺经实热证。

【病因】多因热邪犯肺,或寒邪郁而化热,热伤肺津,炼液成痰,蕴结于肺所致。

【临床表现】咳嗽,痰稠色黄,气喘息粗,鼻煽气灼,胸痛,咽喉红肿疼痛,或喉中痰鸣,或咳吐脓血腥臭痰,壮热口渴,小便短赤,大便秘结,舌红苔黄或黄腻,脉数或滑数。

【证候分析】痰热壅阻于肺,肺失清肃,肺气上逆,故咳嗽,气喘息粗;肺开窍于鼻,邪热迫肺,肺气不利,故见鼻煽气灼;肺热上熏咽喉,气血壅滞,故咽喉红肿疼痛;痰热互结,随肺气上逆,故痰稠色黄,或喉中痰鸣;痰热阻滞肺络,气滞血壅,肉腐血败,则见咳吐脓血腥臭痰,胸痛;里热炽盛,蒸达于外则发热;热邪伤津则口渴,大便秘结,小便短赤。舌红苔黄或黄腻,脉数或滑数,为邪热内盛之征。

【辨证要点】本证以咳喘、痰稠色黄或咳吐脓血腥臭痰及痰热见症为辨证要点。

八、寒痰阻肺证(▧ 8-2-7)

寒痰阻肺证是指寒邪与痰浊交并,壅阻于肺,肺失宣降所表现的证候。

【病因】素有痰疾,复感寒邪,内客于肺,或寒湿袭肺,或中阳不足,寒从内生,聚湿成痰,上干于肺。

【临床表现】咳喘痰多,痰白清稀或黏稠,易咳,形寒肢冷,胸闷,或见喘哮痰鸣,舌淡苔白腻或白滑,脉濡缓或滑。

【证候分析】寒痰阻肺,肺失宣降,肺气上逆,故咳嗽,气喘,痰多色白;痰气搏结,上涌气道,故喉中痰鸣而发哮;寒痰凝闭于肺,肺气不利,故胸闷;寒性阴凝,阳气被郁,肌肤失于温煦,故形寒肢冷。舌淡苔白腻或白滑,脉濡缓或滑,均为寒痰内盛之象。

【辨证要点】本证以咳喘哮鸣、痰稀色白与寒痰见症为辨证要点。

九、大肠液亏证(▧ 8-2-8)

大肠液亏证是指津液不足,不能濡润大肠所表现的证候。

【病因】素体阴亏,或年老而阴血不足,或久病、吐泻、热病后期等津伤未复,或妇女产后出血过多,以致阴血津液亏虚,大肠失于濡润。

【临床表现】大便秘结干燥,难以排出,常数日一行,或伴见口臭、头晕等症,口干咽燥,舌红少津,脉细涩。

【证候分析】津液不足,肠失濡润,以致大便燥结难出,数日一行;大便日久不解,浊气不得下泄而上逆,可致口臭、头晕;阴伤于内,口咽失润,故口干咽燥;阴亏燥热内生,故舌红少津;津亏脉道失充,故脉来细涩。

【辨证要点】本证以大便干燥、难以排出和阴液不足的临床表现为辨证要点。

十、肠虚滑泻证（🔊8-2-9）

肠虚滑泻证是指大肠阳气虚衰不能固摄所表现的证候。

【病因】多因泻、痢久延不愈所致。

【临床表现】利下无度,或大便失禁,神疲畏寒,脱肛,腹痛隐隐,喜温喜按,舌淡苔白滑,脉弱。

【证候分析】下利伤阳,久泻久痢,则阳气虚衰,大肠失固,故利下无度,甚则大便失禁或脱肛;大肠阳气虚衰,阳虚则阴盛,寒从内生,寒凝气滞,故腹痛隐隐,喜温喜按;阳气不足,肢体失煦,则神疲畏寒。舌淡苔白滑,脉弱,为阳虚阴盛之象。

【辨证要点】本证以利下无度、大便失禁、神疲畏寒为辨证要点。

十一、大肠湿热证（🔊8-2-10）

大肠湿热证是指湿热下注大肠所表现的证候。

【病因】多因感受湿热外邪,或饮食不洁所致。

【临床表现】泄泻,肛门灼热,或下利黏冻脓血便,或暴注下泄,色黄而臭,腹痛,里急后重,小便短赤,口渴,或有恶寒发热,或但热不寒,舌红苔黄腻,脉濡数或滑数。

【证候分析】湿热侵袭大肠,传导失司,湿热胶结不解,壅阻气机,故泄泻,腹痛;热炽肠道,则肛门灼热;热邪熏灼肠道,脉络损伤,血败肉腐而见黏冻脓血便;热迫肠道,津液下注则暴注下泄,色黄而臭;热蒸肠道,机能亢奋,时欲排便,故有腹中急迫感;湿阻大肠,气机壅滞,大便不得畅通,故肛门重坠;水液从大便外泄,且热盛伤津,故口渴,小便短赤;若外感表邪未解,则可见恶寒发热;邪热在里,则但热不寒。舌红苔黄腻,脉濡数或滑数为湿热内盛之象。

【辨证要点】本证以腹痛、腹泻、里急后重与湿热见症为辨证要点。

第三节　　脾与胃病辨证

脾位居中焦,与胃相表里。脾主肌肉、四肢,开窍于口,其华在唇,外应于腹。

脾的主要生理功能是运化水谷、水液,输布精微,为气血生化之源,故有"后天之本"之称。脾又主统血,能统摄血液在脉内运行。脾气主升,喜燥恶湿。脾的病变主要以运化、升清功能失职,致使水谷、水液不运,消化功能减退,水湿内停,化源不足,以及脾不统血、清阳不升为主要病理改变。脾病以腹胀腹痛、食少、便溏、浮肿、困重、内脏下垂、慢性出血等为常见症状。

脾病的证候有虚、实之分。虚证多因饮食、劳倦、思虑过度所致,病后失调可致脾气虚、脾虚气陷、脾阳虚、脾不统血等证；实证多由饮食不节，或外感湿热、寒湿之邪，或失治、误治所致，有湿热蕴脾、寒湿困脾等证。

胃的主要生理功能为受纳、腐熟水谷。胃以通为用，以降为顺，喜润恶燥。胃的病变主要是受纳、腐熟功能障碍及胃失和降，胃气上逆，临床以胃脘痛、恶心、呕吐、嗳气、呃逆等为主要表现。胃的病证有寒、热、虚、实之分。

一、脾气虚证（ 8-3-1）

脾气虚证是指脾气不足，运化失职所表现的证候。

【病因】多因饮食不节，或劳倦过度，或忧思日久，吐泻太过，损伤脾土，或禀赋不足，素体虚弱，或年老体衰，或大病初愈，调养失慎等所致。

【临床表现】不欲食，食少，脘腹胀满，食后胀甚，或饥时饱胀，大便稀溏，肢体倦怠，神疲乏力，少气懒言，形体消瘦，或肥胖、浮肿，面色淡黄或萎黄，舌淡苔白，脉缓或弱。

【证候分析】脾主运化，脾气虚弱，健运失职，故见不欲食，食少，脘腹胀满；食后脾气愈困，故腹胀愈甚；饥饿之时，脾气更乏，中虚气滞，故饥时饱胀；脾虚失运，清浊不分，水湿下注肠道，则见大便稀溏；脾为气血生化之源，脾虚化源不足，不能充达肢体、肌肉，故肢体倦怠，形体消瘦；气血化生不足，脏腑功能衰退，故神疲乏力，少气懒言；气血不能上荣于面，故面色淡黄或萎黄；若脾气虚弱，水湿不运，泛溢肌肤，则可见形体肥胖，或肢体浮肿。舌淡苔白，脉缓或弱，为脾气虚弱之征。

【辨证要点】本证以食少、腹胀、便溏与气虚症状共见为辨证要点。

二、脾虚气陷证（ 8-3-2）

脾虚气陷证是指脾气虚弱，中气下陷，升举无力所表现的证候，又名脾（中）气下陷证。

【病因】多因脾气虚进一步发展，或久泄久痢，或劳累太过，或妇女孕产过多，产后失于调护等损伤脾气，清阳下陷所致。

【临床表现】脘腹重坠作胀，食后益甚，或便意频数，肛门重坠，或久泄不止，甚或脱肛，或小便浑浊如米泔，或内脏、子宫下垂。气短懒言，神疲乏力，头晕目眩，面白无华，食少，便溏，舌淡苔白，脉缓或弱。

【证候分析】脾气主升，能升发清阳，举托内脏。脾气虚衰，升举无力，气坠于下，故脘腹重坠作胀，食后益甚；中气下陷，内脏失于举托，故便意频数，肛门重坠，或久泄不止，甚或脱肛，或子宫下垂，或胃、肝、肾等内脏下垂。脾主散精，精微不能正常输布，清浊不分，反注膀胱，故小便浑浊如米泔；清阳不升，头目失养，故头晕目眩；脾气虚弱，健运失职，故食少，便溏；化源匮乏，气血津液不能输布全身，脏腑功能减退，故见气短懒言，神疲乏力，面白无华，舌淡苔白，脉缓或弱。

【辨证要点】本证以脘腹重坠、内脏下垂与气虚症状共见为辨证要点。

三、脾阳虚证（ 8-3-3）

脾阳虚证是指脾阳虚衰，失于温运，阴寒内生所表现的证候，又名脾虚寒证。

【病因】多因脾气虚进一步发展；或过食生冷、外寒直中、过用苦寒，损伤脾阳；或肾阳不足，命门火衰，火不生土，以致脾阳虚衰，温运失职，寒从内生，水谷失运，水湿不化。

【临床表现】纳呆，腹胀，腹痛绵绵，喜温喜按，畏寒肢冷，面白少华或虚浮，口淡不渴，大便稀溏,甚至完谷不化;或肢体浮肿,小便短少,或白带清稀量多,舌质淡胖或有齿痕,舌苔白滑,脉沉迟无力。

【证候分析】脾阳虚衰,运化失权,则纳呆,腹胀,大便稀溏,甚至完谷不化;阳虚失运,寒从内生,寒凝气滞,故腹痛绵绵,喜温喜按;脾阳虚衰,水湿不化,泛溢肌肤,则肢体浮肿,小便短少;水湿下注,损伤带脉,带脉失约,则白带清稀量多;脾阳虚衰,温煦失职,故畏寒肢冷;阳虚气血不荣,水气上泛,故面白少华或虚浮,舌质淡胖或有齿痕,舌苔白滑;脉沉迟无力,为阳虚失运所致。

【辨证要点】本证以纳呆、腹胀、腹痛、便溏与虚寒症状共见为辨证要点。

四、脾不统血证（ 8-3-4）

脾不统血证是指脾气虚弱,不能统摄血液所表现的证候,又名脾(气)不摄血证。

【病因】多因久病气虚,或劳倦过度,损伤脾气,以致统血无权。

【临床表现】各种慢性出血,如便血、尿血、吐血、鼻衄、紫斑,妇女月经过多、崩漏等。常伴有食少,便溏,神疲乏力,气短懒言,面色萎黄,舌淡苔白,脉细无力。

【证候分析】脾气亏虚,运血乏力,统血无权,血溢脉外,而见各种慢性出血症状。血从胃肠外溢,则见吐血或便血;血从膀胱外溢,则见尿血;血从肌肤外渗,则见紫斑;血从鼻外渗,则为鼻衄;冲任不固,则妇女月经过多,甚或崩漏。脾气虚弱,运化失职,故食少,便溏;化源亏少,气血不足,头面失于滋养,形神失养,故见面色萎黄,神疲乏力,气短懒言;舌淡苔白,脉细无力,为脾气虚弱,气血两虚之象。

【辨证要点】本证以各种慢性出血与脾气虚证共见为辨证要点。

五、寒湿困脾证（ 8-3-5）

寒湿困脾证是指寒湿内盛,困阻脾阳,脾失温运所表现的证候,又名湿困脾阳证、寒湿中阻证、太阴寒湿证。

【病因】多因淋雨涉水,居处潮湿,气候阴雨,寒湿内侵伤中;或饮食失节,过食生冷、瓜果,以致寒湿停滞中焦;或嗜食肥甘,湿浊内生,困阻中阳所致。外湿、内湿互为因果,以致寒湿困阻,脾阳失运。

【临床表现】脘腹胀闷,口腻纳呆,泛恶欲呕,口淡不渴,腹痛便溏,头身困重,或小便短少,肢体肿胀,或身目发黄,面色晦暗不泽,或妇女白带量多,舌体淡胖,舌苔白滑或白腻,脉濡缓或沉细。

【证候分析】脾喜燥恶湿,寒湿内盛,脾阳受困,运化失职,则脘腹胀闷或痛,纳呆;脾失健运,湿滞气机,则口腻;水湿下渗,则大便稀溏;脾失健运,胃失和降,胃气上逆,故泛恶欲呕;湿为阴邪,其性重浊,泛溢肢体,遏郁清阳,则头身困重;寒湿困脾,阳气被遏,水湿不运,泛溢肌肤,可见肢体肿胀,小便短少;寒湿困阻中阳,若肝胆疏泄失职,胆汁外溢,加之气血运行不畅,则身目发黄,面色晦暗不泽;若寒湿下注,损伤带脉,带脉失约,妇女可见白带量多。口淡不渴,舌体淡胖,苔白滑或白腻,脉濡缓或沉细,均为寒湿内盛之象。

【辨证要点】本证以纳呆、腹胀、便溏、身重、苔白腻等为辨证要点。

六、湿热蕴脾证（ 8-3-6）

湿热蕴脾证是指湿热内蕴,脾失健运所表现的证候,又名中焦湿热证、脾经湿热证。

【病因】多因外感湿热之邪;或本为脾气虚弱,湿邪中阻,湿郁化热;或嗜食肥甘厚腻,饮酒无度,酿成湿热,内蕴脾胃所致。

【临床表现】脘腹胀闷,纳呆,恶心欲呕,口中黏腻,渴不多饮,便溏不爽,小便短黄,肢体困重,或身热不扬,汗出热不解,或见身目发黄,色泽鲜明,或皮肤瘙痒,舌质红,苔黄腻,脉濡数或滑数。

【证候分析】湿热阻滞中焦,纳运失健,升降失常,气机阻滞,则脘腹胀闷,纳呆,恶心欲呕;湿热蕴脾,上蒸于口,则口中黏腻,渴不多饮;湿热下注,阻碍气机,大肠传导失司,则便溏而不爽;湿热交结,热蒸于内,湿泛肌肤,阻碍经气,气化不利,则肢体困重,小便短黄;湿遏热伏,郁蒸于内,故身热不扬;湿热之邪,黏滞缠绵,故汗出热不解;若湿热蕴结脾胃,熏蒸肝胆,疏泄失权,胆汁不循常道而泛溢肌肤,则见身目发黄,色泽鲜明;湿热行于皮里,则皮肤瘙痒。舌质红,苔黄腻,脉濡数或滑数,均为湿热内蕴之征。

【辨证要点】本证以腹胀、纳呆、发热、身重、便溏不爽、苔黄腻等为辨证要点。

七、胃阴虚证(8-3-7)

胃阴虚证是指阴液亏虚,胃失濡润、和降所表现的证候,又名胃虚热证。虚热证不明显者,则称胃燥津亏证。

【病因】多因热病后期,胃阴耗伤;或情志郁结,气郁化火,灼伤胃阴;或吐泻太过,伤津耗液;或过食辛辣、香燥之品,过用温热辛燥药物,耗伤胃阴所致。

【临床表现】胃脘嘈杂,饥不欲食,或痞胀不舒,隐隐灼痛,干呕,呃逆,口燥咽干,大便干结,小便短少,舌红少苔乏津,脉细数。

【证候分析】胃喜润而恶燥,以降为顺。胃阴不足,虚热内生,热郁于胃,气失和降,则胃脘隐痛而有灼热感,嘈杂不适,痞胀不舒;胃中虚热扰动,消食较快,则有饥饿感,而胃阴失滋,纳化迟滞,则饥不欲食;胃失和降,胃气上逆,可见干呕,呃逆;胃阴亏虚,阴津不能上滋,则口燥咽干;阴津不能下润肠道,则大便干结。小便短少,舌红少苔乏津,脉细数,为阴液亏少之征。

【辨证要点】本证以胃脘嘈杂、痞胀灼痛、饥不欲食与虚热症状共见为辨证要点。

八、胃火炽盛证(8-3-8)

胃火炽盛证是指火热壅滞于胃,胃失和降所表现的证候,又称胃(实)热(火)证。

【病因】多因过食辛辣、酒醴、肥甘、燥烈刺激之品,化热生火;或情志不遂,肝郁化火犯胃;或邪热内侵,胃火亢盛而致。

【临床表现】胃脘灼痛、拒按,渴喜冷饮,或消谷善饥,或口臭,牙龈肿痛溃烂,齿衄,小便短黄,大便秘结,舌红苔黄,脉滑数。

【证候分析】火热之邪熏灼,壅塞胃气,阻滞不通,则胃脘灼痛而拒按;胃火炽盛,受纳腐熟功能亢进,则消谷善饥;胃火内盛,胃中浊气上冲,则口臭;胃经经脉络于龈,胃火循经上炎,气血壅滞,则牙龈肿痛,甚至化脓、溃烂;邪热迫血妄行,损伤龈络,则齿衄;热盛伤津,则渴喜冷饮,小便短黄,大便秘结;舌红苔黄,脉滑数,为火热内盛之象。

【辨证要点】本证以胃脘灼痛、消谷善饥等与实火症状共见为辨证要点。

九、寒滞胃脘证

寒滞胃腑证是由于阴寒之邪凝滞胃腑,使胃的功能受阻所表现的证候。

【病因】多因寒邪犯胃,或过食生冷寒凉,或脘腹受凉,以致寒凝胃腑所致。

【临床表现】胃脘冷痛,痛势急剧,疼痛得温则减、遇寒加剧,口淡不渴,泛吐清水,或恶心呕吐,吐后痛减,形寒肢冷,甚则面白唇青,舌质淡,苔白润,脉弦或沉紧。

【证候分析】寒主收引、凝滞,寒邪侵犯胃腑,凝滞气机,故胃脘冷痛,痛势急剧;寒邪得温则散,故疼痛得温则减;遇寒气机凝滞加重,则痛势加剧;胃气上逆,则恶心呕吐;寒伤胃阳,水饮不化,随胃气上逆,则泛吐清水;吐后气滞暂得舒畅,则吐后痛减;寒不伤津,故口淡不渴;寒邪阻遏,阳气不能外达,血行不畅,则形寒肢冷,面白唇青;舌质淡,苔白润,脉弦或沉紧,为阴寒内盛,凝阻气机之象。

【辨证要点】本证以脘腹冷痛、痛势急剧及实寒证见症为辨证要点。

十、食滞胃脘证(◐8-3-9)

食滞胃脘证是指饮食停滞胃脘,胃不能腐熟,消化水谷所表现的证候。

【病因】多因饮食不节,暴饮暴食,食积不化所致;或因素体胃气虚弱,稍有饮食不慎,受纳腐熟失职,使宿食不化,停滞于胃所致。

【临床表现】胃脘胀满疼痛、拒按,嗳腐吞酸,厌食呕恶,或呕吐酸腐食物,吐后胀痛得减,矢气便溏,泻下物酸腐臭秽,或便秘不通,舌苔厚腻,脉滑或沉实。

【证候分析】胃主受纳、腐熟水谷,以和降为顺。暴饮暴食,或饮食不慎,食滞胃肠,气失和降,阻滞不通,则胃脘胀满疼痛而拒按;食积于内,腐熟不及,则拒于受纳,故厌食;胃中未消化之食物夹腐浊之气上逆,则嗳腐吞酸,或呕吐酸腐食物;吐后宿食得以排出,故胀痛得减;腐败食物下注,则泻下之物酸腐臭秽;秽浊之气上蒸,则舌苔厚腻;脉滑或沉实,为食积之象。

【辨证要点】本证患者多有伤食史,以胃脘胀满疼痛、呕泻酸腐食物、厌食等为辨证要点。

第四节 肝与胆病辨证

肝位于右胁,胆附于肝,肝胆经脉相互络属,故有表里之称。肝之经脉起于足,绕阴器,循少腹,布两胁,系目上巅顶。胆之经脉循于人体头身之侧,络肝。肝主疏泄,又主藏血,在体为筋,开窍于目,其华在爪。胁肋、少腹、阴部、头顶是足厥阴肝经循行于体表的区域(■8-4-1)。胆为"中清之腑",能贮藏和排泄胆汁,主决断,并与情志活动有关。

肝的病变主要表现为疏泄失常,气机逆乱,精神情志变化,消化功能障碍;肝不藏血,筋脉失养;肝经循行部位经气受阻等多方面的异常。肝病的常见症状为胸胁、少腹、乳房胀痛或窜痛,情志抑郁或易怒,头晕目眩,巅顶痛,肢体震颤,手足抽搐,以及目疾,月经不调,阴部疾病等。胆病常见口苦,发黄,惊悸,失眠等症。

肝的病证有虚、实、虚实夹杂之分。虚证多见血亏及阴伤;实证多因情志不遂所致,使肝失疏泄,气机郁结,或气郁化火,气火上逆,或寒邪、火邪、湿热之邪内犯于肝等;虚实夹杂证多由阴液亏虚,阴不制阳,阳亢于上,或阳亢失制,阳动化风所致,导致肝阳上亢证、肝阳化风证。胆病则有胆郁痰扰证和肝胆同病的肝胆湿热证。

一、肝血虚证（ 8-4-1）

肝血虚证是指血液亏虚,使肝藏血不足,其所系的目、爪甲、筋脉或冲任等失充养所表现的虚弱证候。

【病因】多因脾胃虚弱,化源不足,或失血过多,或久病耗伤肝血所致。

【临床表现】眩晕耳鸣,面白无华,爪甲不荣,夜寐梦多,视力减退或夜盲,或肢体麻木,关节拘急不利,手足震颤,肌肉瞤动,妇女常见月经量少色淡,甚至闭经。舌淡苔白,脉弦细。

【证候分析】肝血亏虚,不能上荣头面,故眩晕耳鸣,面白无华,夜寐梦多;肝窍失养,则视力减退,甚至发展为夜盲;外华不荣,则爪甲枯槁不泽;肝主筋,肝血亏损,筋脉失去营血的濡养,血虚生风而见肢体麻木、关节拘急不利、手足震颤、肌肉瞤动。女子以血为本,肝血不足,血海空虚,冲任失充,故经少色淡、经闭。舌淡苔白,脉弦细为血虚常见之征。

【辨证要点】本证以两目、爪甲、筋脉、肌肤失养或冲任失充与血虚证共见为辨证要点。

二、肝阴虚证（ 8-4-2）

肝阴虚证是指肝阴液亏损,目、筋和胁络失去濡养,虚热内扰所表现的证候。

【病因】多因情志不遂,气郁化火,或温热病后期耗损肝阴,或肾阴亏虚,水不涵木,累及肝阴所致。

【临床表现】头晕目眩,两目干涩,视力减退,或胁肋隐隐灼痛,面部烘热或两颧潮红,潮热盗汗,五心烦热,口燥咽干,或见手足蠕动。舌红少苔乏津,脉弦细数。

【证候分析】肝阴亏虚,头目失濡,故头晕目眩,两目干涩,视力减退;胁部肝络失养,且虚热内蒸,则胁肋隐隐灼痛;阴虚不能制阳,虚热内生,则面部烘热或两颧潮红,潮热盗汗,五心烦热;阴液亏虚不能上润,则口咽干燥;肝主筋,肝阴亏损,筋脉失养则手足蠕动。舌红少苔乏津,脉弦细数,为肝阴亏虚,虚热内扰之征象。

【辨证要点】本证以两目、筋脉、胁络失养见症与阴虚证共见为辨证要点。

三、肝气郁结证（ 8-4-3）

肝气郁结证是指肝失疏泄,气机郁滞所表现的证候。

【病因】多因情志不遂,郁怒伤肝,或突然、强烈的精神刺激,或其他病邪侵扰引起肝气失于疏泄、条达所致。

【临床表现】情志抑郁、易怒,胸胁、少腹胀痛或窜痛,胸闷善太息,妇女可见乳房胀痛,痛经,月经不调,甚则闭经。或见梅核气,或见瘿病、瘰疬,或见胁下肿块。舌苔薄白,脉弦。病情轻重与情志变化关系密切。

【证候分析】肝气郁结,经气不畅,故胸胁、少腹胀痛或窜痛;肝失条达,不能调节情志,则情志抑郁、易怒,胸闷而善太息。肝郁气滞,气机紊乱,冲任失调,故妇女可见乳房胀痛,痛经,月经不调,甚则闭经。若气滞痰凝,结于咽颈,则可见梅核气,或瘿病、瘰疬;若气滞血瘀,肝络瘀阻,日久可形成肿块结于胁下。舌苔薄白,脉弦,为肝气郁滞之象。

【辨证要点】本证以情志抑郁、肝经部位胀痛或妇女月经失调等为辨证要点。

四、肝火上炎证（🔊8-4-4）

肝火上炎证是指肝火内炽，气火上逆所表现的证候。

【病因】多因情志不遂，气郁化火，或火热之邪内侵，或他脏火热累及于肝，以致肝经气火上逆所致。

【临床表现】头晕胀痛，面红目赤，急躁易怒，或胁肋灼痛，或耳鸣耳聋，或耳内肿痛流脓，或失眠噩梦纷纭，或吐血、衄血，口苦口干，大便秘结，小便短黄。舌红苔黄，脉弦数。

【证候分析】火性炎上，肝火循经上攻头目，气血涌盛脉络，故头晕胀痛，面红目赤；肝火内炽，肝性失柔，则急躁易怒，或胁肋灼痛；若肝热移于胆，胆热循经上冲于耳，则可见耳鸣耳聋，或耳内肿痛流脓；火热内扰，神魂不安，故失眠噩梦纷纭；若热伤血络，迫血妄行，则可见吐血、衄血；火热内盛，灼伤津液，故口苦口干，大便秘结，小便短黄。舌红苔黄，脉弦数，为肝火炽盛之征。

【辨证要点】以肝经循行部位的头、目、耳、胁表现的实火炽盛症状为辨证要点。

五、肝阳上亢证（🔊8-4-5）

肝阳上亢证是指水不涵木，肝阳偏亢所表现的证候。

【病因】多因情志过急，郁而化火，暗耗阴津，或肝肾阴亏，水不涵木，阴不制阳，阳气上亢所致。

【临床表现】眩晕耳鸣，头目胀痛，面红目赤，急躁易怒，失眠多梦，腰膝酸软，头重脚轻，舌红少津，脉弦有力或弦细数。

【证候分析】肝肾之阴不足，肝阳亢逆无制，气血上冲，则眩晕耳鸣，头目胀痛，面红目赤；肝性失柔，故急躁易怒，亢阳扰及神魂，则失眠多梦；肝肾阴亏，筋骨失养，故腰膝酸软；肝阳亢于上，而肾阴亏于下，上盛下虚，则见头重脚轻。舌红，脉弦有力或弦细数，为肝肾阴虚，肝阳亢盛之象。

【辨证要点】本证以腰膝酸软、眩晕耳鸣、头目胀痛、头重脚轻等肝阳亢于上、肾阴亏于下的证候表现为辨证要点。

六、肝风内动证（🔊8-4-6）

肝风内动证泛指患者出现眩晕欲仆、抽搐、震颤等具有"动摇"特点为主的症状的一类证候，属内风。临床常见的有肝阳化风证、热极生风证、阴虚动风证和血虚生风证等证候。

1. 肝阳化风证：是指阴虚阳亢，肝阳升发无制，亢极化风所导致的一类动风证候。

【病因】多因久病阴亏，或肝郁化火，营阴内耗；或素体肝肾阴亏，阴不制阳，阳亢日久而化风所致。

【临床表现】眩晕欲仆，头摇而痛，项强肢颤，语言謇涩，手足麻木，步履不正，或猝然昏倒，不省人事，口眼㖞斜，半身不遂，舌强不语，喉中痰鸣。舌红苔白或腻，脉弦有力。

【证候分析】肝阳亢极化风，风阳冲逆，上扰头目，故眩晕欲仆，头摇而痛；风动筋脉挛急，则项强肢颤，语言謇涩；肝阴亏虚，筋失所养，则手足麻木；阳亢于上，阴亏于下，上盛下虚，故步履不正。若风阳暴升，阳盛灼津成痰，肝风夹痰上蒙心神，则猝然昏倒，不省人事；风痰流窜阻于脉络,经气不利,故口眼㖞斜,半身不遂,舌强不语;痰随风升,则喉中痰鸣。舌红苔白或腻,脉弦有力,为肝肾阴亏阳亢、肝风夹痰之征。

【辨证要点】本证以眩晕欲仆,语言謇涩,手足麻木或猝然昏倒,不省人事,口眼㖞斜,半身不遂为辨证要点。

2. 热极生风证:是指由于邪热炽盛,燔灼肝经,引动肝风所表现的动风证候。

【病因】多见于外感温热病中,因邪热亢盛,燔灼经络筋脉,热闭心神,引起肝风内动所致。

【临床表现】高热口渴,烦躁不宁或神志昏迷,手足抽搐,颈项强直,两目上视,甚则角弓反张,牙关紧闭。舌红绛,苔黄燥,脉弦数。

【证候分析】邪热炽盛,燔灼肝经,筋脉挛急,故高热,手足抽搐,颈项强直,两目上视,甚则角弓反张,牙关紧闭;热扰心神,则烦躁不宁,邪热闭阻心窍,则神志昏迷。舌质红绛,苔黄燥,脉弦数,为肝经热盛之象。

【辨证要点】本证以高热神昏,手足抽搐与实热症状共见为辨证要点。

3. 阴虚动风证:是指阴液亏虚,筋脉失养所表现的动风证候。

【病因】多因外感热病后期阴液耗损,或内伤久病,阴液亏虚所致。

【临床表现】手足蠕动,眩晕耳鸣,口干咽燥,形体消瘦,五心烦热,潮热盗汗,两颧潮红。舌红少津,脉弦细数。

【证候分析】肝阴不足,筋脉失养,则手足蠕动;阴虚不能上滋,故眩晕耳鸣;阴虚不能制阳,虚热内蒸,故五心烦热,潮热盗汗,两颧潮红;阴液不能上承,则口干咽燥。舌红少津,脉弦细数,为肝阴不足,虚热内炽之征。

【辨证要点】本证以眩晕、手足蠕动与阴虚症状共见为辨证要点。

4. 血虚生风证:是指血液亏虚,筋脉失养所表现的动风证候。

【病因】本证多见于内伤杂病,因久病血虚,或急、慢性失血,致营血亏虚,筋脉肌肤失养所致。

【临床表现】眩晕,手足震颤,肢体麻木,关节拘急不利,肌肉瞤动,皮肤瘙痒,爪甲不荣,面白无华。舌淡苔白,脉细或弱。

【证候分析】肝血不足,不能上荣头面,故眩晕,面白无华;肝在体为筋,爪甲为筋之余,筋失血养,则手足震颤,关节拘急不利,肌肉瞤动,爪甲不荣;肢体、皮肤失养,则见肢体麻木,皮肤瘙痒。舌淡苔白,脉细或弱,为血虚之象。

【辨证要点】本证以眩晕、手足震颤、肢体麻木、肌肉瞤动与血虚症状共见为辨证要点。

肝风内动证四证鉴别见表8-4-1。

表8-4-1 肝风内动证四证鉴别

证候	性质	主症	兼症	舌象	脉象
肝阳化风证	上实下虚证	眩晕欲仆,头摇肢颤,语言謇涩或舌强不语,或猝然昏倒,不省人事	手足麻木,步履不正	舌红苔白或腻	弦而有力
热极生风证	热证	手足抽搐,颈项强直,两目上视,牙关紧闭,角弓反张	高热,神昏,烦躁不宁	舌红绛,苔黄燥	弦数

续表

证候	性质	主症	兼症	舌象	脉象
阴虚动风证	虚证	手足蠕动	口干咽燥,形体消瘦,五心烦热,潮热盗汗,两颧潮红	舌红少津	弦细数
血虚生风证	虚证	手足震颤,肌肉𥆧动,关节拘急不利,肢体麻木	眩晕,爪甲不荣,面白无华	舌淡苔白	细或弱

七、寒滞肝脉证(⊛8-4-7)

寒滞肝脉证是指寒邪侵袭,凝滞肝脉所表现的证候。

【病因】多因感受外寒,如淋雨、涉水,或房事受寒等,以致肝经寒凝气滞,或因素体阳气不足,由外寒所引发。

【临床表现】少腹牵引阴部坠胀冷痛,或阴囊收缩引痛,或巅顶冷痛,遇寒加重,得温则减,形寒肢冷,舌淡苔白,脉沉紧或弦迟。

【证候分析】足厥阴肝经绕阴器,抵少腹,上巅顶。寒性凝滞收引,寒凝肝脉,阳气被遏,气血运行不利,经脉收引挛急,故少腹牵引阴部坠胀冷痛,或阴囊收缩引痛,或巅顶冷痛;寒凝气血,故疼痛遇寒加重,得温则减;阴寒内盛,阳气被困,则形寒肢冷。舌淡苔白,脉沉紧或弦迟,均为寒盛之征。

【辨证要点】本证以少腹、阴部、巅顶冷痛与实寒之象共见为辨证要点。

八、胆郁痰扰证(⊛8-4-8)

胆郁痰扰证是指胆失疏泄,痰热内扰所表现的证候。

【病因】多因情志郁结,气郁化火生痰,痰热内扰,而胆气不宁所致。

【临床表现】胆怯易惊,惊悸失眠,烦躁不安,胸胁闷胀,头晕,目眩,耳鸣,善太息,口苦呕恶,舌红苔黄腻,脉弦滑数。

【证候分析】胆为清净之府,主决断,痰热内扰,胆气不宁,失于决断,则胆怯易惊,惊悸失眠,烦躁不安;胆气不舒,气机郁滞,故胸胁闷胀,善太息;痰热循经上扰清窍,则头晕,目眩,耳鸣;热蒸胆气上逆犯胃,故口苦呕恶。舌红苔黄腻,脉弦滑数为痰热内蕴之征。

【辨证要点】本证以惊悸失眠、眩晕、口苦与痰热内蕴之象共见为辨证要点。

九、肝胆湿热证(⊛8-4-9)

肝胆湿热证是指湿热蕴结肝胆,疏泄功能失职或湿热下注肝经所表现的证候。

【病因】多因感受湿热之邪,或嗜食肥甘,酿生湿热;或脾胃运化失常,湿浊内生,郁而化热,以致湿热壅滞肝胆所致。

【临床表现】胁肋胀痛,或有痞块,纳呆腹胀,口苦,泛恶,大便不调,小便短赤。身目发黄,或寒热往来,或睾丸肿胀热痛,阴囊湿疹,或带下黄臭,阴部瘙痒。舌红苔黄腻,脉弦数或滑数。

【证候分析】湿热蕴结肝胆,疏泄失常,肝气郁滞,故胁肋胀痛,气滞血瘀,可致胁下痞块;肝木横逆侮土,脾失健运,胃失和降,故纳呆腹胀,泛恶;胆气上溢,则口苦;若胆汁外溢,则可见身目发黄;若邪居少阳,正邪相争,可见寒热往来;足厥阴肝经绕阴器,若湿热循经下注,而成肝经湿热,则可见睾丸肿胀热痛,阴囊湿疹,或带下黄臭,阴部瘙痒;湿热内蕴,则大便不调,小便短赤。舌红苔黄腻,脉弦数或滑数,皆为湿热内蕴之征象。

【辨证要点】本证以胁肋胀痛、纳呆、泛恶,或身目发黄与湿热内蕴之征共见为辨证要点。若阴部疾病与湿热内蕴之象共见则为肝经湿热证。

第五节 肾与膀胱病辨证

腰为肾之府,左右各一,在体为骨,其华在发,在窍为耳及二阴,足少阴肾经与足太阳膀胱经相互络属,二者互为表里。肾主藏精,主水,主纳气。肾内寄元阴元阳,为脏腑阴阳之根本,故称先天之本。膀胱具有贮尿和排尿的功能。肾病主要表现在人的生长发育,生殖功能,水液代谢和呼吸功能等病理改变。常见症状为腰膝酸软而痛,耳鸣耳聋,发白早脱,牙齿动摇,男子阳痿遗精,精少不育,女子经少经闭,以及水肿,二便异常,呼吸表浅等。膀胱贮尿和排尿功能失常,主要表现为尿频,尿急,尿痛,尿闭以及遗尿,小便失禁等。

肾病多虚,常见肾阳虚证、肾阴虚证、肾精不足证、肾气不固证等证。膀胱病多见湿热证。

一、肾阳虚证(8-5-1)

肾阳虚证是肾阳亏虚,温煦失司,气化无权所表现的证候。

【病因】多由素体阳虚,或年老体衰,或久病及肾,房劳过度等因素引起。

【临床表现】腰膝酸软或冷痛,形寒肢冷,尤以下肢为甚,头目眩晕,面色㿠白或黧黑,精神萎靡;男子阳痿,或女子宫寒不孕;或久泄久利,完谷不化,五更泄泻;或小便清长,夜尿频多;或水肿,腰以下为甚,按之凹陷不起,甚则全身肿胀,心悸,咳喘,舌淡胖苔白,脉弱,尺部尤甚。

【证候分析】肾阳虚衰,不能温养腰膝,则腰膝酸软或冷痛;阳虚失于温煦,阴寒盛于下,则形寒肢冷,尤以下肢为甚;阳虚鼓动气血运行无力,不能上荣于面,故头目眩晕,面色㿠白;肾阳虚极,气血不畅,故面色黧黑;阳虚不振,则精神萎靡;命门火衰,生殖功能减退,则男子阳痿,女子宫寒不孕;肾阳亏虚,无火化谷,故久泄久利,完谷不化或五更泄泻;肾阳不足,气化无权,水液失运,停于体内而为水肿,阳虚水湿趋下,故腰以下为甚,按之凹陷不起,阳虚水气泛滥,故甚则全身肿胀;阳不制水,水气凌心,则心悸,上逆犯肺,则咳喘;肾阳温煦失司,蒸腾无力而夜尿频多,小便清长。舌淡胖苔白,脉弱,尺部尤甚,均为肾阳不足之征。

【辨证要点】本证以腰膝酸软、全身功能低下伴见虚寒证症状为辨证要点。

二、肾阴虚证(8-5-2)

肾阴虚证是肾阴不足,虚热内生所表现的证候。

【病因】多因先天禀赋不足,久病伤肾,或温热病后期,或房事过度,或过服温燥所致。

【临床表现】腰膝酸痛,头晕耳鸣,失眠多梦,男子阳强易举,梦遗,女子经少、经闭,或崩漏,形体消瘦,五心烦热,潮热盗汗,咽干,颧红,溲黄便干,舌红少津,脉细数。

【证候分析】肾阴不足，髓减骨弱，骨骼失养，则腰膝酸痛；髓海空虚，则头晕耳鸣；肾水亏虚，水不济火，则心火偏亢，心神不宁，而见失眠多梦；相火妄动，则男子阳强易举；相火扰精，则精泄梦遗；女子肾阴亏虚，阴血不足则经少，甚至闭经；阴虚阳亢，虚热迫血可致崩漏；肾阴亏虚，虚热内生，故见形体消瘦，潮热盗汗，五心烦热，咽干，颧红，溲黄便干，舌红少津，脉细数等症。

【辨证要点】本证以腰膝酸痛、头晕耳鸣、男子梦遗、女子月经不调和阴虚内热症状并见为辨证要点。

三、肾精亏虚证（8-5-3）

肾精亏虚证是指肾精亏损，生长、发育及生殖功能减退所表现的证候。

【病因】多因先天禀赋不足，后天调养失宜，或久病伤肾，房事过度所致。

【临床表现】小儿发育迟缓，囟门迟闭，身材矮小，智力低下，精神呆钝，骨骼痿软；男子精少不育，女子经闭不孕，性功能减退；成人早衰，发脱齿摇，耳鸣耳聋，健忘恍惚，动作迟缓，足痿无力，舌淡，脉弱。

【证候分析】肾精不足，不能化气生血，充肌长骨，故小儿发育迟缓，身材矮小；肾精不足无以充髓实脑，故智力低下，精神呆钝；精亏髓少，骨骼失养，故生长迟缓，囟门迟闭，骨骼痿软，成人则见早衰。肾主生殖，肾精亏损，则男子精少不育，女子经闭不孕，性功能减退。肾之华在发，肾精不足，则发不荣，可见脱发，齿为骨之余，失精气之充养，而见齿松早脱；耳为肾窍，脑为髓海，精少髓亏，脑海空虚，故见耳鸣耳聋，健忘恍惚；精亏血少则筋骨疲惫，转摇不能，所以动作迟缓，足痿无力。舌淡，脉弱，为肾精不足之症。

【辨证要点】本证以生长发育迟缓、生殖功能减退，以及成人早衰的表现，并无明显热象及寒象为辨证要点。

四、肾气不固证（8-5-4）

肾气不固证是指肾气亏虚，封藏固摄失职所表现的证候。

【病因】多因年老肾气亏虚，或年幼肾气未充，或房事过度，或久病伤肾所致。

【临床表现】腰膝酸软，神疲乏力，听力减退，小便频数清长，或尿后余沥不尽，或遗尿，或小便失禁，或夜尿频多。男子滑精、早泄，女子带下清稀，或胎动易滑，舌淡苔白，脉弱。

【证候分析】肾气亏虚，腰府骨骼失养，则腰膝酸软；机体功能减退，则神疲乏力；肾开窍于耳，肾气虚不能上充于耳，则听力逐渐减退；肾气不守，膀胱失约，则见小便频数清长，或尿后余沥不尽，或夜尿频多，或遗尿，甚或小便失禁；精关不固则精易外泄，故男子可见滑精、早泄，女子带脉失固，则见带下清稀；肾气不足，冲任不固，则见胎动易滑。舌淡苔白，脉弱，为肾气亏虚之症。

【辨证要点】本证以小便频数清长，或滑精、早泄，或女子带下清稀，或胎元不固为辨证要点。

五、膀胱湿热证（8-5-5）

膀胱湿热证是指湿热蕴结膀胱，气化不利所表现的证候。

【病因】多因感受湿热，或饮食不节，湿热内生，下注膀胱所致。

【临床表现】尿频，尿急，排尿灼热涩痛，小便黄赤短少，小腹胀闷，或伴有发热、腰痛，或尿血,或尿有砂石,舌红苔黄腻,脉数。

【证候分析】湿热侵袭膀胱,热迫尿道,故见尿频,尿急,排尿灼热涩痛;湿热内蕴,膀胱气化失司,故小便黄赤短少;湿热阻滞气机,故见小腹胀闷;湿热郁蒸,热淫肌表,可见发热,波及肾脏,则见腰痛;热灼伤阴络,则尿血;久郁不解,煎熬尿中杂质成砂石,则尿中可见砂石。舌红苔黄腻,脉数,为湿热内蕴之象。

【辨证要点】本证以小便频、急、短、涩,尿道灼痛为辨证要点。

第六节　脏腑兼证辨证

脏腑兼证是指临床所见为两个或两个以上的脏腑证候相兼并见者,有脏与腑相兼(如肝胆湿热证)、腑与腑相兼(如胃肠气滞证)及脏与脏相兼等,在此主要讨论前面脏腑辨证各章节未涉及的临床常见脏腑兼证。

脏腑兼证在临床非常多见,其证候表现也颇为复杂,临床表现并不等于两个脏腑证候的简单相加。临证时,要在掌握每一脏腑生理病理特点与其证候辨证要点的基础上,谙熟脏腑之间的生克、乘侮及经络联属等关系,而且还要审察脏腑病变之间的先后、因果、主次等变化,方能做出准确、恰当的辨证。以下介绍临床中最为常见的脏腑兼证类型。

一、心肾不交证(8-6-1)

心肾不交证是指因心肾水火既济失调,肾水不上济心火而表现出心肾阴虚阳亢的证候。

【病因】本证多因房劳过度,肾精亏耗;或日夜操劳劳神太过,耗伤心肾之阴;或虚劳久病致伤肾阴,导致肾阴亏耗,心肾不交,虚阳上扰,心神不宁所致。

【临床表现】心烦,少寐或不寐(其症状表现特征以入寐困难为多见),惊悸,健忘,头晕,耳鸣,腰膝酸软,遗精频作,五心烦热,潮热,盗汗,口干咽燥,舌红少苔或无苔,脉细数。

【证候分析】心肾阴虚,心阴失养,虚火扰神,故见心烦少寐或不寐,惊悸,健忘;肾阴亏虚,骨髓失充,则见头晕,耳鸣,腰膝酸软;阴虚失养则虚热内生、相火妄动,虚热内生则见五心烦热,潮热,盗汗,口干咽燥;相火妄动故见遗精频作。舌红少苔或无苔,脉细数为阴虚火旺之征。

【辨证要点】本证以心烦、少寐或不寐、腰酸、耳鸣、遗精与阴虚症状共见为辨证要点。

二、心脾两虚证(8-6-2)

心脾两虚证是指心脾气血不足而表现出心神失养,脾失健运;或统血无权等虚弱证候,也称心脾气血虚证。

【病因】本证多因久病失调,思虑过度;或饮食不节,损伤脾胃,生化不足;或慢性失血,血亏气耗所致。

【临床表现】心悸怔忡,头晕,不寐,多梦,健忘,食欲不振,腹胀,便溏,或见皮下紫斑,月经色淡,或经少,或崩,或漏,神疲乏力,面色萎黄,舌淡嫩苔薄,脉虚或弱。

【证候分析】心主血,藏神;脾统血,主运化。心脾两虚,心失所养,心神不宁,可见心悸怔忡,不寐,多梦,头晕,健忘;脾虚失运,水谷不化,则食欲不振,腹胀,便溏;脾不摄血,血不归经,可见皮下紫斑,月经或崩,或漏而色淡;心脾气血两虚可有经少,面色萎黄,神疲乏力,舌淡嫩苔薄,脉虚或弱之象。

【辨证要点】本证以心悸、不寐、腹胀、便溏、慢性出血与气血两虚症状共见为辨证要点。

三、心肝血虚证（🔊 8-6-3）

心肝血虚证是指心肝血亏而致心肝两脏失养的证候。

【病因】本证可因思虑过度,暗耗阴血;或失血过多,脾虚化源不足,久病亏损等所致。

【临床表现】心悸怔忡,多梦,健忘,头晕目眩,视物模糊,肢体麻木、震颤,女子月经量少色淡,甚则经闭,面色失华,爪甲不荣,舌淡苔薄,脉细。

【证候分析】心血不足,心失所养,心神不宁,可见心悸怔忡,健忘,多梦;肝血不足,肝失所养,则视物模糊,爪甲不荣;肝主筋,肝血亏虚,筋脉失濡,血虚生风而见肢体麻木、震颤;女子以血为本,心肝血虚,冲任失养,则经少色淡,甚则经闭;头晕目眩,面色失华,舌淡苔薄,脉细均为血失充养之象。

【辨证要点】本证以心悸、多梦、眩晕、肢麻等与血虚症状共见为辨证要点。

四、心肾阳虚证（🔊 8-6-4）

心肾阳虚证是指由于心肾阳气虚衰而致的以温运无力、血行不畅、水湿内停为主要表现的虚寒证候。

【病因】本证多因心阳虚衰,病久及肾;或肾阳亏虚,气化无权,水气凌心所致。

【临床表现】肢体浮肿,小便不利,腰膝酸冷,心悸怔忡,胸闷,气喘,神疲乏力,畏寒肢冷,唇甲青紫,舌淡紫,苔白滑,脉沉弱。

【证候分析】心之阳气能温煦、推动血行;肾之阳气能温煦气化水液,为人身阳气之根本。心肾失煦,一则肾阳不振,气化无权,水湿内停,泛溢肌肤,则肢体浮肿,小便不利,腰膝酸冷;二则水气凌心,鼓动乏力,则见心悸怔忡,胸闷,气喘。阳虚阴盛,致温运无力,血行不畅,则见唇甲青紫,舌淡紫;畏寒肢冷,神疲乏力,苔白滑,脉沉弱等皆为阳虚阴盛,形体失煦,温运无力,功能衰退之象。

【辨证要点】本证以心悸怔忡、肢体浮肿与阳虚症状共见为辨证要点。

五、心肺气虚证（🔊 8-6-5）

心肺气虚证是指由于心肺两脏气虚而致的以心悸、咳喘为主症的虚弱证候。

【病因】本证多因久病咳喘,耗伤肺气,累及于心;或老年体虚,劳倦太过等使心肺之气虚损所致。

【临床表现】胸闷,咳嗽,气短而喘,吐痰清稀,心悸;神疲乏力,声低懒言,自汗,诸症动则尤甚,面色淡白,舌淡苔白,脉弱或结或代。

【证候分析】心气虚,鼓动无力,可见心悸;肺气虚,失于宣降,则见胸闷,咳嗽,气短而喘,吐痰清稀,心肺气虚,卫外不固则自汗;气虚失养则神疲乏力,声低懒言,面色淡白;动则气耗,诸证动则尤甚。舌淡苔白,脉弱或结或代皆为心肺气虚之征。

【辨证要点】本证以咳喘、心悸、胸闷与气虚症状共见为辨证要点。

六、心胆气虚证（🎧 8-6-6）

心胆气虚证是指由于心气不足、胆气亏虚而致的以心悸、不寐、善惊易恐为主症的气虚证候。

【病因】本证多因体质素虚，心胆气弱，善惊易恐；或暴受惊吓，情绪紧张，日久迁延而致心神失养，胆失决断所致。

【临床表现】心悸，善惊易恐，坐卧不安，或不寐多梦，夜寐轻浅，易醒，伴倦怠，气短，舌淡苔薄白或正常，脉弦弱或弦细或动数。

【证候分析】心胆气虚，心气不足，心失所养，心神不宁，则见心悸、不寐；心胆失养，胆失决断，魂不安舍则不寐多梦而易醒；心不藏神、胆失决断，气血逆乱则脉象动数；心胆失养，心不藏神，胆失决断还可见不寐而善惊易恐，坐卧不安。倦怠，气短，舌淡苔薄白，脉弦弱或弦细为气虚失养之象。

【辨证要点】本证以心悸、不寐、善惊易恐与气虚症状共见为辨证要点。

七、脾肺气虚证（🎧 8-6-7）

脾肺气虚证是指由于脾肺两脏气虚而致的脾失健运、肺失宣降的证候。

【病因】本证多因久病咳喘，耗伤肺气，子病及母，伤及脾气；或饮食不节，脾胃受损，脾气亏虚，土不生金，累及于肺所致。

【临床表现】食少，食欲不振，稍多食则腹胀，便溏；久咳不止，气短而喘，咳痰清稀；或声低懒言，神疲乏力，面白无华；或面部浮肿，下肢微肿；舌淡，苔白，脉弱。

【证候分析】脾肺气虚，脾气不足，运化失职，则见食少、腹胀、便溏；脾虚失运，水湿泛滥，泛溢肌肤，则见面部浮肿，下肢微肿；肺气虚损，宣降失职，则久咳不止，气短而喘；肺气不足，肺不布津，聚湿生痰，则咳痰清稀。声低懒言，神疲乏力，面白无华，舌淡，苔白，脉弱均为气虚之征。

【辨证要点】本证以食少、腹胀、便溏、咳喘、咳痰与气虚症状共见为辨证要点。

八、脾肾阳虚证（🎧 8-6-8）

脾肾阳虚证是指由于脾肾阳气亏虚，温化失权而致的以泄泻或水肿为主症的虚寒证候。

【病因】本证多因久泄久痢，脾阳损伤，不能充养肾阳；或水湿之邪久踞，肾阳受损，不能温煦脾阳，而致脾肾阳气虚损，温化无权，虚寒内生，水谷不化，水液潴留等所致。

【临床表现】久泄久痢，或五更泄泻，完谷不化，大便清冷，伴腰膝酸冷、下腹冷痛，或畏寒，肢凉，或全身水肿，面部浮肿，小便不利，面色㿠白，苔白滑，舌淡胖或有齿痕，脉沉迟无力。

【证候分析】脾主运化，肾司二便。脾失温煦，运化失职，腐熟无能，可致久泄久痢，完谷不化，大便清冷；命门火衰，肾失温煦，则五更泄泻；肾阳不足，阳虚水泛，则全身水肿，面部浮肿；肾司二便，肾气不化则小便不利；阳虚气滞则下腹冷痛。腰膝酸冷，畏寒，肢凉，面色㿠白，苔白滑，舌淡胖或有齿痕，脉沉迟无力均为阳虚内寒之象。

【辨证要点】本证以五更泄泻或久泻久痢、水肿、腰腹冷痛等与虚寒症状共见为辨证要点。

九、肺肾阴虚证（🎧 8-6-9）

肺肾阴虚证是指肺肾两脏阴亏致虚火内扰，肺失清肃等的虚热证候。

【病因】本证多因燥热日久或痨虫耗伤肺阴,或久病咳喘损伤肺液,病久及肾;或房劳太过,肾阴耗伤,不能上润,由肾及肺所致。

【临床表现】咳嗽痰少,或痰中带血,或声音嘶哑;腰膝酸软,男子遗精,女子崩漏或女子经少;形体消瘦,口燥咽干,骨蒸潮热,盗汗,颧红,舌红少苔,脉细数。

【证候分析】肺为水之上源,肾为水之下源,阴液互滋,"金水相生"。肺肾阴亏,肺失清肃,则见咳嗽痰少,声音嘶哑;阴虚火旺,灼伤肺络,则痰中带血;肾阴不足,失于滋养,则见腰膝酸软,形体消瘦,女子经少;阴虚火旺,虚热内生,可见口燥咽干,骨蒸潮热,盗汗,颧红,舌红少苔,脉细数;相火妄动,扰动精室或冲任则男子见遗精、女子见崩漏。

【辨证要点】本证以咳嗽痰少、腰酸遗精等与虚热症状共见为辨证要点。

十、肝肾阴虚证 （ 8-6-10）

肝肾阴虚证是指由于肝肾阴亏而致阴不制阳,虚热内扰的证候。

【病因】本证多因久病失调,阴液亏虚;或情志内伤,化火伤阴;或房事不节,耗伤肾阴;或温热病久,津液被劫,致肝肾阴虚,阴不制阳,虚热内扰所致。

【临床表现】头晕,目眩,耳鸣,健忘,腰膝酸软,胁痛;口燥咽干,不寐或多梦,五心烦热,或潮热,颧红,盗汗,男子遗精,女子梦交或月经量少,舌红少苔,脉细数。

【证候分析】肝肾阴亏,水不涵木,肝阳上扰,则头晕,目眩;肝肾失养,肝络失滋,经气不利,则见胁痛;肝肾阴亏,失充失养,则腰膝酸软,耳鸣,健忘,女子月经量少;虚热内炽,虚火扰神,相火妄动均因阴虚失养所致,临床故见口燥咽干,五心烦热,潮热,盗汗,颧红,不寐或多梦,男子遗精、女子梦交,舌红少苔,脉细数。

【辨证要点】本证以腰酸、胁痛、眩晕、耳鸣、遗精等与虚热症状共见为辨证要点。

十一、肝脾不调证 （ 8-6-11）

肝脾不调证是指肝、脾两脏协调功能失调而致肝失疏泄,脾失健运的证候。

【病因】本证多因情志不遂,郁怒伤肝,肝失条达,横逆乘脾;或饮食不节,劳倦太过,损伤脾气,脾失健运,招致肝乘,疏泄太过而致。

【临床表现】胸胁胀满窜痛,善太息,或情志抑郁,或烦躁易怒;食少便溏,腹胀,肠鸣矢气,或便溏不爽,或腹痛欲便、泻后痛减,或大便溏结不调;舌淡红苔白,脉弦或缓。

【证候分析】肝主疏泄,脾主运化,肝气郁结,脾失健运,可致肝脾不调。肝气郁滞,情志不畅,见情志抑郁,或烦躁易怒;肝失疏泄,经气郁滞,则见胸胁胀满窜痛,善太息;肝逆犯脾,脾虚失运,则食少便溏,腹胀,肠鸣矢气,大便溏结不调;肝郁脾虚,气机不畅,可见舌淡红苔白,脉弦或缓之征。

【辨证要点】本证以胸胁胀满窜痛、情志抑郁、腹胀、便溏、舌淡红苔白、脉弦或缓为辨证要点。

十二、肝胃不和证 （ 8-6-12）

肝胃不和证是指肝气横逆犯胃而致胃失和降的证候。

【病因】本证多因情志不舒,肝气郁结,横逆犯胃,胃失和降所致。

【临床表现】胃脘胀痛,呃逆,胁肋胀满疼痛,走窜不定,嗳气,吞酸嘈杂,纳呆食少,情志抑郁,善太息,或烦躁易怒,舌淡红苔薄白,或舌红苔薄黄,脉弦。

【证候分析】肝胃不和,肝气郁结,肝失疏泄,经气郁滞,每见胁肋胀满疼痛,走窜不定,善太息;肝气郁滞,情志不畅,则见情志抑郁,或烦躁易怒;肝气犯胃,胃气郁滞,则见胃脘胀痛,纳呆食少;肝气犯胃,胃气上逆,可见呃逆,嗳气,吞酸嘈杂。舌淡红苔薄白,或舌红苔薄黄,脉弦为肝胃不和之征。

【辨证要点】本证以脘胁胀痛、嗳气、呃逆、吞酸、脉弦为辨证要点。

十三、肝火犯肺证(🔊8-6-13)

肝火犯肺证是指肝经火旺反侮肺金而致肺失清肃的实热证候,又称"木火刑金"。

【病因】本证多因郁怒伤肝,气郁化火;或邪热内蕴,肝火炽盛,反侮肺金而致肺失清肃所致。

【临床表现】咳嗽阵作,咳引胁痛,甚则咳血,伴急躁易怒,头胀头晕,面红目赤,口苦口干,胸胁胀痛,痰黄黏稠,舌红苔薄黄,脉弦数。

【证候分析】肝属木,主升发,肺属金,主肃降,升降相因,则气机条畅。肝火犯肺,可引起肝火内郁,经气不畅,则胸胁胀痛,急躁易怒;风火上犯,气血上逆,则头胀头晕,面红目赤;木火刑金,肺气上逆,则咳嗽阵作,咳引胁痛;火灼肺络,迫血妄行,则见咳血。口苦口干,痰黄黏稠,舌红苔薄黄,脉弦数均为实热内炽之象。

【辨证要点】本证以咳嗽阵作、咳引胁痛、急躁易怒、咳嗽痰黄或咳血等与实热症状共见为辨证要点。

【思考题】

1. 心的主要生理功能和病理表现是什么?

2. 痰迷心窍证与痰火扰心证在病因与临床表现上有何区别?

3. 心脉痹阻证的常见临床表现有哪些?

4. 心气虚证、心阳虚证、心阳暴脱证三证的鉴别要点有哪些?

5. 小肠实热证与膀胱湿热证的鉴别要点有哪些?

6. 风寒犯肺证、风热犯肺证、燥邪犯肺证如何鉴别?

7. 燥邪犯肺证与肺阴虚证如何鉴别?

8. 大肠湿热证、大肠液亏证、肠虚滑泻证如何鉴别?

9. 脾气虚、脾虚气陷、脾阳虚、脾不统血四证有何异同?

10. 如何鉴别湿热蕴脾证与寒湿困脾证?

11. 何谓胃阴虚证和胃火炽盛证?其临床表现有何异同?

12. 如何认识胃病的寒热虚实?

13. 肝血虚与肝阴虚如何鉴别?

14. 肝气郁结的病理发展有哪些?

15. 肝阳上亢证的常见临床表现有哪些?

16. 何谓肝风内动证?常见证型有哪几种?

17. 试述肾精不足证的临床表现。

18. 肾阳虚证的病因及临床表现为何？
19. 试述肾阴虚证的临床表现。
20. 何谓膀胱湿热证？其病因及临床表现如何？
21. 如何鉴别肾阳虚、肾阴虚、肾精不足、肾气不固四证？
22. 试举出临床常见的脏腑兼证类型。
23. 与心相关的脏腑兼证类型有哪些？各有何辨证要点？
24. 心肾不交、肺肾阴虚、肝肾阴虚三证有何异同？
25. 试述脏腑兼证产生的原因，以及其临床意义。
26. 试述肝胃不和证、肝脾不调证的病因病机、临床表现及辨证要点。

（何建成 胡志希 车志英 修宗昌 石 强 燕海霞）

数字课程学习……

👤学习辅导　📝自测题　💻教学PPT　📶拓展资源　⚥典型病例

第九章

其他辨证方法

第一节

经 络 辨 证

经络辨证,是以经络学说为理论依据,对患者所反映的症状、体征进行分析综合,以判断病属何经、何脏、何腑,并进而确定病因、病性及其病机的一种辨证方法。

划分病变所在的经络病位,源于《内经》,后世多有发挥。《灵枢·经脉》载有十二经病证。奇经八脉病证,则以《素问·骨空论》《难经·二十九难》及李时珍《奇经八脉考》论述甚详。上述典籍至今仍为经络辨证的主要依据。

经络分布周身,运行全身气血,联络脏腑肢节,沟通上下内外,协调人体各部,共同完成各种生理活动。然而,当人体患病时,经络又是传递路径。外邪从皮毛、口鼻侵入人体,首先导致经络之气失调,进而内传脏腑。反之,如果脏腑发生病变,同样也可循经络反映于体表,在体表经络循行的部位,特别是经气聚集的腧穴之处,出现各种异常反应,如麻木、胀、痛,对冷热等刺激的敏感度异常,或皮肤色泽改变等,由此可辨别病变所在的经络、脏腑。如肺脏病证,常在肺俞、中府等穴位出现压痛感;又如《素问·脏气法时论》谓:"肝病者,两胁下痛引少腹",就是由于肝经循行于胁肋、少腹之故。

经络辨证的内容有十二经脉病证和奇经八脉病证。这里仅简要介绍它们的病证特点。

一、十二经脉病证的特点

十二经脉包括手、足三阴经与三阳经(👁9-1-1、👁9-1-2)。十二经脉病证有一定规律可循,表现为本经经脉循行部位和所属脏腑的病变(▦9-1-1),其临床特点有三:一是经脉受邪,经气不利,出现的病证多与其循行部位有关,如足太阳膀胱经受邪,可见项背、腰脊、腘窝、足跟等处疼痛。二是经脉与脏腑之间的络属关系,症状有相似,如手太阴肺经病证可同时出现咳喘气逆、胸满和臑臂内侧前缘疼痛等症状。三是一经受邪可影响其他经脉,表现表里经同病、多条经络同病的症状,如脾经有病可见胃脘疼痛,食后作呕等胃经病证;足厥阴肝经受病可见胸胁满,呕逆,飧泄,癃闭等症。因此,掌握十二经脉病证的规律和特点,可帮助我们推求病变所在的经络及脏腑。

二、奇经八脉病证的特点

奇经八脉即冲、任、督、带、阳维、阴维、阳跷、阴跷诸脉（🐢9-1-3）。奇经八脉具有联系十二经脉，调节人体阴阳气血的作用。奇经八脉的病证，由其所循行的部位及其所具有的特殊功能所决定。其中，督脉总督一身之阳，任脉总任一身之阴，冲脉为十二经之海，三脉皆起于胞中而一源三歧，与足阳明胃经、足少阴肾经联系密切，所以冲、任、督脉的病证常与人的先天、后天真气有关，在病理情况下常反映为生殖功能的异常。如调理冲任可以治疗妇女月经不调、不孕、滑胎等；温养督任可以治疗生殖功能衰退等。带脉环绕腰腹，其病多见腰脊绕腹而痛、子宫脱垂、赤白带下等。阳跷为足太阳之别，阴跷为足少阴之别，能使肢体矫健，其病多表现为肢体痿痹无力、运动障碍等。阳维起于诸阳会，以维系诸阳经，阴维起于诸阴交，以维系诸阴经，两者共为全身之纲维，阳维脉为病，多见寒热；阴维脉为病，多见心胸、脘腹、阴中疼痛。

第二节　六 经 辨 证

六经辨证，是东汉末年张仲景在《素问·热论》六经分证理论的基础上进一步发展起来的，并赋予了其具体概念和内涵，是中医学的一个独特辨证体系，是外感热病的重要辨证方法之一。

六经辨证是将外感病演变过程中所表现的各种证候以阴阳为纲，分成三阳病证和三阴病证两大类，可作为论治的基础。按疾病的不同性质分，三阳病证为太阳病证、阳明病证和少阳病证；三阴病证为太阴病证、少阴病证和厥阴病证。凡是抗病力强，病势亢盛的，为三阳病证；抗病力衰减，病势虚弱的，为三阴病证。

六经病证是经络、脏腑病理变化的反映，其中三阳病证以六腑的病变为基础，三阴病证以五脏的病变为基础，故六经病证实际上基本概括了脏腑和十二经的病变。但由于六经辨证的重点在于分析外感风寒所引起的一系列的病理变化及其传变规律，因而不能等于内伤杂病的脏腑辨证。

六经辨证能让我们正确地掌握外感病变化发展的规律，从而在治疗上起着指导作用。

一、六经病证

（一）太阳病证

太阳经脉循行于项背，统摄营卫，主一身之表，为诸经之藩篱。凡外感风寒之邪，自表而入，太阳首当其冲。太阳病证是指人体感受外邪，正邪交争于肤表浅层而出现的证候，为外感疾病的初期，是六经病证的第一阶段。

根据患者体质的强弱、感受外邪的轻重，太阳病有太阳中风证和太阳伤寒证之分，其病理变化各有特点。

1. 太阳中风证（🐢9-2-1）：是指外感风邪，卫强营弱所表现的证候，又称太阳表虚证。

【病因】患者腠理疏松，感受以风邪为主的风寒邪气。

【临床表现】发热，恶风，汗出，头项及背部强痛，脉浮缓，或见鼻鸣，干呕。

【证候分析】卫为阳，营为阴，风寒外邪以风邪为主侵犯太阳经，卫受邪而阳浮于外，与邪相争则发热;风性开泄,以致腠理疏松,营不内守则汗出,且不胜风袭而恶风;足太阳经脉自头项下行于背部,太阳经脉受邪,经气不利,气血运行受阻,则头项及背部强痛;若外邪犯及肺胃,肺气失宣则鼻鸣,胃气失降则干呕;风邪袭表,汗出腠理疏松,营阴不足,故脉浮缓。

【辨证要点】本证以发热、恶风、汗出、脉浮缓为辨证要点。

2. 太阳伤寒证:是指寒邪侵袭,卫阳被束,营阴郁滞所表现的证候,又称太阳表实证。

【病因】患者腠理致密,感受以寒邪为主风寒邪气。

【临床表现】恶寒,发热,头项强痛,身体疼痛,无汗而喘,脉浮紧。

【证候分析】风寒外邪以寒邪为主侵犯太阳之表,卫阳被遏,肌肤失于温煦,则见恶寒;寒邪郁表,卫阳奋起抗邪,正邪交争,则见发热;卫阳郁遏,脉中营阴郁滞,经脉拘急,筋骨失于温养,则头项、身体疼痛;寒性凝滞,致肌腠致密,玄府不开,故见无汗;寒邪袭表,正邪相争于肌表,脉气鼓动于外,且寒性凝束,脉管拘急,故见脉浮紧;寒邪束表,肺气失宣,则呼吸喘促。

【辨证要点】本证以发热、恶寒、身痛、无汗、脉浮紧为辨证要点。

（二）阳明病证

阳明病证是指在伤寒病发展过程中,阳热亢盛,胃肠燥热所表现的证候,其性质属里实热证,为邪正斗争的极期。阳明病证多因太阳病不解,内传阳明化热而成;或因少阳病失治,邪热传入阳明而成;或因素体阳盛,初感外邪便入里化热所致。

阳明为多气多血之经,邪入阳明最易化燥化热。阳明病证又可分为阳明热证和阳明实证。

1. 阳明热证:是指外邪入里化热,胃中燥热炽盛,消灼津液所表现的证候。

【病因】病邪进入阳明,无形充斥阳明之经,弥漫全身。

【临床表现】身大热,不恶寒,大汗出,口渴引饮,心烦躁扰,气粗似喘,面赤,苔黄燥,脉滑或洪大。

【证候分析】邪入阳明,化热化燥,弥漫全身,充斥内外,故身大热,不恶寒;邪热炽盛,迫津外泄,故大汗出;热盛伤津,且汗出复伤津液,故口渴引饮;邪热上扰,心神不宁,则见心烦躁扰;气血涌盛于面,故面赤;热迫于肺,呼吸不利,故气粗似喘;苔黄燥,脉滑或洪大,为阳明里热炽盛之象。

【辨证要点】本证以身大热、大汗出、口渴引饮、脉滑或洪大为辨证要点。

2. 阳明实证（ 9-2-2）:是指外邪入里化热,胃中燥结成实,腑气不通所表现的证候。

【病因】病邪进入阳明,邪热与肠中糟粕相搏,燥屎内结,腑气不通。

【临床表现】日晡潮热,手足濈然汗出,脐腹胀满疼痛,痛而拒按,大便秘结不通或热结旁流,甚则神昏谵语,舌苔黄厚干燥,或起芒刺,甚至苔焦黑燥裂,脉沉实或滑数。

【证候分析】阳明经气旺于日晡之时,四肢禀气于阳明,肠腑实热弥漫,故日晡潮热,手足濈然汗出;邪热与糟粕结于肠中,腑气不通,故脐腹胀满疼痛,大便秘结;邪热上扰心神,则见神昏谵语;舌苔黄厚干燥而有芒刺,或焦黑燥裂,为燥热内结,津液被劫之象;邪热亢盛,有形之邪阻滞,脉道壅塞,气机不畅,脉气不利,故脉来沉实有力,若邪热迫急则脉滑数。

【辨证要点】本证以日晡潮热、腹满疼痛、大便秘结、苔黄燥、脉沉实为辨证要点。

（三）少阳病证（ 9-2-3）

少阳病证是指外邪已离太阳之表,而未入阳明之里,邪正分争于表里之间,少阳枢机不利所表现的证候。少阳病证既不属于表证,也不属于里证,而是属于半表半里的热证。

【病因】太阳病证不解,内传少阳,或病邪直犯少阳经脉,或厥阴病转出少阳。

【临床表现】口苦,咽干,目眩,寒热往来,胸胁苦满,性情沉默,不欲饮食,心烦喜呕,脉弦。

【证候分析】病在少阳半表半里,枢机不利,正邪分争,正胜则发热,邪胜则恶寒,故见寒热往来;少阳经脉下胸贯膈,循胁里,邪犯少阳,经气不利,故见胸胁苦满;胆热上炎则口苦,扰心则心烦,灼津则咽干,上扰清窍则目眩;胆热扰胃,胃失和降,则见不欲饮食,欲呕;胆气失舒,则性情沉默;脉弦为肝胆受病之征。

【辨证要点】本证以寒热往来、胸胁苦满、脉弦为辨证要点。

(四)太阴病证(🔊 9-2-4)

太阴病证是指脾阳虚衰,寒湿内生所表现的证候。太阴病证为三阴病证之轻浅阶段,其病变特点为里虚寒证。

【病因】三阳病证治疗失当损伤脾阳,或风寒外邪直接侵袭。

【临床表现】腹满而吐,食不下,自利,口不渴,时腹自痛,四肢欠温,脉沉缓而弱。

【证候分析】病入太阴,脾阳虚衰,寒湿内生,中焦气机阻滞,故腹满时痛;脾失健运则食不下;寒湿下注则自利;寒湿犯胃,胃失和降,则见呕吐;阳虚气弱,失于温煦,故四肢欠温;太阴病从寒湿而化,下焦气化未伤,津液犹能上承,所以口多不渴,但在吐利严重时,亦可出现口干渴的感觉,但为渴不喜饮,或渴喜热饮而饮亦不多;脾阳虚弱,鼓动无力,故脉沉缓而弱。

【辨证要点】本证以腹满时痛、自利、口不渴为辨证要点。

(五)少阴病证

少阴病证是指在六经病变的后期出现的心肾亏虚、全身性阴阳衰惫的证候。少阴病证既可从阴化寒,亦可从阳化热,因而有寒化、热化两类证型。

1. 少阴寒化证(🔊 9-2-5):是指心肾阳衰,阴寒内盛所表现的证候。

【病因】少阴寒化证是少阴病证中比较多见的一种证型,多为病邪入里,损伤心肾阳气,阴寒内盛所致,既可由三阳病证转变而来,亦可由风寒外邪直接侵袭而发。

【临床表现】无热恶寒,蜷卧,但欲寐,四肢厥冷,下利清谷,呕不能食,或食入即吐,或见身热反不恶寒,甚至面赤,脉微细或脉微欲绝。

【证候分析】心肾阳气衰微,阴寒独盛,故无热恶寒;阳气衰微,神失所养,故见但欲寐;阳衰寒盛,外不能温煦四肢,则四肢厥冷;内不能温运脾土,升降失职,故下利清谷,呕不能食,或食入即吐;阳衰脉失鼓动,则脉微细或脉微欲绝;若阴盛格阳,可见身热反不恶寒,面赤。

【辨证要点】本证以无热恶寒、下利、肢厥、但欲寐、脉微细为辨证要点。

2. 少阴热化证:是指少阴阴虚阳亢,从阳化热所表现的证候。

【病因】多由肾水不足,心火亢盛所致。

临床表现】心烦不得眠,口燥咽干,舌尖红赤,脉细数。

【证候分析】少阴为水火之脏,既可从阴化寒,亦可从阳化热,化热则真阴受灼,水不济火,心火独亢,扰乱心神,故见心中烦热而不得眠;阴液亏损,故口燥咽干;阴虚而阳热亢盛,故舌尖红赤,脉细数。

【辨证要点】本证以失眠、心烦、脉细数为辨证要点。

(六)厥阴病证(🔊 9-2-6)

厥阴病证是指外感病发展传变的较后阶段,出现阴阳对峙、寒热夹杂、厥热胜复的证候。

【病因】厥阴病证为六经病症之末,大多由他经传变而来。

【临床表现】消渴,气上撞心,心中疼热,嘈杂似饥,不欲饮食,食则吐蛔,下利,四肢冷,时烦不安。

【证候分析】邪入厥阴,疏泄失常,多见上热下寒的胃肠证候。木火燔炽,津液被耗,肝胃阴伤,故消渴;厥阴之脉挟胃贯膈,肝经气火循经上扰,肝气横逆莫制,故见气上撞心,心中疼热,嘈杂似饥;肝木乘脾,脾虚失运,则不欲饮食;胃气上逆,则呕吐,如肠中素有蛔虫,脾虚肠寒则蛔不安而上泛,进食时可随食气而吐出。

【辨证要点】本证以消渴、气上撞心、心中疼热、不欲饮食、下利为辨证要点。

二、六经病证的传变方式

六经病证是脏腑、经络病理变化的反映,而脏腑、经络之间相互联系,不可分割。因此,六经病证可以相互传变,某一经的病变常会涉及另一经,从而表现为传经、合病、并病等变化。

(一)传经

病邪自外侵入,逐渐向里发展,由这一经病证转变为另一经病证,称为"传经"。其中,若按伤寒六经的顺序相传者,即太阳病→阳明病→少阳病→太阴病→少阴病→厥阴病,称为"循经传";若是隔一经或两经及以上相传者,称为"越经传",如太阳病→太阴病,阳明病→少阴病等;若相互表里的两经相传者,称为"表里传",如太阳病→少阴病,阳明病→太阴病等(👁9-2-1、📹9-2-1)。

(二)合病

伤寒外感,两经病或三经病同时出现,称为"合病"。如太阳伤寒证与阳明热证同时出现,为太阳阳明合病;太阳病与少阳病同时出现,为太阳少阳合病等。

(三)并病

伤寒外感病凡一经之证未罢,又见他经病证者,称为"并病"。如太阳病治疗失当,不仅表证未除,又出现阳明病的证候,称太阳阳明并病。这与两经病或三经病同时发病者不同。

(四)直中

伤寒外感病初起不从三阳经传入,而病邪直入三阴经,表现出三阴经的证候,称为"直中"(👁9-2-2、📹9-2-2)。如直中太阴,发病初期就出现呕吐、腹泻、不欲饮食等脾虚湿盛的证候。直中往往与患者虚弱的体质密切相关。

第三节　卫气营血辨证

卫气营血辨证,是清代叶桂论治外感温热病所创立的一种辨证方法,它是叶桂在六经辨证基础上根据《内经》卫气营血方面的论述,结合自己的实践体会发展而来的,对温病的病理变化及其证候类型作了理论性的概括,从而丰富了外感病辨证的内容。

卫气营血辨证将外感温热病发展过程中不同病理阶段所反映的证候分为卫分证、气分证、营分证、血分证四类,用以说明病位的浅深、病情的轻重和传变的规律,并指导临床治疗。《温热论》:"温邪上受,首先犯肺,逆传心包。肺主气属卫,心主血属营。"温热病邪由卫入气,由气入营,由营入血,病情随着病邪的步步深入而逐渐加重。就病位和层次而言,卫分证主表,邪在肺与皮毛;

气分证主里,病在胸膈、肺、胃、肠、胆等脏腑;营分证邪热入心营,病在心与心包络;血分证则邪热已深入心、肝、肾,重在耗血、动血。

一、卫气营血病证

(一)卫分证(🔊9-3-1)

卫分证是指温热病邪侵犯肺卫,致卫外功能失调,肺失宣肃所表现的证候。卫气敷于肌表,有卫外作用,病邪侵入,必先犯及卫分,所以,卫分证是温热病的初起阶段。

【病因】外感温热病邪,如风热、暑热、湿热、燥热等邪气,经口鼻传入体内。

【临床表现】发热,微恶风寒,少汗或无汗,舌边尖红,脉浮数,常伴头痛、咳嗽、口干微渴、咽喉肿痛等症。

【证候分析】温热之邪侵犯肌表,卫气与之相争则发热;卫阳被邪所遏,肌肤失却温煦则恶寒;温热之邪属阳,故多为发热重而恶寒轻;邪在表,卫气郁阻,皮毛开合失司,则少汗或无汗;温邪犯肺,肺失宣降,气逆于上则咳嗽;热灼咽喉,气血壅滞,故咽喉肿痛;邪扰清窍则头痛;温热之邪易伤津液,故病初期即见口渴,一般多渴饮不甚;舌边尖红,脉浮数,为温热之邪初犯肺卫之征。

【辨证要点】本证以发热、微恶风寒、舌边尖红、脉浮数为辨证要点。

(二)气分证(🔊9-3-2)

气分证是指温热病邪内传脏腑,正盛邪实,阳热亢盛所表现的里实热证候。

【病因】卫分之邪不解,向里传变,多形成气分证,亦有初感而温热邪气直入气分而成者。根据病邪侵犯肺、胃、胸膈、肠、胆等脏腑的不同而兼有不同的见症,常见的有热壅于肺,热扰胸膈,热结肠道,热郁胆经等。

【临床表现】壮热,不恶寒,反恶热,口渴,汗出,尿赤,舌红苔黄,脉数有力。若热壅于肺,则兼咳喘、胸痛、咳痰黄稠;若热扰胸膈,则兼心烦懊侬,坐卧不安;若热结肠道,则兼日晡潮热,腹胀痛拒按,或时有谵语、狂乱,大便秘结或热结旁流,苔黄燥,甚则焦黑起刺,脉沉实;若热郁胆经,则兼口苦,胁痛,干呕,心烦,脉弦数等。

【证候分析】邪入气分,邪正交争剧烈,里热炽盛,故身体壮热,不恶寒,反恶热;热盛灼津,则口渴,汗出,尿赤,苔黄;热盛血涌,则舌红,脉数有力。

若热壅于肺,肺失肃降,灼津为痰,气道不利,则见咳喘,胸痛,咳痰黄稠。

若热扰胸膈,心神受扰,则心烦懊侬,坐卧不安。

若热结肠道,腑气不通,则见日晡潮热,腹部胀痛拒按,大便秘结;邪热与燥屎互结,浊热上扰心神,则时有谵语、狂乱;燥屎结于肠中,邪热迫津从旁而下,则下利稀水,秽臭不堪,此即"热结旁流";实热内结,故苔黄燥,甚则焦黑起刺,脉沉实。

若热郁胆经,胆火上逆则口苦;经气不利,故胁痛;胆火扰心,则心烦;胆热犯胃,胃失和降,故干呕;脉弦数为胆火之象。

【辨证要点】本证以壮热、不恶寒、口渴、舌红苔黄、脉数有力为辨证要点。

(三)营分证(🔊9-3-3)

营分证是指温热病邪内陷,劫灼营阴,心神被扰所表现的证候。营分证是温热病发展过程中较为深重的阶段。

【病因】多因气分证不解,邪热传入营分;或卫分证直接传入营分所致。亦有营阴素亏,初感邪盛,来势凶猛,发病急骤,起病即见营分证者。

【临床表现】身热夜甚,口不甚渴或不渴,心烦不寐,甚或神昏谵语,斑疹隐隐,舌红绛无苔,脉细数。

【证候分析】营行脉中,与心气相通。邪热入营,表现为热损营阴和心神被扰。热灼营阴,则身热灼手,入夜尤甚;邪热蒸腾津液上潮于口,故口不甚渴或不渴;邪热深入营分,侵扰心神,故见心烦不寐,甚或神昏谵语;热窜血络,则见斑疹隐隐;舌红绛无苔,脉细数,为邪热入营,营阴劫伤之象。

【辨证要点】本证以身热夜甚、心烦、谵语、舌红绛、脉细数为辨证要点。

(四)血分证(💊9-3-4)

血分证是指温热病邪深入血分,导致耗血、伤阴、动血、动风所表现的一类证候。血分证是温热病发展过程中最为深重的阶段,病变主要累及心、肝、肾三脏,主要表现为热盛动血、热盛动风、热盛伤阴三大类型。根据具体病机之不同而有其相应的兼症。严重者可致亡阴、亡阳。

【病因】邪在营分不解,传入血分;或气分热炽,劫营伤血,径入血分;或素体阴亏,已有伏热内蕴,温热病邪直入血分。

【临床表现】身热夜甚,躁扰不宁,甚或昏狂,斑疹显露、色紫黑,吐血、衄血、便血、尿血,舌质深绛,脉细数。若血热灼及肝经,则见抽搐,颈项强直,角弓反张,目睛上视,牙关紧闭,四肢厥冷,脉弦数;若邪热久羁,劫灼肝肾之阴,则见持续低热,暮热早凉,五心烦热,口干咽燥,舌上少津,神倦欲寐,耳聋,形瘦,脉虚细;若虚风内动,则见手足蠕动、瘈疭等。

【证候分析】热入血分,劫灼真阴,内热夜发,故身热夜甚;血热内扰心神,故躁扰不宁,甚或昏狂;热盛迫血妄行,则见出血诸症;邪热灼津,血行壅滞,故见斑疹紫黑,舌质深绛,脉细数。

若血分热炽,燔灼肝经,筋脉拘急,则见"动风"诸症;邪热内郁,阳气不达四末,则四肢厥冷,即所谓"热深厥亦深"。

若邪热久羁,劫灼肝肾之阴,阴虚阳亢,虚热内扰,故见低热,或暮热早凉,五心烦热;阴精耗损,故口干咽燥,舌上少津;肾阴亏耗,耳窍失养,故耳聋;神失所养,则神倦欲寐;形体失养则体瘦;脉虚细,为精血不充之象。

若肝阴不足,筋失所养,虚风内动,则见手足蠕动、瘈疭等症。

【辨证要点】本证以身热夜甚,昏狂,斑疹、出血见症,舌质深绛,脉细数为辨证要点。

二、卫气营血证候的传变方式

温热病的整个发展过程实际上就是卫气营血证候的传变过程。它体现了温病发生发展的规律性。卫气营血证候的传变,一般有顺传和逆传两种形式。

(一)顺传

顺传指病变多从卫分开始,依次传入气分、营分、血分(👁9-3-1、🎞9-3-1)。它体现了病邪由表入里、由浅入深,病情由轻而重,由实致虚的传变过程。即叶桂所言"大凡看法,卫之后方言气,营之后方言血"的演变顺序。具体说,邪在卫分,病位最浅,持续时间较短,属表证;邪入气分,病情加重,病变多影响脏腑的功能活动,属里证,但此时正气旺盛,若治疗及时、得当,每易驱邪外出,使疾病趋向好转或痊愈;邪入营分、血分,不仅营血耗伤,且心神受扰,病情最为深重。

另外,在传变过程中,有卫分证候未罢,又兼气分证候或营分证候的,是为"卫气同病"或"卫营同病";亦有气分证候尚存,又出现营分证候或血分证候的,称"气营两燔"或"气血两燔"。

(二)逆传

逆传是指邪入卫分后,不经气分阶段而直接深入营分、血分(9-3-2、 9-3-2)。实际上"逆传"只是"顺传"规律中的一种特殊类型,只不过病情更加急剧、重笃。

此外,温病的传变,由于病邪和机体反应的特殊性,也有不按上述规律传变的。如发病之初无卫分证,而径见气分证或营分证。因此,温热病过程中证候的传变,并非遵循固定的模式演变,只要掌握了卫气营血的证候表现,也就识得了卫气营血的相互传变。

第四节   三 焦 辨 证

三焦辨证,是清代吴瑭在叶桂治疗外感温热病经验的基础上,依据《内经》对三焦部位的论述,并结合他自己的实践体会所创立的。吴瑭将外感温热病发生、发展过程中的一般证治规律概括为上、中、下三焦病证,用以阐明三焦所属脏腑在温热病过程中不同阶段的病理变化、证候表现及其传变规律,并指导治疗(9-4-1)。

上焦病证主要包括手太阴肺和手厥阴心包的病变,其中手太阴肺的证候多为温病的初起阶段。中焦病证主要包括手阳明大肠、足阳明胃和足太阴脾的病变,阳明主燥,太阴主湿,邪入阳明从燥化,多呈里热燥实证;邪入太阴从湿化,多为湿温病证。下焦病证主要包括足少阴肾和足厥阴肝的病变,多为肝肾阴虚之候,属温病的末期。

一、三焦病证

(一)上焦病证(9-4-1)

上焦病证是指温热之邪侵袭肺卫及内传心包所表现的证候。邪在肺多为疾病的初起阶段,邪在心包则病情比较危重。

【病因】温热病邪由口鼻而入,既可能肺卫同时受邪,也可能只限于肺脏受邪,邪热壅肺,卫表证不甚明显。病情严重时,温热之邪可逆传心包。

【临床表现】发热,微恶风寒,汗出,咳嗽,口渴或不渴,头痛,舌边尖红,脉浮数或两寸独大;或见但热不寒,咳嗽,气喘,汗出,口渴,苔黄,脉数;邪入心包,则神昏谵语或昏愦不语,舌謇,肢厥,舌质红绛。

【证候分析】肺合皮毛,主表统卫。温热之邪犯表,卫气失和,肺失宣降,故见发热,微恶风寒,咳嗽,舌边尖红,脉浮数或两寸独大等症;温邪上扰清窍则头痛;热盛伤津则口渴;迫津外泄则汗出。

若邪热入里,壅滞于肺,肺失肃降,气逆于上,则见咳嗽,气喘;邪已入里,故但热不寒;口渴、汗出、苔黄、脉数均为邪热内盛之证。

若肺经之邪不解,逆传心包,热扰心神甚或内闭心神,则见神昏谵语或昏愦不语,舌謇,阳气内郁,不达四肢,故肢厥;灼伤营阴则舌质红绛。

【辨证要点】邪在肺卫:发热,微恶风寒,汗出,咳嗽,舌边尖红,脉浮数;邪热入里:高热,咳嗽,汗出,口渴,苔黄;邪入心包:神昏谵语,舌謇,肢厥,舌质红绛。

（二）中焦病证（◎9-4-2）

中焦病证是指温热之邪侵袭中焦脾胃,邪从燥化和邪从湿化所表现的证候。

【病因】温热病邪自上焦传入中焦,脾胃二经受病,若邪从燥化,表现为阳明燥热伤阴之证;若邪从湿化,则为太阴湿热证。

【临床表现】邪从燥化:身热面赤,呼吸气粗,腹满便秘,神昏谵语,渴欲饮冷,口干唇裂,小便短赤,苔黄燥或焦黑起刺,脉沉实有力;邪从湿化:身热不扬,汗出热不退,头身重痛,胸脘痞闷,泛恶欲呕,大便不爽或溏泄,苔黄腻,脉濡数。

【证候分析】胃性喜润恶燥,邪入阳明而从燥化。阳热上炎则身热面赤,呼吸气粗;热炽津伤,胃肠失润,燥屎内结,故见腹满便秘;邪热灼津耗液,则见渴欲饮冷,口干唇裂,小便短赤;热扰心神,故见神昏谵语;苔黄燥或焦黑起刺,脉沉实有力,为燥热内结,津液被劫之征。

脾性喜燥恶湿,邪入太阴而从湿化。湿遏热伏,郁于肌腠,则身热不扬,汗出热不退;湿热郁阻中焦,脾失健运,胃失和降,则见胸脘痞闷,泛恶欲呕,大便不爽或溏泄;湿性重着,湿遏热郁,气机不利,则头身重痛;苔黄腻,脉濡数,为湿热内蕴之象。

【辨证要点】邪从燥化多呈里热燥实证,证见身热面赤,脉沉实有力;邪从湿化多呈湿温病证,证见身热不扬,脉濡数。

（三）下焦病证（◎9-4-3）

下焦病证是指温热之邪犯及下焦,劫夺肝肾之阴所表现的证候。

【病因】中焦病证不愈,进一步传入下焦肝肾。

【临床表现】身热颧红,手足心热甚于手足背,口干咽燥,神倦,耳聋,脉虚大;或见手足蠕动,甚或瘛疭,心中憺憺大动,舌绛苔少,脉虚,甚或时时欲脱。

【证候分析】温病后期,邪传下焦,损及肝肾之阴。阴虚不能制阳,虚热内生,则见身热颧红,手足心热甚于手足背,脉虚大;阴液亏虚,则口干咽燥;肾阴亏耗,耳失充养,则耳聋;神失阴精充养,故神倦;肝为刚脏,属风木而主筋,赖肾水以涵养,热邪久羁,真阴被灼,水亏木旺,筋失所养,拘挛迫急,故见手足蠕动,甚或瘛疭,心中憺憺大动等症;舌绛苔少,脉虚,甚或时时欲脱皆为阴精耗竭之象。

【辨证要点】身热颧红,手足心热甚于手足背,舌绛苔少,脉虚。

二、三焦病证的传变方式

（一）顺传

三焦病证的传变,多由上焦手太阴肺经始,传入中焦,进而传入下焦,此为"顺传"（◎9-4-2、▦9-4-1）,标志着病情由浅入深,由轻到重的病理过程。

《温病条辨》有云:"温病由口鼻而入,鼻气通于肺,口气通于胃……上焦病不治,则传中焦,胃与脾也。中焦病不治,即传下焦,肝与肾也。始上焦,终下焦。"但这种"始上焦,终下焦"的传变,仅就一般发病于表的温病而言。有的病邪犯上焦,经治而愈,并不传变;亦有上焦病证未罢而又见中焦病证的;有的又可自上焦径传下焦;亦有中焦病证未除而又出现下焦病证者。

（二）逆传

若病邪从肺卫而传入心包者,称为"逆传"（◎9-4-3、▦9-4-2）,说明邪热炽盛,病情重笃。

此外,亦有起病即见下焦病证者,更有两焦病证错综互见和病邪弥漫三焦者。因此,对三焦病证传变、病势的判断,应综合临床资料全面分析。

【思考题】

1. 太阳中风证与太阳伤寒证有何异同?
2. 何谓少阴病证? 分为哪两类?
3. 气分证的临床表现有哪些? 常涉及哪些脏腑?
4. 血分证的临床表现有哪些?
5. 卫气营血证候是如何传变的?
6. 何谓中焦病证? 如何分型?
7. 三焦病证是如何传变的?

(刘晓谷 王相东)

数字课程学习……

👤 学习辅导　　📝 自测题　　💻 教学 PPT　　📺 拓展资源　　⚥ 典型病例

第十章

诊断与病案

第一节 病情资料的整理

病情资料是医生运用各种诊法收集到的患者的临床材料,包括病史、症状和体征等,是诊病、辨证的依据。

望、闻、问、切每一诊法均是从不同的角度获取患者的病情信息,在收集病情资料的过程中,不仅要将各种诊法综合运用,还需要医生在"诊"的过程中同时进行"断",层层深入。当所需病情资料齐备后,则要对病情资料进行归纳整理,分清主次缓急等,为正确辨证提供依据。

一、判断病情资料的完整性和系统性

症状和体征是病情资料的主要内容,是诊断的主要依据,症状、体征等证据越充分,诊断结论就越容易得出,因此,病情资料应力求完整而系统。

由于患者的临床症状和体征表现多种多样,有表有里,有全身有局部,有单个亦有多个并见等,所以要求医者在收集临床资料时,从诸诊合参的原则出发,不能只凭一个症状或一项体征便仓促做出诊断,也不应片面地强调或夸大某种诊法的作用,必须对患者进行全面而系统的调查,发挥医生的主导作用,将诸种诊法综合运用,多层次、多角度、多方面收集病情资料。病情资料中不仅要有症状和体征,还要发掘出疾病的社会、心理等深层次因素。故按整体审察的原则,临证时既要诊察局部,也要审视全身,并做到诊察形与神、机体与环境等的统一。

二、评价病情资料的准确性和客观性

患者的临床表现往往错综复杂,如果某些病情资料不够准确或不够客观,便会影响医生做出正确的诊断。为了使病情资料真实可靠,临证必须准确运用每一种诊法,切忌"按寸不及尺,握手不及足"的态度,同时应防止医生的主观性和片面性,避免先入为主、主观臆测或暗示诱导的方法。医生临诊时不应只"问其所需"或"录其所需",否则不仅影响病情资料的完整性,也影响病情资料的客观性。对于有诊断或鉴别诊断意义的病情资料的或有或无,或轻或重,应当明确并予以分级量化,不能含混其词、似是而非。此外,还必须采取实事求是的态度,对病情资料进行反复调查和动态观察,以及借用一些客观检查手段(包括现代医学的实验检测等),以证实病情资料的可靠性。

评价病情资料的准确性与客观性,还要看患者是否能如实、准确地反映病情。患者由于受年龄、文化程度、对病情的关心程度、表达能力、神志状况等因素的影响,存在表达不准、不全、不清,甚至隐讳、夸大等情况,医生应能及时发现,设法加以弥补或更正,以保证病情资料的准确可靠。

三、分析病情资料的一致性

在多数情况下,症状、体征等各种病情资料所反映的病理意义,即所主病证是一致的,可用统一的病机进行解释,称为"脉症相应""舌脉相应""症舌相符"等。如患者畏寒,大便稀溏,小便清长,面色淡白,舌体淡胖,苔白润,脉沉迟无力等,均主阳气亏虚的虚寒证;又如患者发热,口渴,大便秘结,小便短黄,面色赤,舌质红,苔黄,脉数等,其所揭示的病情本质均是实热证。这种病例病情资料单纯、明显,临床意义一致,说明疾病的本质不甚复杂,因而有"脉症相应为顺,舌脉相符为吉"的说法。

但是,各方面的病情资料不一致,临床意义不相同,甚至存在着"矛盾"的情况,即所谓"脉症不相应""舌脉不符""症舌相反"等的病例在临床上也并不少见,它反映了疾病过程中的特殊规律,体现了疾病的复杂性。如在八纲辨证中提到的寒热真假、虚实真假,所谓"热深厥亦深""虚阳浮越""至虚有盛候、大实有羸状"等,其表现就有典型的不一致性。此时应当认真检查病情,仔细分析病机,从而抓住疾病的本质。

病情资料之所以不一致,可有多方面的原因。一是病情本来就很复杂,有多种病机存在,如寒热夹杂,虚实相兼,多病并存等,不同的病情资料反应不同的病理本质;二是病情发展的特殊性,因果交替,标本相错,有的症状、体征已经发生了变化,而有的尚停留在原有状态,未被感知,同样提示病证的性质或发展趋势;三是疾病还可能受到前期治疗的影响,如热性病因大量输液而小便未见短黄,长期使用肾上腺皮质激素可致舌红而胖大等,但通过仔细诊察分析,亦可发现其机制所在。

对于病情资料所揭示的病理本质不一致性,前人虽有所谓"舍症从脉""舍脉从症"之类的提法,但临证时切不可简单地舍弃某些病情资料,因为任何病情资料都有一定的临床意义,都可能是"真"而并不是"假"。即使是性质不一致,甚至是矛盾的病情资料,都有可能反映着不同的病机,关键在于医生能否用中医学理论去正确分析、认识其中的机制。"舍"是舍弃那些常规的、一般的认识,是由于医生未能了解其所提示的特殊的临床意义。病情资料的不一致性,一般反映病情复杂,病机多端,有主有次,有因有果,给辨证带来了困难,这就要求医生要全面掌握病情资料,熟悉中医学理论,并善于分析思考,方可从纷纭复杂的病情中把握病证的本质。

第二节
辨证思维的方法与步骤

辨证,是在正确思维方法的指导下,对诊法所收集的病情资料进行分析、综合,以认识病变前阶段的病位、病因、病性等本质,并将其概括为完整证名的诊断过程。因此,掌握辨证的基本规律和要求,采用正确的思维方法和步骤进行辨证,是提高临床辨证水平的重要途径。

一、各种辨证方法的适用范围

在长期的医疗实践中,中医学对辨证的认识不断得到发展、深化,创立了多种辨证方法,包括八纲辨证、病因辨证、气血津液辨证、脏腑辨证、经络辨证、六经辨证、卫气营血辨证和三焦辨证八类。由于这些辨证方法是在不同的时代、不同的医家,在不同的条件下所创立形成的,因而其各自归纳的内容、论理的特点、适用的范围都不完全相同。

八纲辨证是辨证的基本纲领,表里、寒热、虚实、阴阳可以从总体上分别反映证候的部位、性质和类别。

脏腑辨证、经络辨证、六经辨证、卫气营血辨证、三焦辨证,是八纲中辨表里病位的具体深化,即以辨别疾病现阶段的病位(含层次)为纲,而以辨病因、病性为具体内容。其中脏腑辨证、经络辨证的重点是从"空间"位置上辨别病变所在的脏腑、经络,适用于"内伤杂病"的辨证;六经辨证、卫气营血辨证、三焦辨证则主要是从"层次"上区分病情所处的不同病理阶段,适用于"外感病"的辨证。

辨病因、病性则是八纲辨证中寒热虚实辨证的具体深化,即以辨别病变现阶段的具体病因和病性为主要目的,自然也不能脱离脏腑、经络等病位。病因辨证主要是讨论六淫、疫疠、虫毒、痰食等邪气的侵袭停聚为病,与六经辨证、卫气营血辨证、三焦辨证等的关系较为密切;气血津液辨证主要是分析气、血、津液等失常所表现的变化,与脏腑辨证的关系尤为密切。

总之,八纲辨证是辨证的纲领;病因、病性是辨证的基础与关键;脏腑辨证、六经辨证、卫气营血辨证、三焦辨证等是辨证方法在内伤杂病、外感病中的具体运用。熟悉了各种辨证方法的特点与相互关系,临床便可根据具体病情灵活地选择恰当的辨证方法进行辨证。

二、辨证的内容和步骤

(一)辨证的内容

辨证的基本要求,主要在于明确疾病现阶段的病位与病因、病性等要素。因此,辨证基本内容可概括为辨病位、辨病因、辨病性三个方面。

1. 辨病位:即确定病变现阶段证候所在的位置。八纲中表、里、半表半里只是笼统的位置概念,具体又可分为空间性病位和层次性病位。

(1)空间性病位　如心、心神(含心包)、肺、脾、肝、肾、胃、胆、小肠、大肠、膀胱、三焦,以及胞宫、精室、清窍、咽喉、头、鼻、目、肌肤、筋骨、经脉、经络、胸膈、脑络、脉络等,多见于内伤杂病。

(2)层次性病位　即随时间的演变而呈现不同病理层次的病位,如太阳、阳明、少阳、太阴、少阴、厥阴;卫分、气分、营分、血分;上焦、中焦、下焦等,皆为浅深层次的病位,多见于外感时病。

2. 辨病因:即明确导致病变当前证候的原因。根据致病的途径,病因又可分为外感性病因和内伤性病因两类。

(1)外感性病因　如六淫、疫疠、虫兽伤、外伤、脓毒等,多见于外感时病。

(2)内伤性病因　如七情、饮食、劳逸、痰饮、瘀血、结石等,多见于内伤杂病。

3. 辨病性:即辨别疾病现阶段证候的病理属性,可有一般病性与具体病性之分。

(1)一般病性　即八纲辨证中的寒、热、虚、实等,属于抽象的病性概念。

(2)具体病性　即以气血津液的变化,阴阳盛衰的改变为主,如气虚、气陷、气不固、气脱、气滞、气逆、气闭、血虚、血脱、血瘀、血热、血寒、津亏、液耗、精亏、髓亏、营亏、阴虚、阳虚、亡阴、亡阳、阳亢、阳浮，以及动风、动血等。

（二）辨证的步骤

1. 抓住主症，确定病位：一般主症与所犯脏腑相关，各脏腑均有相关的主症，通过主症的辨析，常可确定病位。如心悸为主者，病在心；呕吐为主者，病在胃等。又如患者咳嗽、痰稀色白、恶寒发热、头身疼痛、无汗、苔薄白、脉浮紧等，若主症是恶寒发热、头身疼痛时，病位在卫表，应属太阳伤寒证；若主症是咳嗽、吐痰时，病位在肺卫，则辨证为风寒犯肺证。

2. 全面分析，确定因性：疾病的病因、病性，一般都不是凭一两个症状便可确定的，而是要结合全部资料，进行综合判断。医生可对患者已有的症状、体征采取"归类分析法"进行逐一分析，以确定其当前病因和病性。

如"头痛"一症，则可根据头痛的特点、兼症等表现，综合判断其病因病性。如头呈紧痛，伴恶寒、身痛者，为外感风寒；如头呈灼痛，且发热、咽痛者，为外感风热；如头呈重痛，且感困倦肢重者，为外感风湿；如头呈胀痛，伴头晕、目眩者，为肝阳上亢；如头呈闷痛，且胸闷、脘痞者，为痰浊上扰；如头呈刺痛，有外伤史，夜晚加重者，为瘀阻脑络；如头呈空痛，伴腰酸、耳鸣者，为肾精亏虚。

3. 综合归纳，提出证名：在中医基本理论的指导下，将上述病位、病因、病性等辨证要素进行综合分析、归纳，提出恰当的证名。

4. 分析病情，阐述病机：医生运用中医诊断理论和已掌握的临床经验，对疾病的各项症状、体征进行分析、对比，对其病理机制进行阐释。对于同一患者的疾病，能用一个"证"进行解释者，则辨为一个证；若不能用一个"证"解释者，应考虑为复合证型。

三、辨证的逻辑思维方法

辨证是医生的主观思维对客观存在的"证"的认识。辨证过程中的基本思维形式主要有分析、综合、推理与判断，诊察与思考交替进行，联想与启发互相连贯，感性认识与理性认识之间循环往来，逐渐达到对疾病本质做出正确判断的目的。对于每个医生来说，甚至同一医生对于每个病种来说，其在辨证时的思维过程与方法都不会完全相同，因此，对于如何进行"辨证"，不可能做出完全统一的规定。临床常用的辨证思维方法主要有以下几种形式。

1. 类比法：又称对比法。即将患者的临床表现和已知的某一常见证进行比较，若二者主要特征相吻合，此证之诊断便可成立。

如患者表现为发热、恶风、汗出、脉浮缓，这与《伤寒论》中"太阳病，发热汗出，恶风，脉缓者，名为中风"之说相符，因而便可诊断为太阳中风证。

因此，熟练掌握各种常见证的临床表现及辨证要点，是采用类比法的先决条件。类比法是一种直接的对应思维方式，具有迅速、简捷的特点，它不需要有更大范围的思考，当病情不复杂而表现愈典型时，类比法诊断的准确性就愈高。

此外，临床上常用的从病分证，即首先诊病，再从其常见证型中选择最符合患者病情的某证作为诊断，也属于类比法。

2. 归纳法：即将患者表现的各种症状、体征按照辨证的基本要素进行分类归纳，从而抓住病变本质的思维方法。当病情表现复杂，或者病情资料很多，医生在辨证时势必在复杂的症状、体征面前感到无所适从，甚至会本末倒置，得出错误的结论，此时最常用而简便的方法是归纳法。

例如,某患者下肢水肿、尿少、舌胖、苔滑,知有水液内停;病程长,疲乏,畏冷,肢凉,苔白,脉弱等,属于阳虚之征;腹胀,不欲食,大便时溏等,是病位在脾的表现;腰膝酸软,性欲淡漠,余沥不尽等,又是肾虚之候;患者以心悸为主诉,并有胸闷,喘不能卧,脉促等症,则是病位在心的表现。这样把各个症状按其可能的本质性因素进行归类,并估计其各自可能性的大小,从而把似乎孤立的每个症状串连起来,并从中认识当前病变的本质。其病情涉及病位为脾、肾、心,病因为水湿,病性为阳虚等辨证要素,因此可辨证为脾肾阳虚,水气凌心证。

3. 演绎法:是根据认识论对事物本质的认识由浅入深、由粗到精的原理,对病情进行层层深入的辨证分析方法。

如某患者为新病突起,有感受外邪的病史,可知其一般属外感病范畴;症见发热明显,已不恶寒,并有口渴,舌红,脉数,说明表证已不存在,而是里热证;又表现为咳嗽明显,气喘,咳黄黏痰,则知病位在肺,故本证为肺热炽盛证。又如诊其为内伤久病,一般属于虚证,有面白舌淡等症,多属血虚证,有眼花、月经量少等表现,则为肝血虚证。这就是辨证时由粗到精,层层深入的演绎法。

此外,根据脏腑、气血等的生理基础,而推导其病理变化,如"久病入络""久病及肾"等;或者根据适合于病情最恰当的方剂,再根据该方的适应证,而得出证名诊断,即所谓"以方测证",也都可视之为演绎法。

4. 反证法:又称否定法,是指对类似证候难以从正面进行鉴别时,可从反面寻找不属于某类似证的依据,通过否定类似证而达到诊断的目的。

如《伤寒论》61条说:"下之后,复发汗,昼日烦躁不得眠,夜而安静,不呕,不渴,无表证,脉沉微,身无大热者,干姜附子汤主之。"伤寒六经病变皆有可能出现"烦躁",张仲景用"无表证"三字,否定其为太阳病证;用"不呕"二字,否定其为少阳病证;用"不渴"二字,否定其为阳明病证;于是其病变可能是在三阴,结合"脉沉微,身无大热",便可确认其为少阴阳虚证,故用干姜附子汤治疗。

5. 治验法:即证治验证法,首创于《伤寒论》。如"阳明病"篇记载,阳明病腑实证服用小承气汤之后,观察其是否有"矢气",有矢气的可以继续用攻下法治疗;没有矢气的,不可轻易用攻下法治疗,而要分析其证候。临床上一般是先辨证后治疗,而前一次治疗之后,病证所发生的变化,又是后一次辨证的依据。一般的病证不可能治疗一次就痊愈,复诊时就应该用治验法。危重病证变化迅速而复杂,及时了解服药后的反应作为进一步辨证的依据更为重要。

6. 排他法:是用以区别症状、分辨证候的一种辅助方法。病情比较复杂、主诉全为非特异性症状,加之医者经验不足时,可运用排他法。此法的特点是把与某主要症状有关的各种证候一一举出,然后和患者的实际情况逐一进行对比分析。首先排除与患者的具体症状有最少共同点的证候,继而剔除有较少共同之处的证候,最后剩下共同点最多的、较吻合的证候作为诊断。其优点是通过逐层对比,不断淘汰,考虑的范围比较广,对比的方式也较周详,最终留下的常是一个比较符合患者实际情况的辨证概念。但本法的缺点是容易流于机械的单纯"相似量"的对比,甚而忽略对主症本身的特点或兼症中特异性表现的分析。其次,此法还有待中医证候诊断标准之逐步规范化,以便于广泛运用。

四、辨证的具体要求

（一）内容准确全面，证名精练规范

临床常见较为规范的证名，一般是由病位、病因、病性等辨证要素的不同内容及某些病理连词等组合而构成。少数疾病由于病位笼统，或病位已从病名诊断（如皮肤病、肛肠病、骨折病、痈疽等）中得以明确，可以不再标明病位，而病性或病因是绝不可少的。外感病和内伤杂病的证名亦有所不同。

1. 外感病证名：通常由外感病因加层次性病位或空间性病位组成。如太阳伤寒证、风温犯卫证、风寒犯肺证、寒滞肝脉证等。

2. 内伤杂病证名：通常由空间性病位加具体病性或内伤外感病因组成。如心血虚证、肺气虚证、肝阴虚证、脾肾阳虚证、肝胆湿热证、寒湿困脾证、心脉痹阻证、痰火扰神证等。辨证的结果即确定证名诊断。

对于正确的证名诊断，要求证名所用的词不能随意生词，应符合中医理论特色，要既能反映证候的本质，又是规范的中医术语。如痰热是"闭"神还是"扰"神，虚证是"亏虚"还是"衰竭"或是"亡脱"，一字之差便可提示证候的差别。

（二）动态辨证

疾病是一个不断变化的过程，在临床辨证时，要根据病情的变化做出相应的证的诊断，才能正确指导临床治疗。如外感风寒初起发热轻恶寒重，头痛，鼻塞，流清涕，脉浮紧等是表寒证；若表证不解，进一步发展，寒邪入里化热，则患者可出现发热不恶寒，甚或汗出而恶热，咳喘痰黄，面红口渴，舌红苔黄，脉数等，此时已是寒邪入里，肺热已盛，属邪热壅肺证。

（三）不必受证型的拘泥

临床辨证时应力求以单一证概括全部临床表现，首先考虑的是常见、典型证的诊断。一般教材所列各证都是常见的、公认的、典型的证型，但临床上的证候却不一定都是典型的、单纯的证型，可能主次兼夹，可能数证复合。故病情复杂者，可考虑兼夹证、复合证的诊断。由于教材所列证型往往不能满足临床辨证的实际需要，这就要求医生能根据证候的实际灵活地概括出正确的证名（这种证名也应规范），而不能受书本所列证名的局限，要知常达变，做到名实相符。

第三节

病　案

中医病案是临床工作中记载患者的一般资料、病情、诊断、治疗及预后等中医医疗实践的案卷，是患者的诊疗档案。在医疗工作中，及时、正确的病案书写有着非常重要的意义。历代大量的病案记载了丰富的防病治病经验和学术思想。

一、病案的历史沿革与意义

（一）病案的历史沿革

病案古称诊籍，是对患者的病情、病史、诊断和治疗等情况的翔实记录。殷商时代甲骨文中对某些疾病的记述已具备病案的雏形，是最早的原始病案记载。《史记·扁鹊仓公列传》记载了西汉

淳于意的 25 个"诊籍",其格式包括姓名、身份、病史、症状、诊断、治疗和疗效等内容。此后,在晋代葛洪的《肘后备急方》、隋代巢元方的《诸病源候论》及唐代孙思邈的《千金要方》《千金翼方》等医著中,都能见到一些散在的病案记录。唐宋以后,医案开始流行,宋代许叔微所撰的《伤寒九十论》可谓我国第一部医案专著,该书记载了用伤寒法来施治的 90 个医案。明清时期,收集和研究病案的工作受到重视,有不少病案名著至今仍被人们借鉴,如明代江瓘在《名医类案》中收集了明代以前历代名医的验案,收罗广博,内容丰富,涉及临床各科,病案格式包括姓名、性别、年龄、病史、症状、诊断、治疗和疗效等内容;清代魏之琇的《续名医类案》和俞震的《古今医案按》等也均是广泛收集前人病案编辑而成。此外,明清时期还出现了大量个人病案专著,如明代汪机的《石山医案》、薛己的《薛氏医案》,清代喻昌的《寓意草》及叶桂的《临证指南医案》等。其中喻昌的《寓意草》载有"议病式",所列项目较全,可谓近代中医病案书写的雏形。

近代也出现了不少著名病案集,如何廉臣的《全国名医验案类编》、秦伯未的《清代名医医案精华》、徐衡之和姚若琴的《宋元明清名医类案》等。虽然前人在病案格式研究上进行了大量努力,但由于历史条件限制,传统的病案都是以行医者的个人习惯记录的,无论在格式还是内容上,都存在较大差异,使中医病案格式未能做到统一。

中华人民共和国成立后,随着大批中医药院校及中医医院的建立,人们对中医病案书写规范的需求日趋迫切。1953 年卫生部召开医教会议,将诊籍、医案、病历等正式定名为病案。1982 年拟定了《中医病历书写格式和要求》,1988 年完成了《中医病案书写规范》(征求意见稿),并于1991 年在国家中医药管理局组织下正式制定了《中医病案书写规范(试行)》,2000 年国家中医药管理局还发布了《中医病案规范(试行)》。至 2002 年,卫生部、国家中医药管理局发布了《中医、中西医结合病历书写基本规范(试行)》(以下简称《规范》),其内容包括中医病案书写的基本要求,门(急)诊病历书写要求及内容,住院病历书写要求及内容等,并且将"病案"改名为"病历"。在 2010 年,卫生部和国家中医药管理局在总结全国各地执行《规范》情况的基础上,结合当前医疗机构管理和医疗质量管理面临的新形势和新特点,对《规范》进行了修订,制定了《中医病历书写基本规范》,这一新规范与 2002 年《规范》相比较,更能体现中医诊疗特色,如在中医门(急)诊的初诊、复诊病历记录中都应包括中医四诊的情况等。《中医病历书写基本规范》自 2010 年 7 月1 日起施行。

(二)病案的意义

病案是医务人员对患者进行诊治的科学记录,不仅记录疾病发生、发展、变化、转归、诊治等全部过程,而且反映了医务人员在诊治过程中的思维活动。因此,病案是保证患者得到正确诊断和治疗的先决条件之一,也是复诊、转诊、会诊等的重要资料。

病案书写的质量,直接反映医务人员的学术水平和工作态度,它是考察医务人员工作质量、工作态度和业务水平的重要依据。所以写好病案,能促进医疗质量的提高。认真书写病案,是培养中医临床医务人员业务水平和科学态度的主要途径之一,是临床工作者必须训练的基本功。

病案是教学中理论联系临床最有价值的资料,对培养学生独立分析和解决实际问题的能力起着重要作用。因此,病案书写是教学中不可缺少的内容,也是学生临床实践的重要学习内容。

病案是临床科研的宝贵资料,通过对大量病案内容的统计分析,可总结出极具学术价值的科学资料。

病案也是帮助解决医疗事故和纠纷、判定法律责任等事项的一种事实依据。

病案建设是医院科学管理的一项重要内容。医院所有的临床工作人员及患者,均须对病案资料十分珍视,慎重保管,不可丢失。

二、中医病案的书写通则和标题名称

(一) 中医病案书写通则

1. 文字、格式、用语及书写要求

(1) 中医病案要求内容完整,重点突出,主次分明,条理清晰,语句精练,字迹清楚,书写整洁,无错别字、自造字。

(2) 除病案首页的过敏药物名称和上级医师阅改病案处使用红色墨水笔外,其余书面文字一律用蓝黑或黑色墨水笔。

(3) 简化字应以国家语言文字工作委员会 1986 年 10 月 10 日发布的《简化字总表》为准。

(4) 病案中每页上均应填写患者姓名、病案号和页序号。日期一律按 × 年 × 月 × 日 × 时顺序,用阿拉伯数字填写。

除住院病历、住院记录以外所有的病案记录均应按记录时间、内容、医师签名顺序书写。记录时间按 × 年 × 月 × 日(× 时 × 分)书写。医师签名位于右侧,字迹必须清晰易认。

(5) 中医术语的使用依照中华人民共和国国家标准《中医临床诊疗术语》(最新版)、《中医证分类与代码》(最新版)和中医药行业标准《中医病证诊断疗效标准》(最新版)等有关标准规范;中药名称的使用依照《中华人民共和国药典》(最新版);西医疾病诊断及手术名称依照国家标准《疾病分类与代码》(最新版)。

(6) 病案中护理记录按照国家中医药管理局颁布的《中医护理常规·技术操作规程》要求书写。

(7) 病案中的数字按 1995 年 12 月 13 日国家质量技术监督局发布的《出版物上数字用法的规定》书写。

(8) 病案中的计量单位按国务院《中华人民共和国法定计量单位》《常用人体检验数值新旧单位换算法》《新旧压强单位换算法》书写和使用。

(9) 病案书写中要正确使用标点符号,以 1995 年 12 月 13 日国家质量技术监督局发布的《标点符号用法》为准。

(10) 病案书写要求使用统一印制的纸张。

2. 病案书写人员资格要求

(1) 未获得执业医师资格者须书写住院病历。

(2) 获得执业医师资格者可书写住院记录。

(3) 进修医师是否书写住院记录由所在进修单位决定。

(4) 病案其他部分书写人员资格见相应章节。

3. 病案书写的时限

(1) "门诊病案"和"急诊病案"中的各种记录及"住院病案"中的"首次病程记录""抢救记录""手术记录""转入记录""接班记录""会诊记录""病程记录"要求即时完成。

(2) "住院病历""住院记录""死亡记录"要求在 24 h 内完成。

(3) "交班记录""转出记录""出院记录"要求事前完成。

（4）"死亡病例讨论记录"要求在患者死亡 1 周内完成，必要时及时讨论。

（5）"住院病案"要求在出院后 48 h 内完成归档。

（6）"病案首页"试行按科室（或病区）签署首页制度，要求在患者出院后 2 周内完成。

4. 病案的修改

（1）病案是重要的医疗文书，不得涂改、挖补或剪贴。错误字词如需改正，可用双线划去，将正确字词标注其旁，并注明修改时间，修改人签名。

（2）住院医师负责指导和督促实习医师、进修医师书写病案，并负责阅改住院病历；主治医师负责阅改住院记录，并负责病案质量；正、副主任医师及科室（病区）主任应经常检查病案书写质量。

（3）住院病案在一页中阅改超过三处，须重新抄写。

（4）住院病案经各级医师签署首页并归档后，不能再做任何修改。

5. 其他

（1）书写病案时要求做到认真、准确、客观、符合病情。要求住院病历完整、系统，住院记录简明扼要、重点突出。

（2）每份住院病案中必须有"住院记录"。住院病历与住院记录内容存在不一致时，以住院记录为准。

（3）每份病案一般应体现三级医师查房。

（4）各项化验、检查报告单分类粘贴，整齐有序，标记清楚。要求有统一印制的化验单、检查报告单粘贴纸。住院病案归档后应将所有检验资料用红铅笔左低右高斜线封档。

（5）出院前要清点患者诊疗资料是否齐全。

（6）病案书写中所涉及的标题用语以《中医病案规范》为准。

（7）根据现行《医疗机构管理条例实施细则》的要求，门诊病案保存 15 年，住院病案保存不少于 30 年。病案的保存与管理遵照国家有关档案管理法规执行。

（8）《中医病案规范》适用于全国各级中医、中西医结合医疗机构。

（二）中医病案的标题名称

为使病案各部分病案规范，现将病案中各种标题名称统一规定如下。

1. 病案：指患者在门诊、急诊留观和住院期间的全部诊疗资料。

2. 门诊病案：指患者在门诊就诊时的全部诊疗资料。

3. 急诊病案：指患者在急诊就诊和留观期间的全部诊疗资料。

4. 住院病案：指患者在住院期间的全部诊疗资料。

5. 住院病历：不用"大病历""入院病历"等名称。

6. 住院记录：不用"入院录""入院志"等名称。

7. 病程记录：不用"病程日志""治疗过程"等名称。

8. 交班记录：不用"交班志""交班小结""交班总结"等名称。

9. 接班记录：不用"接班志"等名称。

10. 转出记录：不用"转出志""转出病历"等名称。

11. 转入记录：不用"转入志""转入病历"等名称。

12. 阶段小结：不用"病程总结""病历小结"等名称。

13. 出院记录：不用"出院志""出院小结""出院总结"等名称。

14. 死亡记录:不用"死亡小结""死亡总结"等名称。

15. 术前讨论记录:不用其他名称。

16. 手术记录:不用"手术志"等名称。

17. 诊断:不用"初步意见""意见""印象""拟诊""初步诊断"等名称。

三、中医病案书写格式

(一)住院病案

1. 住院病历

住 院 病 历

姓名:　　　　　　　　出生地:

性别:　　　　　　　　常住地址:

年龄:　　　　　　　　单位:

民族:　　　　　　　　入院时间:　　　年　　月　　日　　时

婚况:　　　　　　　　病史采集时间:　　年　　月　　日　　时

职业:　　　　　　　　病史陈述者:

发病节气:　　　　　　可靠程度:

主诉:患者就诊的主要症状、体征及持续时间。要求重点突出,高度概括,简明扼要。

现病史:围绕主诉,系统记录从发病到就诊前疾病的发生、发展、变化和诊治经过。记录的内容要求准确具体,避免流水账式的记录。凡有鉴别意义的阴性症状亦应列入。内容应包括以下几个方面。

(1)起病情况。发病的时间、地点、起病缓急、前驱症状、可能的病因和诱因。

(2)主要症状、特点及演变情况。要准确具体地描述每一个症状发生、发展及其变化。

(3)伴随症状。描述伴随症状的有关情况。

(4)结合中医"十问",记录目前情况。

(5)诊治情况。如果入院前经过诊治,应按时间顺序记录与本病有关的重要检查结果及所接受过的主要治疗方法(药物治疗应记录药物名称、用量、用法等)及其使用时间、效果。诊断名称应加引号。

(6)如果两种或两种以上疾病同时发病者,应分段记录。

(7)如果怀疑自杀、被杀、被打或其他意外情况者,应注意真实记录,不得加以主观推断、评论或猜测。

既往史:系统全面记录既往健康状况,防止遗漏,内容包括下列各项。

(1)既往健康情况,虚弱还是健康。

(2)患过哪些疾病。传染病、地方病、职业病及其他疾病应按时间顺序记录诊断、治疗情况。

(3)预防接种、手术、外伤、中毒及输血史等。

个人史:

(1)患者的出生地及经历地区,特别要注意自然疫源地及地方病流行区,说明迁徙年月。

(2)居住环境和条件。

(3)生活及饮食习惯,烟酒嗜好及程度,性格特点。

（4）过去及目前的职业及其工作情况,粉尘、毒物、放射性物质、传染病接触史等。

（5）其他重要个人史。

过敏史:记录致敏药物、食物等名称及其表现。

婚育史:婚姻状况、结婚年龄、配偶健康情况、有无子女等。女性患者要记录经带胎产情况。月经史记录格式为:

$$月经初潮年龄\frac{每次行经天数}{经期间隔天数}闭经年龄或末次月经时间$$

家族史:记录直系亲属及与本人生活有密切关系亲属的健康状况与患病情况、有无家族遗传倾向的疾病。

体 格 检 查

体温(T) 脉搏(P) 呼吸(R) 血压(BP)

整体状况:望神、望色、望形、望态、声音、气味、舌象、脉象、小儿指纹。

皮肤、黏膜及淋巴结:皮肤、黏膜、淋巴结。

头面部:头颅、眼、耳、鼻、口腔。

颈项:形、态、气管、甲状腺、颈脉。

胸部:胸廓、乳房、肺、心、血管。

腹部:肝、胆囊、脾、肾、膀胱。

二阴及排泄物:二阴、大便、小便。

脊柱四肢:脊柱、四肢、指(趾)甲。

神经系:感觉、运动、浅反射、深反射、病理反射。

（体格检查基本内容附后）

专科检查:按各专科检查要求进行书写。

实验室检查:采集病史时已获得的本院及外院的重要检查结果。

辨病辨证依据:汇集四诊资料,运用中医临床辨证思维方法,得出中医辨病辨证依据。

西医诊断依据:从病史、症状、体征和实验室检查等方面总结出主要疾病的诊断依据。

入院诊断:

中医诊断:疾病诊断（包括主要疾病和其他疾病）

证候诊断（包括相兼证候）

西医诊断:（包括主要疾病和其他疾病）

实习医师(签名)

住院医师(签名)

如有修正诊断、确定诊断、补充诊断时,应书写在原诊断的左下方,并签上姓名和诊断时间。

2. 住院记录

住 院 记 录

姓名: 出生地:

性别: 常住地址:

年龄: 单位:

民族: 入院时间: 年 月 日 时

婚况：　　　　　　　　　　病史采集时间：　　　年　月　日　时

职业：　　　　　　　　　　病史陈述者：

发病节气：　　　　　　　　可靠程度：

主诉：患者就诊的主要症状、体征及持续时间。要求重点突出，高度概括，简明扼要。

现病史：与住院病历要求相同。重点描述主要症状及其持续时间、入院前经过的检查和治疗（要写明主要检查结果、治疗方法、药物及用法、时间与效果）。

既往史：重点记录重要的过去病史。

过敏史：记录致敏药物、食物等名称及其表现。

其他情况：个人史、婚育史和家族史等（凡与此次发病有关的内容不应遗漏）。

体格检查：按照住院病历体格检查的基本要求，扼要记录体格检查的阳性体征和有鉴别诊断意义的阴性体征。

专科情况：按各专科检查要求扼要记录。

实验室检查：采集病史时已获得的本院及外院的重要检查结果。如果尚未进行任何检查，则写目前尚无检查资料。

辨病辨证依据：运用中医临床思维方法，汇集四诊资料，得出中医辨病辨证依据。

西医诊断依据：从病史、症状、体征和实验室检查等几个方面总结出主要疾病的诊断依据。

入院诊断：

中医诊断：疾病诊断（包括主要疾病和其他疾病）

证候诊断（包括相兼证候）

西医诊断：（包括主要疾病和其他疾病）

住院医师：

主治医师：

如有修正诊断、确定诊断、补充诊断时，应予书写在原诊断的左下方，并签上姓名和诊断时间。

3. 病程记录

首次病程记录

首次病程记录必须由具有执业医师资格的接诊医师书写，包括以下内容。

（1）一般项目　患者姓名、性别、年龄、主诉、入院时间（年、月、日、时）、入院途径（门诊、急诊或转院）。

（2）病情要点　包括重要病史、基本生命体征、症状体征，已经取得的实验室检查和特殊检查结果。

（3）入院诊断　同住院病历。

（4）诊疗计划　制订诊治计划，目前进行的诊疗措施、治法、方药、对调摄、护理、生活起居宜忌的具体要求。

病　程　记　录

病程记录要求及时、准确、详细，文字清晰简练，重点突出，讨论深入。汇集四诊资料，运用中医辨证思维方法，对住院期间的病情变化做出分析，体现理法方药的一致性。病程记录可由实习医师书写，带教医师应及时阅改并签名。入院及手术后的前3天，至少每日记录1次；危急重症患者，应随时记录；病情稳定者每周至少记录2次。病程记录一律按时间、内容、签名顺序书写。

病程记录的基本内容要求：

（1）病情变化及治疗情况，特别要注意对生命体征的检查和记录。在病情平稳阶段，要记录患者一般情况如神志、精神、情绪、饮食、二便等；病情骤然出现变化时，要对病情的变化进行详细记录，并对可能的预后（如合病、并病等）进行分析判断。

（2）各项检查的回报结果，以及前后对比变化及其分析等。

（3）新开医嘱、停用医嘱及其依据。若变更治法及用药，则要求有理有据。

（4）原诊断的修改、新诊断的确定，均应说明理由。

（5）详细记录诊疗操作的情况（如腰椎穿刺术、骨髓穿刺术、胸腔穿刺术等）。

（6）与患者本人、患者家属、患者单位负责人谈话的内容。必要时请对方签字。

（7）上级医师查房记录，要求写明查房者的姓名、技术职务；具体记录对病史、体格检查的补充，对患者情况的分析判断及对检查治疗的具体意见。如实记录上级医师查房的内容，不得主观揣摩推测。必要时由上级医师亲自书写或核对审查后签名。

（8）危、急、重、难病例的病程记录应由上级医师亲自书写或审核后签名。

（9）专科会诊记录由会诊医师亲自在病程记录中或专用会诊单上书写。院外专家会诊或院内大会诊，由经管医师如实记录。

（10）临床药师查房、行政领导查房与患者病情有关的意见也要记录。

（二）门诊病案

1. 门诊初诊记录

　　　年　　　月　　　日　　　科别

姓名　　　　性别　　　　年龄　　　　职业

主诉：同住院病历。

病史：主症发生的时间、病情的发展变化、诊治经过及重要的既往病史、个人史和过敏史等。

体格检查：记录生命体征、中西医检查阳性体征及具有鉴别意义的阴性体征。特别要注意舌象、脉象。

实验室检查：记录就诊时已获得的有关检查结果。

诊断：

中医诊断：包括疾病诊断与证候诊断。

西医诊断：

处理：

（1）中医论治　记录治法、方药、用法等。

（2）西医治疗　记录具体用药、剂量、用法等。

（3）进一步的检查项目。

（4）饮食起居宜忌、随诊要求、注意事项。

　　　　　　　　　　　　　　　　　　　　　　　　　　　　　　　　　医师签名：

2. 复诊记录

　　　年　　　月　　　日　　　时　　　科别

记录以下内容：

（1）前次诊疗后的病情变化，简要的辨证分析，补充诊断、更正诊断。

（2）各种诊治措施的改变及其原因。

（3）同一医师守方超过3次后需要重新誊写处方。

（4）3次没有确诊或疗效不佳者必须有上级医师的会诊意见。上级医师的诊疗意见应详细记录，并经上级医师签字负责。

医师签名：

（三）急诊病案

1. 急诊初诊记录

科别　　　　　年　月　日　时　分

姓名　　　　　性别　　　年龄　　　职业　　　婚况

地址　　　　　联系人　　　　电话

主诉：患者急诊就诊的主要症状及持续时间。不能用诊断代替主诉。

病史：主症发生的时间、病情的发展变化、诊治经过、重要用药名称及详细用法，重要的既往病史、个人史、过敏史等。

体格检查：

（1）记录生命体征、中西医阳性体征和有鉴别意义的阴性体征。

（2）舌象。

（3）脉象。

实验室检查：记录就诊时已获得的有关检查结果。

诊断：

中医诊断：包括疾病诊断与证候诊断。

西医诊断：

处理：包括以下内容。

（1）有关急诊检查项目及结果。

（2）中医论治：记录立法、方药、用法等。

（3）西医治疗：记录各种诊疗措施，药物治疗要具体记录用药名称、药物规格、用量、用法等。

（4）如有急诊抢救，要记录采用的抢救措施、实施时间、用药及剂量、使用方法等。

（5）向家属及时交代病情并记录家属的意见，必要时请对方签字。

（6）饮食起居宜忌、护理原则、随诊要求等。

医师签名：

2. 急诊病程记录：对在急诊观察的患者，应随时书写急诊病程记录，要求同住院病程记录。急诊观察患者离院时要记录患者离院时病情、去向及随诊要求。自动离院者，要求有患者或患者家属签字。

其他记录的书写要求同住院病案。

3. 急诊留观记录：格式及要求同急诊初诊记录。

4. 急救记录：是对病情危重、需要立即进行抢救的患者的诊疗记录，要求及时书写，包括以下内容。

（1）一般项目：姓名、性别、年龄，因（主诉）于×年×月×日×时×分入抢救室。送诊者姓名及与患者的关系。

（2）就诊时的主症、生命体征及阳性体征。

（3）中、西医诊断。

（4）各种化验检查结果及进一步的抢救治疗计划。

（5）各种抢救措施具体使用方法（如呼吸机使用、洗胃术等有关内容的记录）、执行时间及实施后的病情变化。

（6）详细记录用药（包括特殊用药）名称、用量、给药途径、给药速度、医嘱执行时间等。

（7）记录上级医师及会诊医师意见，并注意标注时间。

（8）向患者家属交待病情，记录与患者家属谈话的内容和患者家属对诊疗的意见，患者家属签字。

（9）抢救记录必须在抢救结束后立即记录，及时完成。

（10）参加抢救人员名单，主持抢救医师签名，记录医师签名。

【思考题】

1. 辨证基本内容可概括为哪几方面？

2. 辨证的主要步骤包括哪些？

3. 何为诊籍？最早由谁提出？

4. 病案书写的意义是什么？

5. 病案书写的时限是怎样规定的？

6. 何为急救记录？包括哪些内容？

（周岳君　梁建庆）

数字课程学习……

 学习辅导　　 自测题　　教学 PPT　　拓展资源　　典型病例

主要参考文献

[1] 姚乃礼,朱建贵,高荣林.中医症状鉴别诊断学[M].2版.北京:人民卫生出版社,2013.

[2] 李经纬,余瀛鳌,蔡景峰,等.中医大辞典[M].2版.北京:人民卫生出版社,2017.

[3] 郭振球.实用中医诊断学[M].上海:上海科学技术出版社,2013.

[4] 邓铁涛,陈群.实用中医诊断学[M].北京:科学出版社,2015.

[5] 朱文锋,袁肇凯.中医诊断学[M].2版.北京:人民卫生出版社,2011.

[6] 李峰,王天芳.中医诊断学基本技能实训[M].北京:中国中医药出版社,2016.

[7] 周仲瑛.中医内科学[M].北京:中国中医药出版社,2019.

[8] 李曰庆.中医外科学[M].北京:中国中医药出版社,2019.

[9] 张玉珍.中医妇科学[M].北京:中国中医药出版社,2019.

[10] 赵霞,李新民.中医儿科学[M].5版.北京:中国中医药出版社,2021.

[11] 王和鸣.中医骨伤科学[M].北京:中国中医药出版社,2017.

[12] 刘蓬.中医耳鼻咽喉科学[M].北京:中国中医药出版社,2016.

[13] 王忆勤.中医诊断学(案例版)[M].北京:科学出版社,2007.

[14] 陆小左.中医诊断学技能实训[M].北京:中国中医药出版社,2010.

[15] 段俊国.中医眼科学[M].2版.北京:人民卫生出版社,2016.

[16] 王忆勤.中医诊断学研究思路与方法[M].上海:上海科学技术出版社,2008.

[17] 陈家旭.中医诊断学图表解[M].2版.北京:人民卫生出版社,2014.

[18] 王忆勤.中医诊断学[M].2版.北京:高等教育出版社,2016.

[19] 陈家旭,邹小娟.中医诊断学[M].3版.北京:人民卫生出版社,2016.

[20] 李灿东,方朝义.中医诊断学[M].5版.北京:中国中医药出版社,2021.

读者意见反馈

为收集对教材的意见建议，进一步完善教材编写并做好服务工作，读者可将对本教材的意见建议通过如下渠道反馈至我社。

咨询电话　400-810-0598
反馈邮箱　gjdzfwb@pub.hep.cn
通信地址　北京市朝阳区惠新东街4号富盛大厦1座　高等教育出版社总编辑办公室
邮政编码　100029

防伪查询说明

用户购书后刮开封底防伪涂层，使用手机微信等软件扫描二维码，会跳转至防伪查询网页，获得所购图书详细信息。

防伪客服电话　　(010) 58582300